中医名家珍稀典籍校注丛书

中原历代中医药名家文库

主编 许敬生

太平圣惠方 校注

6

〔宋〕王怀隐 等编

田文敬 邱彤 牛国顺
赵会茹 李更生 校注

河南科学技术出版社
·郑州·

图书在版编目（CIP）数据

《太平圣惠方》校注. 6／（宋）王怀隐等编；田文敬等校注.
—郑州：河南科学技术出版社，2015.10
ISBN 978 – 7 – 5349 – 7690 – 2

Ⅰ．①太… Ⅱ．①王… ②田… Ⅲ．①食物疗法 – 验方
②《太平圣惠方》– 注释 Ⅳ．①R247.1

中国版本图书馆 CIP 数据核字（2015）第 062798 号

出版发行：河南科学技术出版社
　　　　地址：郑州市经五路 66 号　　邮编：450002
　　　　电话：（0371）65788613　65788629
　　　　网址：www.hnstp.cn

策划编辑：李喜婷　马艳茹

责任编辑：邓　为　高　杨　赵振华

责任校对：柯　姣

封面设计：张　伟

版式设计：若　溪

责任印制：朱　飞

印　　刷：河南省瑞光印务股份有限公司

经　　销：全国新华书店

幅面尺寸：185 mm×260 mm　印张：25　字数：300 千字

版　　次：2015 年 10 月第 1 版　　2015 年 10 月第 1 次印刷

定　　价：138.00 元

"中原历代中医药名家文库（典籍部分）"编委会

主　　编　许敬生
副 主 编　冯明清　侯士良　卢丙辰　刘道清
学术秘书　马鸿祥

本书主编　田文敬　邱　彤
副 主 编　牛国顺　赵会茹　李更生

目　录

卷第五十一

痰饮论

夫痰饮者，由气脉闭塞，津液不通，水饮气停在胸腑，结而成痰。又其人素盛今瘦，水走肠间，漉漉有声，谓之痰饮，其为病也。胸胁胀满，水谷不消，结在腹内两胁，水入肠胃，动作有声，身体重，多唾，短气好眠，胸背疼痛，甚则上气呕逆，倚息短气不得卧，其形如肿是也，脉偏弦为饮，浮而滑亦为饮也。

治痰饮诸方

夫痰饮者，由血脉壅塞，饮水积聚而不消散，故成痰也。或冷或热，或结实，或食不消，或胸腹痞满，或短气好眠，诸候非一，故云痰饮也。

治胸膈痰饮，腹中虚鸣，食不消化，或加吐逆，槟榔散方。

槟榔（一两）　人参（一两，去芦头）　半夏（一两，汤洗七遍，去滑）　杏仁（半两，汤浸去皮尖双仁，麸炒微黄）　桔梗（半两，去芦头）　陈橘皮（三分，汤浸，去白瓤，焙）　干姜（一分，炮裂，锉）甘草（半两，炙微赤，锉）

右件药，捣筛为散。每服五钱，以水一大盏，入生姜半分，煎至五分，去滓，不计时候温服。

治痰饮，发即烦闷不安，兼吐痰水，宜服桃①杷叶散方。

枇杷叶（一两，拭去毛，炙微黄）　人参（一两，去芦头）　半夏（一两，汤洗七遍，去滑）　陈橘皮（一两，汤浸，去白瓤，焙）　白术（一两）

右件药，捣筛为散。　每服三钱，以水一中盏，入生姜半分，煎至六分，去滓，不计时候温服。

治心腹胀满，痰饮不下食，厚朴散方。

厚朴（一两，去粗皮，涂生姜汁，炙令香熟）　紫苏茎叶（三分）陈橘皮（三分，汤浸，去白瓤，焙）　赤茯苓（三分）　前胡（三分，去芦头）　半夏（三分，汤洗七遍，去滑）　槟榔（三分）

右件药，捣筛为散。　每服五钱，以水一大盏，入生姜半分，煎至五分，去滓，不计时候温服。

治痰饮，冷气上冲，胸膈满闷，吐逆不下饮食，半夏散方。

半夏（二两，汤浸七遍去滑）　陈橘皮（三两，汤浸，去白瓤，焙）草豆蔻（二两，去皮）

右件药，捣筛为散。　每服三钱，以水一中盏，入生姜半分，煎至六分，去滓，不计时候温服。

又方。

甘草（一两，炙微赤，锉）　桂心（二②两）　半夏（一两，汤洗七遍，去滑）

右件药，捣筛为散。　每服三钱，以水一中盏，入生姜半分，煎至六分，去滓，不计时候温服。

治痰饮，胃口久寒，吞酸吐水，宜服此方。

半夏（一两，汤洗七遍，去滑）　附子（一两，炮裂，去皮脐）　吴茱萸（半两，汤浸十③遍，焙干，微炒）

右件药，捣筛为散。　每服三钱，以水一中盏，入生姜半分，煎至六分，去滓，不计时候温服。

治心下有水不散，是胸中痰饮，不能下食，宜服此方。

白术（一两）　泽泻（二两）　半夏（一两，汤洗七遍，去滑）

右件药，捣筛为散。每服三钱，以水一中盏，入生姜半分，煎至六分，去滓，不计时候温服。

治痰饮，胸膈不利，宜服此方。

半夏（三④两）　天南星（二两）　白矾灰（一两）

右件药，先以半夏、天南星二味，用醋浆水煮一日，晒干，捣罗为末，研入白矾灰令匀，以蒸饼和圆，如梧桐子大。每服不计时候，以生姜汤下二十圆，日三服。

治冷痰饮恶心，宜服此方。

荜茇（一两）

右捣细罗为散，每于食前，用清粥饮调下半钱。

治痰饮食不消诸方

夫痰者，由痰水结聚在于胸腑，流走膀胱之间，久而不消，流行于脾胃。脾胃恶湿，得水则胀，胀则不能消食也，或令腹里虚满，或水谷不化，或时呕逆，皆其候也。

治脾胃虚冷，痰饮结聚，饮食不消，宜服前胡散方。

前胡（一两，去芦头）　丁香（三分）　陈橘皮（一两，汤浸，去白瓤，焙）　大腹皮（一两，锉）　枇杷叶（三分，拭去毛，炙微黄）　草豆蔻（一两，煨，去皮）　半夏（三分，汤洗七遍，去滑）　甘草（半两，炙微赤，锉）　干姜（半两，炮裂锉）

右件药，捣粗罗为散。每服五钱，以水一大盏，入生姜半分，煎至五分，去滓，不计时候温服。

治气隔痰饮，两肋下痛，食不消化，白术散方。

白术（一两）　柴胡（一两，去苗）　赤芍药（三分）　陈橘皮（三分，汤浸去白瓤，焙）　厚朴（一两，去粗皮，涂生姜汁，炙令香熟）　赤茯苓（三分）　槟榔（一两）　桔梗（一两，去芦头）　诃黎勒皮（三分）　桂心（半两）　甘草（一分，炙微赤，锉）

右件药，捣筛为散。每服五钱，以水一大盏，入生姜半分、枣三枚，煎至五分，去滓，不计时候温服。

治胸中痰饮，冷热不调，食不消化，体重多卧，宜服枳实散方。

枳实（三分，麸炒微黄） 附子（一两，炮裂，去皮脐） 紫苏茎叶（三分） 白术（一两） 人参（三分，去芦头） 川大黄（三分，锉碎，微炒） 大腹皮（三分，锉） 麦门冬（三分，去心） 半夏（三分，汤洗七遍，去滑） 甘草（一分，炙微赤，锉） 吴茱萸（一分，汤浸七遍，焙干，微炒）

右件药，捣粗罗为散。每服五钱，以水一大盏，入生姜半分、枣三枚，煎至五分，去滓，不计时候温服。

治痰饮积聚，食不消化，宜服半夏散方。

半夏（一两，汤洗七遍，去滑） 赤茯苓（一两） 诃黎勒皮（一两） 紫苏茎叶（一两） 陈橘皮（一两，汤浸，去白瓤，焙） 附子（一两，炮裂，去皮脐） 枳实（半两，麸炒微黄） 皂荚（一挺，去皮，涂酥，炙令焦黄，去子） 甘草（半两，炙微赤，锉）

右件药，捣粗罗为散。每服五钱，以水一大盏，入生姜半分，煎至五分，去滓，不计时候温服。

治胸中积聚痰饮，时有呕逆，胃气不和，食不消化，宜服人参散方。

人参（一两，去芦头） 桂心（一两） 附子（一两，炮裂，去皮脐） 甘草（半两，炙微赤，锉） 半夏（一两，汤洗七遍，去滑） 桔梗（半两，去芦头） 川椒（半分，去目及开口者，微炒去汗） 陈橘皮（三分，汤浸，去白瓤，焙） 槟榔（一两）

右件药，捣粗罗为散。每服五钱，以水一大盏，入生姜半分，煎至五分，去滓，不计时候温服。

治痰饮干呕，食不消化及脾胃气隔，宜服赤茯苓散方。

赤茯苓（一两） 柴胡（一两，去苗） 枳壳（一两，麸炒微黄，去瓤） 白术（一两） 人参（半两，去芦头） 旋覆花（半两） 半夏（三分，汤洗七遍，去滑） 杏仁（三分，汤浸去皮尖双仁，麸炒微黄） 槟榔（一两）

右件药，捣粗罗为散。每服五钱，以水一大盏，入生姜半分，煎至五分，去滓，不计时候温服。

治痰饮，破冷气，化宿食，高良姜散方。

高良姜（三分，锉）　肉桂（一⑤两，去皱皮）　厚朴（一两，去粗皮，涂生姜汁，炙令香熟）　白术（一两）　陈橘皮（三分，汤浸，去白瓤，焙）　木香（三分）　赤茯苓（一两）　诃黎勒皮（三⑥分）　大腹皮（三分，锉）　人参（一两，去芦头）　草豆蔻（半两，去皮）　甘草（半两，炙微赤，锉）

右件药，捣粗罗为散。每服五钱，以水一大盏，入生姜半分，煎至五分，去滓，不计时候温服。

治痰饮，心胸积滞，气不宣通，饮食不消，诃黎勒圆方。

诃黎勒皮（一两）　前胡（一两，去芦头）　白术（一两）　草豆蔻（三分，去皮）　人参　（三分，去芦头）　神曲（三分，炒微黄）　枳壳（三分，麸炒微黄，去瓤）　川大黄（一两，锉碎，微炒）　桂心（一两）　木香（一两）　槟榔（一两）

右件药，捣罗为末，炼蜜和捣三二百杵，圆如梧桐子大。每服不计时候，以生姜橘皮汤下三十圆。

治留饮宿食诸方

夫留饮宿食者，由饮酒后饮水，气停留于脾胃之间，脾得湿气则不能消食，令人噫气酸臭，腹满吞酸，所以为留饮宿食也。

治留饮宿食不消，腹中积聚，槟榔散方。

槟榔（一两）　人参（一两）　桂心（一两）　甘草（一两，炙微赤，锉）　郁李仁（一两，汤浸，去皮）　赤芍药（一两）　川大黄（一⑦两半，锉碎，微炒）　白术（一两）　泽泻（一两）　木香（一两）　枳实（半两，麸炒微黄）

右件药，捣筛为散。每服三钱，以水一中盏，入生姜半分，煎至六分，去滓，不计时候温服，以微利为度。

治胸膈留饮，腹中虚满，气逆不下饮食，宜服白术散方。

白术（一两）　陈橘皮（一两，汤浸，去白瓤，焙）　丁香（半两）

赤茯苓（半两）　半夏（半两，汤洗七遍，去滑）　附子（半两，炮裂，去皮脐）　桂心（半两）　前胡（一两，去头芦）　甘草（半两，炙微赤，锉）

右件药，捣粗罗为散。每服五钱，以水一大盏，入生姜半分、枣三枚，煎至五分，去滓，不计时候温服。

治心下坚满，此为留饮宿食，宜服此方。

甘遂（一钱，煨微黄）　半夏（一分，汤洗七遍，去滑）　赤芍药（一分）

右件药，捣细罗为散。每服以生姜汁半合、蜜半合、汤一中盏，相和，分为三服，每于食前温服，以利为度。

治留饮宿食，寒热烦满，宜服木通圆方。

木通（半两，锉）　椒目（半两，微炒去汗）　附子（半两，炮裂，去皮脐）　半夏（半两，汤洗七遍，去滑）　厚朴（半两，去粗皮，涂生姜汁，炙令香熟）　川芒硝（二两）　甜葶苈（一两，隔纸炒令紫色）川大黄（二⑧两，锉碎，微炒）　杏仁（一两，汤浸去皮尖双仁，麸炒微黄）

右件药，捣罗为末，别捣葶苈、杏仁如膏，和诸药末令匀，炼蜜和捣三二百杵，圆如梧桐子大，每服食前，以生姜汤下二十圆。

治心腹留饮，宿食不化，腹胀气闷，痰逆头痛，宜服桂心圆方。

桂心（半两）　石膏（一两，细研，水飞过）　人参（半两，去芦头）　川大黄（半两，锉碎，微炒）　半夏（一两，汤洗七遍，去滑）干姜（一两，炮裂，锉）　巴豆（二十枚，水煮一日，去皮心，炒令黄）附子（一两，炮裂，去皮脐）

右件药，捣罗为末，研巴豆令匀，炼蜜和捣三二百杵，圆如小豆大。每服食前，以温水下五圆。

治留饮宿食不化，芫花圆方。

芫花（一两，醋拌，炒令干）　甘遂（一两，煨微黄）　黄连（二两，去须）　麻黄（二两，去根节）　杏仁（二两，汤浸去皮尖双仁，研如膏）　附子（一两，炮裂，去皮脐）　巴豆（十枚，去皮心研，纸裹压去油）

右件药，捣罗为末，与巴豆、杏仁膏，同研令匀，炼蜜和圆，如小豆大。每服食前，以粥饮下二十圆。

治留饮宿食，心下伏痛，四肢烦疼，宜服当归圆方。

当归（一两，锉，微炒）　赤茯苓（三分）　枳实（一两，麸炒微黄）　桂心（三分）　川大黄（半两，锉碎，微炒）　巴豆（十枚，去皮心研，纸裹压去油）

右件药，捣罗为末，入巴豆令匀，炼蜜和捣三二百杵，圆如小豆大。每服食前，以粥饮下二圆，以利为度。

治腹中留饮，宿食不消，海藻圆方。

海藻（半两，洗去咸味）　汉防己（半两）　甘遂（半两，煨微黄）　枳壳（一两，麸炒微黄，去瓤）　川椒（半两，去目及闭口者，微炒去汗）

右件药，捣罗为末，炼蜜和圆，如梧桐子大。每服食前，以粥饮下五圆，以利为度。

治暴宿食，留饮不除，腹中为患者，宜服大黄圆方。

川大黄（三两，锉碎，微炒）　川芒硝（三两）　赤茯苓（三两）　巴豆（一分，去皮心研，纸裹压去油）

右件药，捣罗为末，炼蜜和捣三二百杵，圆如梧桐子大，每于⑨食前，以温水下二圆，以利为度。

治留饮宿食不化，桑耳圆方。

桑耳（一⑩两）　巴豆（半两，去皮心研，纸裹压去油）

右件药，捣罗为末，用枣肉和圆，如麻子大。食前，以温水下二圆，如人行十里，其病当下，如未下，服三圆，病下即止。

七

治痰癖诸方

夫痰癖者，由饮水未散，在于胸膈之间，因遇寒热气相搏，沉滞而为痰也。又停聚流移于胁肋之间，有时而痛，则谓之痰癖也。

治痰癖,心腹气滞,攻于胁肋,疼痛,木香散方。

木香（半两）　鳖甲（一两,涂醋,炙令微黄,去裙襕）　前胡（一两,去芦头）　赤芍药（一两）　枳壳（三⑪分,麸炒微黄,去瓤）　半夏（一⑫分,汤洗七遍,去滑）　甘草（三分,炙微赤,锉）　白术（三分）　槟榔（一两）

右件药,捣筛为散。每服四钱,以水一中盏,入生姜三⑬分,煎至六分,去滓,不计时候温服。

治痰癖,胸中脐下强满呕逆,不思饮食,赤茯苓散方。

赤茯苓（一两）　白术（一两）　陈橘皮（一两,汤浸,去白瓤,焙）　当归（一两,锉,微炒）　半夏（一两,汤洗七遍,去滑）　桂心（一两）　附子（一两,炮裂,去皮脐）

右件药,捣粗罗为散。每服五钱,以水一大盏,入生姜半分,煎至五分,去滓,不计时候温服。

治痰癖气不散,可⑭思饮食,宜服此方。

生姜（二⑮两）　附子（一两,炮裂,去皮脐）

右件药,细锉,分为三服,每服,以水一大盏,煎至五分,去滓,不计时候温服。

又方。

吴茱萸（一分,汤浸七遍,焙干,微炒）　硝石（二分）　生姜（半两,切）

右件药,以酒二大盏,煎至一盏,去滓,分为三服,一日服尽。

治痰癖,饮结两胁,满胀羸瘦,不能饮食,食不消化,喜唾干呕,大小便或涩或利,或赤或白,腹内有热,唇口干焦,好饮冷水,卒起,头眩欲倒,胁下疞痛,旋覆花圆方。

旋覆花（半两）　川大黄（三分,锉碎,微炒）　赤茯苓（一⑯分）　人参（一分,去芦头）　桂心（一分）　皂荚（一分,去皮,涂酥,炙令焦黄,去子）　附子（一两,炮裂,去皮脐）　赤芍药（半两）　川椒（一分,去目及闭口者,微炒去汗）　熟干地黄（半两）　防葵（一分）　干姜（一分,炮裂,锉）　枳壳（一分,麸炒微黄,去瓤）　甜葶苈（一两,隔纸炒令紫色,别捣如膏）

右件药，捣罗为末，研入杏仁、葶苈令匀，炼蜜和捣三二百杵，圆如梧桐子大。每服，以粥饮下二十圆，日三四服。

又方。

川大黄（二两，锉碎，微炒）　甜葶苈（一两，隔纸炒令紫色）　川芒硝（一两）

右件药，捣罗为末，炼蜜和圆，如梧桐子大。每服，以粥饮下二十圆，日三服。

又方。

狼毒（一两，锉碎，醋拌炒干）　附子（半两，炮裂，去皮脐）　旋覆花（一两）

右件药，捣罗为末，炼蜜和圆，如梧桐子大。每服，以粥饮下五圆，日三服。

又方。

巴豆（十枚，去皮心研，纸裹压去油）　杏仁（二十枚，汤浸去皮尖双仁，麸炒微黄）　桔梗（三分，去芦头）　皂荚（三分，去皮，涂酥，炙令焦黄，去子）

右件药，捣罗为末，研入前二味令匀，炼蜜和圆，如小豆大。每服，以粥饮下三圆，日二服，以利为度。

又方。

贝母（一两，煨微黄）　桔梗（一两，去芦头）　矾石（半两，黄泥裹烧半日，细研）　巴豆（一分，去皮心研，纸裹压去油）

右件药，捣罗为末，研入后二⑱味令匀，炼蜜和圆，如梧桐子大。每服，以粥饮下二圆，日二服，以利为度。

又方。

赤茯苓（三两）　吴茱萸（一两，汤浸七遍，焙干微炒）

右件药，捣罗为末，炼蜜和圆，如梧桐子大。每服，以粥饮下二十圆，日三服。

治饮癖诸方

夫饮癖者，由饮水过多，在于胁下不散，又遇冷气相冲，致而有痛，呼为饮癖也，其状胁下弦^⑱急，时有水声，是其候也。

治饮癖气分，心下坚硬如杯，水饮所作，桂心散方。

桂心（三分）　白术（一两）　细辛（一两）　附子（一两，炮裂，去皮脐）　枳壳（三分，麸炒微黄，去瓤）　槟榔（三分）

右件药，捣粗罗为散。每服五钱，以水一大盏，入生姜半分、枣三枚，煎至五分，去滓温服，日三四服。

治饮癖，心下坚大如杯，时复疼痛，宜服此方。

枳实（二两，麸炒微黄）　白术（三两）　桂心（二两）

右件药，捣筛为散。每服三钱，以水一中盏，入生姜半分，煎至六分，去滓温服，日三四服。

治饮癖，胸中结滞，脐下满急，呕逆，不能食，细辛散方。

细辛（一两）　半夏（一两，汤洗七遍，去滑）　桂心（一两）　赤茯苓（一分）　白术（一^⑲两）　当归（三分，锉，微炒）　附子（一两，炮裂，去皮脐）　陈橘皮（一两，汤浸，去白瓤，焙）

右件药，捣筛为散。每服三钱，以水一中盏，入生姜半分，煎至六分，去滓，不计时候温服。

治饮癖，胸膈不利，吃食经日吐出不消，宜服吴茱萸圆方。

吴茱萸（一两，汤浸七遍，焙干微炒）　泽泻（一两）　赤茯苓（一两）　赤芍药（一两）　半夏（一两，汤洗七遍，去滑）　白术（一两）防葵（一两）

右件药，捣罗为末，炼蜜和捣五七百杵，圆如梧桐子大。每服，以生姜汤下二十圆，日三四服。

治饮癖，腹胁胀满，心胸不利，不^⑳思饮食，郁李仁圆方。

郁李仁（三两，汤浸，去皮，微炒）　旋覆花（一两）　半夏（一两，汤洗七遍，去滑）　川乌头（一两，炮裂，去皮脐）　桔梗（三分，去芦头）　槟榔（三分）　枳壳（三分，麸炒微黄，去瓤）　桃仁（一两，汤浸去皮尖双仁，麸炒微黄）

右件药，捣罗为末，炼蜜和圆，如梧桐子大。每于食前，以生姜汤下十五圆。

治饮癖，心腹胀满，不能下食，槟榔圆方。

槟榔（一两）　防葵（一两）　白术（一两）　桂心（一两）　麦蘖（一两，微炒）　前胡（一两，去芦头）　鳖甲（一两，涂醋，炙令黄，去裙襕）　木香（半两）　枳壳（半两，麸炒微黄，去瓤）

右件药，捣罗为末，酒煮面糊和圆，如梧桐子大。每于食前，以生姜汤下二十圆。

又方。

芫花（一两，醋拌炒令干）　皂荚（三条，去黑皮，涂酥炙令黄，去子）　神曲（一两，微炒）　半夏（一两，汤洗七遍，去滑）　木香（一两㉑）　枳壳（一两，麸炒微黄，去瓤）

右件药，捣罗为末，以醋煮面糊和圆，如梧桐子大。每于食前，以生姜汤下十圆。

治支饮诸方

夫支饮者，谓水饮停于胸膈之间，支乘于心，故云支饮。其病令人咳逆，喘息短气，身体如肿之状，故谓支饮也。

治胸膈间支饮，数吐下之不愈，汉防己散方。

汉防己（一两半）　石膏（四两）　桂心（一两）　人参（一两，去芦头）　前胡（一两，去芦头）　白术（一两）

右件药，捣筛为散。每服四钱，以水一中盏，煎至六分，去滓，不计时候温服。

治心膈间支饮，喘满，心下痞坚，面如鳌黑色，宜服此方。

枳实（一两，麸炒微黄）　赤茯苓（一两半）　前胡（一两，去芦头）　汉防己（一两半）　石膏（二两）　桂心（一两）

右件药，捣粗罗为散。每服五钱，以水一大盏，煎至五分，去滓，温服，日三四服。

治支饮，喘息短气，身体如肿，宜服此方。

泽泻（二两）　白术（一两）　汉防己（一两）

右件药，捣筛为散。每服四钱，以水一中盏，煎至六分，去滓，不计时候温服。

治支饮，头痛目眩，心下痞满，枳壳散方。

枳壳（一两，麸炒微黄，去瓤）　泽泻（一两）　白术（一两）　前胡（一两，去芦头）　汉防己（一两）　旋覆花（一两）

右件药，捣筛为散。每服四钱，以水一中盏，煎至六㉒分，去滓，不计时候温服。

治支饮，心胸壅滞，喘息短气，皮肤如肿，宜服旋覆花圆方。

旋覆花（一两）　汉防己（一两）　赤茯苓（一两）　甜葶苈（一两，隔纸炒令紫色）　桂心（一两）　前胡（一两，去芦头）　枳壳（半两，麸炒微黄，去瓤）　槟榔（一两）

右件药，捣罗为末，炼蜜和圆，如梧桐子大。每于食前，以桑根白皮汤下二十圆。

治支饮，心膈痞急，咳逆短气，不能下食，葶苈圆方。

甜葶苈（二两，隔纸炒令紫色）　半夏（一两，汤洗七遍，去滑）前胡（一两，去芦头）　诃黎勒皮（一两）　紫苏子（半两）　木香（半两）　桂心（一两）　槟榔（一两）

右件药，捣罗为末，炼蜜和圆，如梧桐子大。每于食前，以温酒下二十圆。

又方。

郁李仁（一两，汤浸去皮，微炒）　旋覆花（一两）　皂荚（三挺，去皮，涂酥，炙令焦黄，去子）　半夏（一两，汤洗七遍，去滑）　泽泻（一两）　枳壳（半两，麸炒微黄，去瓤）

右件药，捣罗为末，炼蜜和圆，如梧桐子大。每于食前，以温酒下二十圆。

治支饮久不差，大腹水肿，喘促不止，宜服此方。

芫花（一分㉓，醋拌炒令干）　甘遂（一分，煨微黄）　大戟（一分㉔，锉碎，微炒）

右件药，捣细罗为散。每于空心，浓煎枣汤，调下半钱，以利为度。

又方。

甜葶苈（三两，隔纸炒令紫色）

右件药，捣如膏，每服弹子大一圆，以水一中盏，入枣四枚，煎至五分，去滓，不计时候温服。

治悬饮诸方

夫悬饮者，由脏腑虚冷，荣卫不和，三焦痞满，因饮水过多，停积不散，水流走于胁下，则令两胁虚胀，咳唾引胁痛，故谓之悬饮也。

治悬饮，心腹痞满，水走肠间，两胁引痛，桂心散方。

桂心（一两） 旋复花（半两） 白术（半两） 细辛（半两） 半夏（半两，汤洗七遍，去滑） 桔梗（半两，去芦头） 赤芍药（半两） 陈橘皮（半两，汤浸，去白瓤，焙） 泽泻（半两） 附子（半两，炮裂，去皮脐） 前胡（半两，去芦头） 枳壳（半两，麸炒微黄，去瓤）

右件药，捣粗罗为散。每服四钱，以水一中盏，入生姜半分，煎至六分，去滓，每于食前温服。

治悬饮，腹胁痞急，宿食不化，心胸满闷，前胡散方。

前胡（一两，去芦头） 半夏（一㉕两，汤洗七遍，去滑） 桂心（一两） 人参（一两，去芦头） 诃黎勒皮（一两） 白术（一两） 槟榔（一两） 枳壳（一两，麸炒微黄，去瓤） 甘草（半两，炙微赤，锉）

右件药，捣粗罗为散。每服五钱，以水一大盏，入生姜半分，煎至五分，去滓，稍热服，日三四服。

治悬饮，心腹气滞，两胁多疼，厚朴散方。

厚朴（一两，去粗皮，涂生姜汁，炙令香熟） 川大黄（一两，锉碎，微炒） 枳壳（三分，麸炒微黄，去瓤） 木香（半两） 桂心（半两） 槟榔（三分）

右件药，捣筛为散。每服四钱，以水一中盏，煎至六分，去滓，温服，日三四服。

又方。

半夏（三两，捣罗为末）　木香（二两）　旋覆花（一两）　槟榔（二两）　皂荚（六两，三两去黑皮，涂酥炙令黄焦，捣罗为末，三两去皮子，捣碎，以酒一升挼取汁，去滓煎成膏，将半夏末以膏和作饼子，以青蒿盖出青衣，如造曲法，捣罗为末）

右件药，捣罗为末，以酒煮面糊和圆，如梧桐子大。每于食前，以生姜汤下二十圆。

治悬饮，腹满胁痛，旋覆花圆方。

旋覆花（二两）　皂荚（三[26]挺，去黑皮，涂酥炙令黄，去子）　草豆蔻（一两，去皮）　杏仁（一两，汤浸去皮尖双仁，麸炒微黄）　川大黄（一两，锉碎，微炒）　枳壳（半两，麸炒微黄，去瓤）

右件药，捣罗为末，炼蜜和圆，如梧桐子大。每于食前，以生姜汤下二十圆。

又方。

郁李仁（三两，汤浸，去皮，微炒）　半夏（一两，汤洗七遍，去滑）　草豆蔻（一两，去皮）

右件药，捣罗为末，以酒煮面糊和圆，如梧桐子大。每于食前，以生姜汤下二十圆。

又方。

牵牛子（二两，微炒）　皂荚子仁（二两，微炒）

右件药，捣罗为末，炼蜜和圆，如梧桐子大。每于食前，以生姜汤下十五圆，以取下痰滞为度。

治溢饮诸方

夫溢饮者，谓因大渴而暴饮水过多，水气溢于肠胃之外，在于皮肤之间，故言溢饮。令人身体疼重而多汗者，是其候也。

治溢饮,当发其汗,宜服白术散方。

白术（二㉗分） 麻黄（一两,去根节） 赤芍药（三分） 旋覆花（半两） 桂心（一两） 前胡（三分,去芦头） 甘草（三分,炙微赤,锉） 五味子（三分） 半夏（三分,汤洗㉘七遍,去滑）

右件药,捣筛为散。每服五钱,以水一大盏,入生姜半分,煎至五分,去滓,不计时候热服,衣盖取汗,如人行十里未汗,即再服。

又方。

麻黄（一两,去根节） 桂心（一两） 甘草（半两,炙微赤,锉） 细辛（半两） 石膏（一两） 杏仁（半两,汤浸去皮尖双仁,麸炒微黄）

右件药,捣筛为散。每服五钱,以水一大盏,入生姜半分、枣三枚,煎至五分,去滓,不计时候热服,衣盖取汗,如人行十里未汗,即再服。

治溢饮,胸膈痰壅,头痛呕逆,不下饮食,半夏散方。

半夏（一两,汤洗七遍,去滑） 防风（半两,去芦头） 大腹皮（半两,锉） 麦门冬（三分,去心） 枇杷叶（半两,拭去毛,炙微黄） 赤茯苓（三分） 白术（三分） 桔梗（三分,去芦头） 枳壳（三分,麸炒微黄） 前胡（三分,去芦头） 人参（半两,去芦头） 甘草（半两,炙微赤,锉）

右件药,捣粗罗为散。每服五钱,以水一盏,入生姜半分,煎至五分,去滓,不计时候温服。

治溢饮在胸间不散,上冲攻于头面,不能食饮,宜服此方。

白术（三分） 木香（半两） 赤茯苓（半两） 人参（半两,去芦头） 前胡（半两,去芦头） 半夏（一两,汤洗七遍,去滑） 肉桂（半两,去皱皮） 青橘皮（半两,汤浸,去白瓤,焙） 芎䓖（三分） 附子（一两,炮裂,去皮脐） 大腹皮（半两,锉）

右件药,捣粗罗为散。每服五钱,以水一大盏,入生姜半分,煎至五分,去滓,不计时候温服。

治溢饮上冲,头旋目眩,气喘,腹胁虚胀,宜服此方。

旋覆花（半两） 牵牛子（半两,微炒） 杏仁（半两,汤浸去皮尖双仁,麸炒微黄）

右件药，捣罗为末，炼蜜和圆，如梧桐子大。不计时候，以生姜汤下二十圆。

治冷痰饮诸方

夫冷痰饮者，由胃气虚弱，不能宣行水谷，故使痰水结聚，停于胸膈之间，时令人吞酸气逆，四肢变青，不能食饮也。

治痰饮,腹胁胀满,呕逆,不下食,胸中冷,前胡散方。

前胡（一两，去芦头）　半夏（一两，汤洗七遍，去滑）　桂心（半两）　干姜（半两，炮裂，锉）　陈橘皮（一两，汤浸，去白瓤，焙）白术（半两）　人参（半两，去芦头）

右件药，捣筛为散。每服五钱，以水一大盏，入生姜半分、枣三枚，煎至五分，去滓，不计时候温服。

治心膈冷滞,痰饮呕逆,不下饮食,四肢不和,诃黎勒散方。

诃黎勒皮（三分）　厚朴（一两，去粗皮，涂生芦㉒汁，炙令香熟）人参（三分，去芦头）　白术（三分）　半夏（一两，汤洗七遍，去滑）桂心（一两）　甘草（半两，炙微赤，锉）　陈橘皮（三分，汤浸，去白瓤，焙）　干姜（半两，炮裂，锉）

右件药，捣筛为散。每服五钱，以水一大盏，入生姜半分、枣三枚，煎至五分，去滓，不计时候温服。

治心膈冷气痰饮,胸中滞闷,或吐清水,不纳饮食,草豆蔻散方。

草豆蔻（一两，去皮）　泽泻（半两）　人参（半两，去芦头）　桂心（三分）　白术（三分）　赤茯苓（半两）　半夏（三分，汤洗七遍，去滑）　细辛（半两）　附子（三分，炮裂，去皮脐）　厚朴（一两，去粗皮，涂生姜汁，炙令香熟）　甘草（一㉚分，炙微赤，锉）

右件药，捣筛为散。每服五钱，以水一大盏，入生姜半分、枣三枚，煎至五分，去滓，不计时候温服。

治胸膈冷气痰饮，口中清水自出，胁急胀痛，不欲饮食，此由胃气虚冷，宜服高良姜散方。

高良姜（三分，锉）　诃黎勒皮（一两）　白术（三分）　赤茯苓（三分）　半夏（三分，汤洗七遍，去滑）　细辛（半两）　桂心（三分）　桔梗（半两，去芦头）　陈橘皮（三分，汤浸，去白瓤，焙）　厚朴（一两，去粗皮，涂生姜汁，炙令香熟）　人参（半两，去芦头）　甘草（一分^㉛，炙微赤，锉）

右件药，捣筛为散。每服五钱，以水一大盏，入生姜半分、枣三枚，煎至五分，去滓，不计时候温服。

治冷痰饮，气滞，心胸满闷，不下饮食，木香散方。

木香（半两）　赤茯苓（三分）　槟榔（半两）　木通（三^㉜分，锉）前胡（三分，去芦头）　半夏（三分，汤洗^㉝七遍，去滑）　枳壳（半两，麸炒微黄，去瓤）　草豆蔻（三分，去皮）　甘草（一分，炙微赤，锉）人参（半两，去芦头）　白术（三分）　陈橘皮（三分，汤浸，去白瓤，焙）

右件药，捣筛为散。每服五钱，以水一大盏，入生姜半分、枣三枚，煎至五分，去滓，不计时候温服。

治胸中冷痰饮，气满，不欲食饮，半夏散方。

半夏（一两，汤洗七遍，去滑）　陈橘皮（三分，汤浸，去白瓤，焙）　桂心（一两）　赤茯苓（一两）　人参（三分，去芦头）　白术（一两）　细辛（三分）　甘草（三分，炙微赤，锉）　干姜（三分，炮裂，锉）

右件药，捣粗罗为散。每服五钱，以水一大盏，入生姜半分，煎至五分，去滓，不计时候温服。

治冷痰饮，胸膈气满，吐逆，不思饮食，宜服此方。

半夏（二^㉞两，汤洗七遍，去滑）　干姜（一两，炮裂，锉）　丁香（一两）

右件药，捣细罗为散。不计时候，以生姜粥饮调下一钱。

治风痰诸方

夫风痰者，是血脉壅塞，饮水积聚而不消，故成痰也。或冷或热，或结实，食不消化，胸膈痞满，短气好眠，头眩目暗，常欲呕逆者，是也。

治风化痰，利胸膈，除头目旋眩，令思饮食，汉防己散方。

汉防己（一两） 羚羊角屑（三㉟分） 人参（三分，去芦头） 桂心（三分） 芎䓖（三分） 半夏（半两，汤洗七遍，去滑） 赤茯苓（三分） 旋覆花（半两） 防风（半两，去芦头） 白术（半两） 细辛（半两） 麦门冬（半两，去心） 赤芍药（三分） 羌活（三分） 枳实（三分，麸炒微黄） 甘草（半两，炙微赤，锉）

右件药，捣粗罗为散。每服三钱，以水一中盏，入生姜半分，煎至六分，去滓，不计时候温服。

治风痰积聚，胃中冷气，令人吐食，或吐清水，食饮减少，四肢无力，白术圆方。

白术（二两） 人参（一两，去芦头） 细辛（一两） 厚朴（二两，去粗皮，涂生姜汁，炙令香熟） 陈橘皮（一两，汤浸，去白瓤，焙） 桂心（一两） 防风（一两，去芦头） 诃黎勒皮（三分） 半夏（一两，汤洗㊱七遍，去滑） 白茯苓（一㊲两） 旋覆花（三分） 甘草（半两，炙微赤，锉） 五味子（一两） 干姜（三分㊳，炮裂，锉）

右件药，捣罗为末，炼蜜和捣三二百杵，圆如梧桐子大。不计时候，以粥饮下三十圆。

治风痰膈气，呕吐水者，宜服此方。

防风（一两，去芦头） 枳壳（半两，麸炒微黄，去瓤） 白术（一两） 前胡（一两，去芦头） 陈橘皮（一两，汤浸，去白瓤，焙）

右件药，捣筛为散。每服五钱，以水一中盏，入生姜半分，煎至六分，去滓，不计时候温服。

治风痰，气逆满，心恶，不能下食，宜服此方。

前胡（一两，去芦头） 枳壳（一两半，麸炒微黄，去瓤） 人参

（一两，去芦头） 桂心（三分） 半夏（半两，汤洗七遍，去滑）

右件药，捣筛为散。每服五钱，以水一中盏，入生姜半分，煎至六分，去滓，不计时候温服。

治肺脾风壅痰膈，不下食饮，头目昏闷，四肢烦疼，旋覆花散方。

旋覆花（三分） 半夏（半两，汤洗七遍，去滑） 白附子（半两，炮裂） 防风（三分，去芦头） 羚羊角屑（三分） 前胡（三分，去芦头） 枳壳（三分，麸炒微黄，去瓤） 枇杷叶（三分，拭去毛，炙微黄） 川大黄（三分，锉碎，微炒） 赤茯苓（三分） 甘草（半两，炙微赤，锉） 赤芍药（三分）

右件药，捣粗罗为散。每服三钱，以水一中盏，入生姜半分，煎至六分，去滓，不计时候温服。

治风痰气壅，发即头旋，呕吐，不下饮食，宜服此方。

前胡（一两，去芦头） 半夏（半两，汤洗七遍，去滑） 枳壳（三分，麸炒微黄，去瓤） 旋覆花（半两） 防风（半两，去芦头） 枇杷叶（半两，拭去毛，炙微黄） 陈橘皮（半两，汤浸，去白瓤，焙） 白术（半两） 赤茯苓（一两） 甘草（一分，炙微赤，锉）

右件药，捣粗罗为散。每服三钱，以水一中盏，入生姜半分，煎至六分，去滓，不计时候温服。

治膈上风痰，干呕，不下饮食，天南星圆方。

天南星（一两，炮裂） 半夏（一两，汤浸七遍去滑） 皂荚根皮（一两，锉） 白矾（半两，熬令汁尽）

右件药，捣罗为末，以生姜汁煮面糊和圆，如梧桐子大。不计时候，以温水下十圆。

治膈上风热，常觉有痰，宜服此方。

皂荚（二㊳挺半，不蛀㊵者，汤浸剥去皮子晒㊶干，一挺烧作黑灰，一挺烧作白灰，半挺涂酥炙令黄，捣罗为末） 蜡面茶（半两，生碾为末） 附子（半两，炮裂，去皮脐，捣罗为末）

右件药，都研令匀，不计时候，以生姜汤调下半钱。

又方。

白矾（三两，烧令汁尽） 乳香（半两） 白附子（一两，炮裂，捣

罗为末）

右件药，都研令匀，以水浸蒸饼和圆，如梧桐子大。每于食前，以温酒下十圆。

治痰热诸方

夫痰热者，谓饮水浆结积所生也。言阴阳否隔，上焦生热，热气与痰水相搏，聚而不散，故令身体虚热，逆害饮食，头面翕然而热，故云痰热也。

治上焦壅滞，痰热心烦，不欲食，犀角散方。

犀角屑（三分）　前胡（一两，去芦头）　麦门冬（一两，去心）川升麻（三分）　黄芪（三分，锉）　半夏（三分，汤洗七遍，去滑）甘草（半两，生）　桑根白皮（三分，锉）　枳壳（三分，麸炒微黄，去瓤）

右件药，捣筛为散。每服五钱，以水一大盏，入生姜半分，煎至五分，去滓，食后良久温服。

治痰热，胸膈壅滞，口干烦渴，不思饮食，麦门冬散方。

麦门冬（一两，去心）　枇杷叶（三分，拭去毛，炙微黄）　石膏（一两）　川升麻（三分）　子芩（三分）　甘草（一分，炙微赤，锉）赤茯苓（三分）　枳壳（三分，麸炒微黄，去瓤）

右件药，捣筛为散。每服五钱，以水一大盏，入竹叶二七片、生姜半分，煎至五分，去滓，食后良久温服。

治心肺壅热，胸膈烦闷，痰逆，不能下食，茅根散方。

茅根（二两，锉）　子芩（一两）　枇杷叶（三分，拭去毛，炙微黄）　赤茯苓（一两）　陈橘皮（半两，汤浸，去白瓤，焙）　甘草（半两，炙微赤，锉）　麦门冬（一两，去心）　鸡苏（一两）　人参（半两，去芦头）　半夏（半两，汤洗七遍，去滑）

右件药，捣筛为散。每服五钱，以水一大盏，入生姜半分、竹叶七[42]片，煎至五分，去滓，食后良久温服。

治心胸痰热，头目旋痛，饮食不下，旋覆花散方。

旋覆花（半两）　石膏（二两，细研入）　枳壳（一两，麸炒微黄，去瓤）　赤茯苓（一两）　人参（一两，去芦头）　麦门冬（一两，去心）　黄芩（三分）　柴胡（一两，去苗）　犀角屑（三分）　甘草（半两，炙微赤，锉）　防风（三分，去芦头）

右件药，捣筛为散。每服五钱，以水一大盏，入生姜半分，煎至五分，去滓，食后良久温服。

治上焦痰热，头旋目运，心神烦躁，不下饮食，宜服此方。

犀角屑（三分）　苦参（一两，捣）　旋覆花（半两）　枳壳（三分，麸炒微黄，去瓤）　麦门冬（一两，去心）　甘草（一分，炙微赤，锉）　前胡（一两，去芦头）　枇杷叶（半两，拭去毛，炙微黄）

右件药，捣筛为散。每服三钱，以水一中盏，煎至六分，去滓，每于食后良久温服。

治痰热，心膈烦满，头痛目旋晕，不纳饮食，枳壳圆方。

枳壳（二㊸分，麸炒微黄，去瓤）　石膏（二㊹两，细研，水飞）　牛蒡子（半两，微炒）　前胡（一两，去芦头）　防风（半两，去芦头）　羚羊角屑（三分）　赤茯苓（三分）　半夏（一两，汤洗七遍，去滑）　川大黄（三分，锉碎，微炒）　甘草（半两，炙微赤，锉）　杏仁（一两，汤浸去皮尖双仁，麸炒微黄）

右件药，捣罗为末，炼蜜和捣三二百杵，圆如梧桐子大。每于食后良久，煎竹叶汤下三十圆。

治痰逆不下食诸方

夫痰逆不下食者，由胸膈壅滞，津液不通，痰水结聚，不能消散，流行于脾。脾性恶湿，得水则胀满，心胸不利，多痰而逆，故令不下食也。

治心胸痰积，气噎呕逆，食欲不下，丁香散方。

丁香（一两）　陈橘皮（一两，汤浸，去白瓤，焙）　赤茯苓（一两）　人参（三分，去芦头）　鸡苏（三分）　麦门冬（三分，去心）

甘草（一分，炙微赤，锉）　槟榔（三分）　半夏（半两，汤洗七遍，去滑）

右件药，捣筛为散。每服五钱，以水一大盏，入生姜半分，煎至五分，去滓，不计时候热服。

治痰逆，不思饮食，化涎益脾胃，木瓜散方。

干木瓜（一两）　高良姜（半两，锉）　陈橘皮（半两，汤浸，去白瓤，焙）　桂心（半两）　诃黎勒皮（半两）　沉香（半两）　厚朴（半两，去粗皮，涂生姜汁，炙令香熟）　甘草（一分，炙微赤）　半夏（半两，汤洗七遍，去滑）

右件药，捣筛为散。每服三㊺钱，以水一中盏，入生姜半分、枣二枚，煎至六分，去滓，不计时候热服。

治痰上逆，和胃思食，调利五脏，黄芪散方。

黄芪（一两，锉）　半夏（半两，汤洗七遍，去滑）　陈橘皮（三分，汤浸，去白瓤，焙）　人参（三分，去芦头）　桂心（半两）　赤茯苓（三分）　枳壳（三分，麸炒微黄，去瓤）　白术（三分）　甘草（一分，炙微赤，锉）　诃黎勒皮（三分）　芎䓖（半两）

右件药，捣罗为散。每服四钱，以水一中盏，入生姜半分、枣三枚，煎至六分，去滓，不计时候热服。

治胸中痰壅，呕逆，不纳饮食，四肢少力，腹内水鸣，槟榔散方。

槟榔（三分）　半夏（一两，汤洗七遍，去滑）　陈橘皮（一两，汤浸，去白瓤，焙）　赤茯苓（一两）　白术（二两）　桂心（三分）　人参（一两，去芦头）　杏仁（三分，汤浸去皮尖双仁，麸炒微黄）

右件药，捣筛为散。每服四钱，以水一中盏，入生姜半分，煎至六分，去滓，不计时候温服。

治痰逆，温胃口，思饮食，枇杷叶散方。

枇杷叶（一两，拭去毛，炙微黄）　半夏（一两，汤洗七遍，去滑）前胡（一两，去芦头）　赤茯苓（一两）　草豆蔻（半两，去皮）　人参（一两，去芦头）　青橘皮（半两，汤浸，去白瓤，焙）　大腹皮（半两，锉）　白术（一两）　厚朴（一两，去粗皮，涂生姜汁，炙令香熟）

右件药，捣粗罗为散。每服四钱。以水一中盏，入生姜半分，煎至六分，去滓，不计时候热服。

治痰逆，不能下食，调利胸膈，宜服此方。

前胡（一两，去芦头）　半夏（一两，汤洗七遍，去滑）　木香（三分）　赤茯苓（三分）　白术（一两）　陈橘皮（半两，汤浸，去白瓤，焙）　厚朴（三分，去粗皮，涂生姜汁，炙令香熟）

右件药，捣粗罗为散。　每服四钱，以水一中盏，入生姜半分，煎至六分，去滓，不计时候温服。

治痰逆，心胸积滞宿水，不下饮食，前胡圆方。

前胡（一两，去芦头）　白术（一两）　甘草（半两，炙微赤，锉）旋覆花（半两）　人参（三分，去芦头）　草豆蔻（一两，去皮）　麦门冬（一两半，去心，焙）　枳壳（三分，麸炒微黄，去瓤）　川大黄（三分，锉碎，微炒）

右件药，捣罗为末，炼蜜和捣三二百杵，圆如梧桐子大。　不计时候，以生姜荆芥汤下二十圆。

治痰逆，暖脾胃，思饮食，木香圆方。

木香（半两）　草豆蔻（半两，去皮）　槟榔（一两）　青橘皮（一两，汤浸，去白瓤，焙）　半夏（一两，汤洗七遍，去滑）　干姜（半两，炮裂，锉）

右件药，捣罗为末，用汤浸蒸饼和圆，如梧桐子大。　不计时候，以姜枣汤下二十圆。

治痰逆，暖胃口，思饮食，宜服此方。

白矾（一两，烧灰）　半夏（半两，汤洗七遍，去滑）　干姜（半两，炮裂，锉）

右件药，捣罗为末，以生姜汁煮面糊和圆，如梧桐子大。　每服不计时候，以姜枣汤下二十圆。

治痰冷癖饮诸方

夫痰冷癖饮者，为饮水气停聚两胁之间，遇寒气相搏，则聚而成块，谓之癖饮，在于胁下，弦急緪⁴⁶起，按之作水声也。

治痰冷癖饮，停积不消，在于胸中，时有头目眩痛，身体手足指甲尽黄，支满引胁下痛，木香散方。

木香（半两）　当归（半两，锉，微炒）　青橘皮（半两，汤浸，去白瓤，焙）　甘遂（一分，锉，炒⁴⁷微黄）　芫花（一⁴⁸分，醋拌，炒令干）　大戟（半两，锉碎，微炒）

右件药，捣细罗为散。　每于空心，浓煎枣汤调下一钱，以利为度。

治痰冷癖饮，腹胁虚胀，常吐酸水，时复呕逆，不下饮食，厚朴散方。

厚朴（三分，去粗皮，涂生姜汁，炙令香熟）　高良姜（半两，锉）　桂心（半两）　神曲（一两，微炒）　陈橘皮（半两，汤浸，去白瓤，焙）　诃黎勒皮（三分）　赤茯苓（一两）　干姜（半两，炮裂，锉）　白术（半两）　大腹皮（半两，锉）　人参（三分，去芦头）　草豆蔻（三分，去皮）　甘草（一分，炙微赤，锉）　半夏（半两，汤洗七遍，去滑）

右件药，捣筛为散。　每服五钱，以水一大盏，入生姜半分，煎至五分，去滓，不计时候稍热服。

治痰冷癖饮，胸膈满闷，不能下食，白术散方。

白术（一两）　半夏（三分，汤洗七遍，去滑）　赤茯苓（二两）　人参（三分，去芦头）　桂心（三分）　甘草（一分，炙微赤，锉）　附子（二⁴⁹两，炮裂，去皮脐）　前胡（一两，去芦头）

右件药，捣筛为散。　每服五钱，以水一大盏，入生姜半分，煎至五分，去滓，不计时候热服。

治痰冷癖饮，结聚，腹胁胀满，羸瘦，不能饮食，喜唾，干呕，大小便涩，旋覆花圆方。

旋覆花（半两）　桂心（半两）　枳壳（半两，麸炒微黄，去瓤）　人参（半两，去芦头）　干姜（三分，炮裂，锉）　赤芍药（三分）　白术（三分）　赤茯苓（三分）　狼毒（三分，煨微黄）　川乌头（三分，炮裂，去皮脐）　细辛（半两）　川大黄（三分，锉碎，微炒）　甜葶苈（半两，隔纸炒令紫色）　芫花（半两，醋拌，炒令黄）　陈橘皮（半两，汤浸，去白瓤，焙）　木香（半两）　甘遂（半两，煨微黄）　厚朴

（半两，去粗皮，涂生姜汁，炙令香熟） 吴茱萸（半两，汤浸七遍，焙干，微炒）

右件药，捣罗为末，炼蜜和捣三二百杵，圆如梧桐子大。 每服食前，以生姜汤下十圆，日二服，以利为度。

治痰冷癖饮，停结满闷，宜服此方。

芫花（半两，醋拌，炒令干） 桂心（三分） 桔梗（三分，去芦头） 巴豆（一分，去皮心研，纸裹压去油） 杏仁（半两，汤浸去皮尖双仁，麸炒微黄）

右件药，捣罗为末，巴豆、杏仁别研如膏，合散研令匀，炼蜜和捣三二百杵，圆如梧桐子大。 每服空心，以粥饮下三圆。

治痰冷癖饮，胸中痰满，心腹坚痛，不下饮食，硫黄圆方。

硫黄（二两，细研，水飞） 矾石（二两，黄土泥裹烧半日，细研） 干姜（二两，炮裂，锉） 附子（一两半，炮裂，去皮脐） 川乌头（一两，炮裂，去皮脐） 桂心（一两） 细辛（一两） 白术（一两） 桔梗（一两，去芦头） 赤芍药（一两）

右件药，捣罗为末，炼蜜和捣三二百杵，圆如梧桐子大。 每于食前，以温生姜汤下二十圆。

治痰冷癖饮久不差，腹胁胀满，不下饮食，四肢浮肿，甘遂圆方。

甘遂（一分，煨微黄） 芫花（半两，醋拌，炒令干） 甜葶苈（一两，隔纸炒令紫色） 川大黄（一两，锉碎，微炒） 青橘皮（一两，汤浸，去白瓤，焙） 大戟（半两，锉碎，微炒） 川芒硝（一两） 贝母（二两，煨微黄） 桂心（一两） 乌喙（三分，炮裂，去皮脐）

右件药，捣罗为末，其杏仁研如膏，与诸药末拌令匀，炼蜜和捣三五百杵，圆如梧桐子大。 每服食前，以粥饮下十圆，日二服，以利为度。

治痰冷癖饮，上气喘满，四肢浮肿，细辛圆方。

细辛（半两） 桂心（三分） 甜葶苈（半两，隔纸炒令紫色） 川大黄（半两，锉碎，微炒） 黄芩（半两） 甘遂（半两，煨微黄） 芫花（半两，醋拌，炒令干） 汉防己（半两） 赤茯苓（三分） 附子（半两，炮裂，去皮脐） 白术（三分） 泽泻（三分） 杏仁（三分，汤浸去皮尖双仁，麸炒微黄）

右件药，捣罗为末，炼蜜和捣三二百杵，圆如梧桐子大。每服食前，以粥饮下五圆，日二⑩服，以利为度。

治痰冷癖饮，腹中结聚成块，芫花圆方。

芫花（半两，醋拌，炒令干）　甘遂（半两，煨微黄）　甜葶苈（一两，隔纸炒令紫色）　川大黄（一两，锉碎，微炒）　枳壳（一两，麸炒微黄，去瓤）　大戟（半两，锉碎，微炒）　郁李仁（一两，酒浸，去皮尖，微炒）　海藻（一两，洗去咸味）　桂心（一两）　杏仁（一两，汤浸去皮尖双仁，麸炒微黄）　巴豆（三十枚，去皮心研，纸裹压去油，细研）

右件药，捣罗为末，入巴豆、杏仁同研令匀，炼蜜和捣三二百杵，圆如梧桐子大。每服空心，以粥饮下三圆，亦疗大腹水肿。

治痰冷结聚成癖，两胁胀满，桔梗圆方。

桔梗（三分，去芦头）　京三棱（一两，微煨，锉）　紫菀（三分，去苗土）　干姜（半两，炮裂，锉）　芫花（三分，醋拌，炒令干）　桂心（半两）　川大黄（半两，锉碎，微炒）　当归（半两，锉碎，微炒）　巴豆（二十枚，去皮心研，纸裹压去油）　桃仁（半两，汤浸去皮尖双仁，麸炒微黄）

右件药，捣罗为末，研入巴豆令匀，以酒煮面糊和圆，如绿豆大。每服空心，以生姜汤下三圆。

治痰冷不消，结成癖块，腹胁胀痛，狼毒圆方。

川狼毒（二两，细锉，炒熟）　附子（二两，炮裂，去皮脐）　半夏（二⑪两，汤洗⑫七遍，去滑）　芫花（半两，醋拌，炒令干）　木香（一两）　槟榔（一两）

右件药，捣罗为末，以醋煮面糊和圆，如绿豆大。每服，以生姜汤下七圆，日二服。

又方。

芫花（一两，醋拌，炒令干）　硝石（半两）　半夏（一两，汤洗七遍，去滑）

右件药，捣罗为末，以生姜自然汁和圆，如绿豆大。每服空心，以温酒下十圆。

治痰厥头痛诸方

夫痰厥头痛者，谓痰水在于胸膈之上，又犯^⑤大寒，使阳气不行，令痰水结聚不散，而阴气逆上，与风痰相结，上冲于头，即令头痛，或数岁不已，久连脑^⑤痛，故云痰厥头痛，其候如此也。

治痰厥头痛，胸满短气，呕吐白沫，饮食不消，附子散方。

附子（半两，炮裂，去皮脐） 前胡（半两，去芦头） 半夏（半两，汤洗七遍，去滑） 人参（半两，去芦头） 枳壳（半两，麸炒微黄，去瓤） 槟榔（半两） 石膏（二两，捣碎） 芎䓖（半两）

右件药，细锉和匀，每服四钱，以水一大盏，入生姜半分，煎至五分，去滓，不计时候温服。

治痰厥头痛，防风散方。

防风（一两，去芦头） 甘菊花（一两） 牛蒡子（一两，微炒）白附子（一两，炮裂） 前胡（一两，去芦头） 石膏（二两，细研，水飞过）

右件药，捣细罗为散。 每于食后，以生姜茶清调下二钱。

治痰厥头疼，目眩，心膈不利，石膏圆方。

石膏（二两，细研，水飞过） 甘菊花（二^⑤两） 附子（一两，炮裂，去皮脐） 防风（二两，去芦头） 枳壳（一两，麸炒微黄，去瓤）郁李仁（一两，汤浸，去皮尖，微炒）

右件药，捣罗为末，炼蜜和捣三二百杵，圆如梧桐子大。 每于食后及夜临卧时，以温水下二十圆。

治痰厥头痛，宜吐之方。

茶末^⑤（四钱） 人参芦头（一分） 灯心（一束）

右以水一大盏，煎至五分，去滓，温服，如人行五里，未吐再服。

治痰厥头痛，往来寒热方。

恒山（一两） 云母粉（二两）

右件药，捣细罗为散。每服不计时候，以盐汤调下一钱，得吐为效，若吐不尽，即更一服。

治头痛如破，非中风冷所得，是胸膈中痰厥气上冲，名为痰厥头痛，宜服此方。

灶下墨（一两）　附子（三分，炮裂，去皮脐）

右件药，捣细罗为散。不计时候，以温水调下二钱。

又方。

苦参（半两，锉）　桂心（半两）　半夏（三分，生用）

右件药，捣罗为末，以醋调涂于痛上，即止。

治痰厥头痛方。

旋覆花（一两）　牛蒡子（一两，微炒）

右件药，捣细罗为散。不计时候，以腊面茶清调下一钱。

又方。

附子（半两，生用）　半夏（半两，生用）

右件药，捣细罗为散。每用一钱，以水调如膏，用纸看大小涂药，贴在太阳穴上，药干疼止，立验。

又方。

恒山（二两）　甘草（半两，生，锉）

右件药，捣筛为散。每服三钱，以水一中盏，煎至六分，去滓，不计时候温服，得吐即住服。

又方。

乌梅（十枚，取肉）

右以盐二⑰钱，酒一中盏，与乌梅同煎至七分，去滓，不计时候温服，得吐即住服。

治痰结实诸方

夫痰结实者，由痰水积聚于胸腑，遇冷热之气相搏，结实不消，故令心腹痞满，气息不利，头眩目暗，常欲呕逆，故言痰结实也。

治胸中宿痰结实，食欲减少，或发寒热，卧不欲起，前胡散方。

前胡（一两，去芦头）　旋覆花（半两）　桂心（半两）　人参（一两，去芦头）　川大黄（一两，锉碎，微炒）　甘草（半两，炙微赤，锉）　半夏（一两，汤洗七遍，去滑）　槟榔（一两）　杏仁（半两，汤浸去皮尖双仁，麸炒微黄）

右件药，捣筛为散。每服五钱，以水一大盏，入生姜半分，煎至五分，去滓，不计时候温服。

治痰结实，心胸壅滞，常欲呕逆，不能下食，宜服此方。

半夏（一两，汤洗七遍，去滑）　郁李仁（一两，汤浸，去皮，微炒）　旋覆花（半两）　前胡（一两，去芦头）　桔梗（半两，去芦头）　枳壳（半两，麸炒微黄，去瓤）

右件药，捣筛为散。每服三钱，以水一中盏，入生姜半分，煎至六分，去滓，不计时候温服。

治痰结实，寒热发歇，心胸满闷，宜服此吐痰方。

瓜蒂（三十枚）　赤小豆（二十枚，炒熟）　人参芦头（一分）　甘草（一分，生，锉）

右件药，捣细罗为散。每服，不计时候，以温酒调下一钱，日三服，以吐为度。

治痰结实不消，见食欲呕，半夏圆方。

半夏（二两，汤洗七遍，去滑）　干姜（一两，炮裂，锉）　白矾（一两，烧令汁尽）　草豆蔻（一两，去皮）

右件药，捣罗为末，以生姜汁煮面糊和圆，如梧桐子大。每服，不计时候，以姜枣汤下十圆，日三服。

治痰实，胸中结聚不散，宜服此方。

半夏（五两）　皂荚（五挺，打破）

右件药，同于大鼎子内，用水煮一日，去皂荚，只取半夏，晒干，捣细罗为散。每服一钱，以水一中盏，入生姜半分、葱白七寸，煎至六分，去滓，不计时候温服。

又方。

皂荚（三十挺，不蛀者，去黑皮捶碎）

右以水五升，浸一宿，揉取汁，去滓，于锅内，以慢火，熬令可圆，即圆如梧桐子大。每于食后，以盐浆水下十圆。

又方。

密陀僧（一两）

右件药，用醋一中盏，水一中盏，煎令醋水俱尽，候干，细研为散。每服一钱，以水一小盏，酒一小盏，煎至一盏。不计时候，和滓温服，如人行一二里，当吐出痰涎为效。

【校注】

① 桃：日本抄本作"枇"字。

② 二：日本抄本作"三"。

③ 十：日本抄本作"七"。

④ 三：日本抄本作"一"。

⑤ 一：日本抄本作"三"。

⑥ 三：日本抄本作"二"。

⑦ 一：日本抄本作"二"。

⑧ 二：日本抄本作"一"。

⑨ 于：日本抄本作"服"字。

⑩ 一：日本抄本作"二"。

⑪ 三：日本抄本作"二"。

⑫ 一：日本抄本作"三"。

⑬ 三：日本抄本作"半"字。

⑭ 可：日本抄本作"不"字，义长可从。

⑮ 二：日本抄本作"一"。

⑯ 一：日本抄本作"二"。

⑰ 二：日本抄本作"一"。

⑱ 弦：日本抄本作"强"字。

⑲ 一：日本抄本作"二"。

⑳ 不：日本抄本作"少"字。

㉑ 一两：日本抄本作"三分"。

㉒ 六：日本抄本作"二"。

㉓ 一分：日本抄本作"一两"。

㉔ 分：日本抄本作"两"字。

㉕ 一：日本抄本作"二"。

㉖ 三：日本抄本作"二"。

㉗ 二：日本抄本作"三"。

㉘ 洗：日本抄本作"浸"字。

㉙ 芦：日本抄本作"姜"字，义长可从。

㉚ 一：日本抄本作"三"。

㉛ 一分：日本抄本作"半两"。

㉜ 三：日本抄本作"二"。

㉝ 洗：日本抄本作"浸"字。

㉞ 二：日本抄本作"一"。

㉟ 三：日本抄本作"一"。

㊱ 洗：日本抄本作"浸"。

㊲ 一：日本抄本作"二"。

㊳ 三分：日本抄本作"半两"。

㊴ 二：日本抄本作"三"。

㊵ 蛊：虫咬；虫咬过的。

㊶ 晒：日本抄本作“曝”字。

㊷ 七：日本抄本作“二七”二字。

㊸ 二：日本抄本作“三”。

㊹ 二：日本抄本作“一”。

㊺ 三：日本抄本作“二”。

㊻ 絙（gēng 庚）：古同“緪”，大绳索。

㊼ 炒：日本抄本作“煨”字。

㊽ 一：日本抄本作“三”。

㊾ 二：日本抄本作“一”。

㊿ 二：日本抄本作“三”。

(51) 二：日本抄本作“一”。

(52) 洗：日本抄本作“浸”字。

(53) 犯：日本抄本作“起”字。

(54) 脑：日本抄本作“胁”字。

(55) 二：日本抄本作“一”。

(56) 末：日本抄本作“抹”字。

(57) 二：日本抄本作“三”。

卷第五十二

疟病论

　　夫疟者，皆因风寒之气所为也，故夏伤于暑，秋必病疟。　邪气客于阳明，则寒栗鼓颔；巨阳虚，即头项腰脊痛；三阳俱虚，即骨寒而痛，故中外皆寒。　阴气逆极，即复出之外，故阳盛则外热，阴虚则内热。　内外皆热则喘而渴，本先伤于寒，后伤于风，故先寒而后热。　先伤于风，后伤于寒，故先热而后寒。　夫风者阳也，寒者阴也，此由得之夏伤于大暑，热气盛，藏于皮肤之内，肠胃之外，此荣气之所舍也。　因得秋气，汗出遇风，如水气藏于皮肤之中，至秋伤于风，即病盛矣。　夫初中邪者，旦中旦发，暮中暮发，其间日者邪气客于五脏，其道远，其气深，其行迟，故间日而发者，阳当陷而不陷，阴当升而不升，为邪所中也。

治五脏疟诸方

　　夫肝病为疟者，令人色苍苍然，气息喘闷颤掉，状如欲死。　若人本来少于悲恚，忽尔嗔怒，出言反常，乍宽乍急，言由未终，以手向眼，如有所思，此肝病之证也。　若虚则为寒风所伤，若实则为热气所损，阳则泻之，阴则补之。

　　夫心病为疟者，令人心烦，其病欲饮清水，多热少寒。　若人本来心性和雅，而忽卒急，反于常伦，或言未终，便住，以手剔脚爪，其人必死，名曰行尸，此心病之证也。虚则补之，实则泻之，不可治者，明而察之。夫脾病为疟者，令人寒，腹中痛，肠中鸣，惺即体热汗出。若其人本来少于喜怒，而忽反常，嗔喜无度，多言自笑，不答于人，此脾病之证也。夫肺病为疟者，乍来乍去，令人心寒，寒甚则热，发惊恐，如有所见。若人本来语声清雄，忽尔不亮，拖气用力，方得出言，而反于常人呼共①语，直视不应，此即肺病之候也。明观表里，以源极疗乃不失也。夫肾病为疟者，令人悽悽然，腰脊痛而宛转，大便涩难，身悼不定，手足多寒。若人本来不喜不急，忽然语謇而好嗔怒，反于常性，见人前问而不作声，举手抓己腹，此是肾病之证也。宜以察其虚实，急以治之。夫疟脉者，自弦，弦数多热，弦迟多寒，弦小紧者可下之，弦迟者宜温药，若数脉而紧者，可发其汗，凡脉浮大者，不可针灸也。凡疗疟，于发前先如食顷，乃可以治之，过则失时也。

治肝疟，上焦壅滞，心烦头疼，寒热不止，肌肤消瘦，不能下食，知母散方。

知母（一两）　虎头骨（一两半，涂酥，炙黄）　地骨皮（一两）川升麻（一两）　鳖甲（二两，涂酥②炙令黄，去裙襕）　犀角屑（一两③）　人参（一两，去芦头）　麦门冬（一两，去心）　柴胡（一两，去苗）　石膏（二两）　甘草（半两，生，锉）

右件药，捣筛为散。每服四钱，以水一中盏，入香豉五十粒，煎至六分，去滓，不计时候温服。

治肝热，或为肝疟，颜色苍苍，颤掉气喘，变成劳疟，积年不差，宜服蜀漆圆方。

蜀漆（半两）　乌梅肉（半两，微炒）　石膏（一两，细研）　鳖甲（一两，涂醋炙令黄，去裙襕）　恒山（半两，锉）　香豉（一合，炒干）　甘草（半两，炙微赤，锉）　知母（半两）　苦参（半两，锉）麝香（半两，细研）　桃仁（半两，汤浸去皮尖双仁，麸炒微黄）

右件药，捣罗为末，入研了药，都研令匀，炼蜜和捣三二百杵，圆如梧桐子大。每服空心，以温酒下二十圆，晚食前再服，粥饮下亦得。

治肝疟久不差，乌梅圆方。

乌梅肉（一两，酒拌，微炒）　恒山（一两，锉）　知母（半两）

犀角屑（半两） 朱砂（半两，细研） 龙骨（半两） 虎头骨（一两，涂酥，炙令黄） 川升麻（半两） 香豉（半两，炒干） 桂心（半两） 甘草（半两，炙微赤，锉） 鳖甲（一两，涂醋炙令黄，去裙襕） 桃仁（半两，汤浸去皮尖双仁，麸炒微黄）

右件药，捣罗为末，入研了药，都研令匀，炼蜜和捣三二百杵，圆如梧桐子大。每服空心，以温酒下二十圆，晚食前再服。

治心疟，令人心烦渴，欲得饮水，寒热不歇，乍来乍去，不思饮食，恒山散方。

恒山（一两，锉） 柴胡（一两，去苗） 栀子仁（一两） 石膏（二两） 乌梅肉（三七枚，微炒） 甘草（一两，炙微赤，锉） 蜀漆（二两） 鳖甲（二两，涂醋炙令黄，去裙襕）

右件药，捣粗罗为散，每服五钱，以水一大盏，入竹叶二七片、豉五十粒，煎至五分，去滓，不计时候温服。

治心疟，发歇不定，大黄圆方。

川大黄（半两，锉碎，微炒） 恒山（一分④） 香豉（四十九枚⑤） 砒霜（一分，细研） 鳖甲（一分，涂醋炙令黄，去裙襕） 麝香（一钱，细研） 朱砂（一分，细研）

右件药，捣罗为末，入后三味，研令匀，以醋煮面糊和圆，如梧桐子大。每服食前，用桃仁冷醋汤下二圆。忌食热物。

治心疟，神验朱砂圆方。

光明砂（半两，细研） 恒山（一两） 杏仁（十枚，汤浸去皮尖双仁，麸炒微黄）

右件药，捣罗为末，研入朱砂令匀，炼蜜和圆，如梧桐子大。未发前，以粥饮下十五圆，欲发时再服。

又方。

麝香（一分） 金箔（三十片） 黄丹（一分，炒令紫色） 朱砂（一两） 砒霜（一分）

右件药，都细研令匀，用粳米饭和圆，如梧桐子大。男左女右，中指节上，用绯帛裹系一圆，发前，以冷醋汤下一圆。忌食热物。

治脾疟，由热气内伤不泄，故为脾疟，令人病肠中热痛，外寒，肠中鸣，转汗出，恒山圆方。

恒山（一两，锉）　甘草（半两，炙微赤，锉）　知母（一两）　豉（一合）　鳖甲（一两，涂醋炙令黄，去裙襕）　麝香（一分，细研）

右件药，捣罗为末，入麝香研匀，炼蜜和圆，如梧桐子大。未发前，以温酒服二十圆，临发再服。

治脾疟，霍乱吐逆下利，人参圆方。

人参（一两，去芦头）　鳖甲（一两，涂醋炙令黄，去裙襕）　高良姜（一两，锉）　白茯苓（一两）　桂心（一两）　甘草（一两，炙微赤，锉）　麝香（一分，细研）

右件药，捣罗为末，入麝香研匀，炼蜜和捣二三⑥百杵，圆如弹子大。以温酒一合半，内药一圆，研破，食前服之。

治肺疟，来去不定，其状，令人心寒，甚即发热，热则多惊，如有所见者，犀角散方。

犀角屑（半两）　杏仁（半两，汤浸去皮尖双仁，麸炒微黄）　麦门冬（半两，去心）　恒山（半两，锉）　糯米（八十一粒）　甘草（半两，炙微赤，锉）

右件药，都捣令碎。以水五大盏，煎至二盏半，去滓，分为五服，于发时前，不计时候温服。

治肺疟，烦热呕逆方。

知母（一两）　柴胡（二两，去苗）　人参（一两，去芦头）　甘草（半两，炙微赤，锉）　麦门冬（一两，去心）　杏仁（一两，汤浸去皮尖双仁，麸炒微黄）

右件药，捣筛为散。每服四钱，以水一中盏，煎至六分，去滓，不计时候温服。

治肾疟，腰背痛，手足寒，食少无力，乌梅圆方。

乌梅肉（一两，微炒）　桂心（一两）　甘草（一两，炙微赤，锉）虎头骨（二两，涂酥，炙令黄）　人参（一两，去芦头）　香豉（一合，炒干）　恒山（二两，锉）　鳖甲（二两，涂醋炙令黄，去裙襕）　麝香（一分，细研）　附子（半两，炮裂，去皮脐）　桃仁（半两，汤浸去皮

尖双仁，麸炒微黄）　川升麻（一两）　肉苁蓉（一两，酒浸一宿，刮去皱皮，炙令干）

右件药，捣罗为末，入麝香研匀，炼蜜和捣三五百杵，圆如梧桐子大。　每于食前，以粥饮下二十圆，渐加至三十圆。

治肾热为疟，令人凄凄，腰脊痛宛转，大便难，忽然手足寒，恒山散方。

恒山（一两）　乌梅肉（二七枚⑦）　香豉（一合）　葱白（一握）桃仁（半两，汤浸去皮尖，麸炒微黄）

右件药，细锉，都以水二大盏，煎至一盏半，去滓，分为三服，于欲发时前服尽。

治温疟诸方

夫温疟者，得之冬，中由风寒，气藏⑧于骨髓之中，至春则阳气大发，邪气不能出。　因遇大暑，脑髓热铄，脉肉消释，腠理发泄，因有用力，邪气与汗偕出，此病藏于肾，其气先从内出于外，如此是阴虚而阳盛，则病衰，则气复入，入则阳虚而寒矣，故先热而后寒，各曰温疟也。

治温疟烦闷，麻黄饮子方。

麻黄（一两，去根节）　牡蛎粉（一两）　蜀漆（半两）　甘草（半两）　犀角屑（半两）　知母（半两）

右件药，细锉，都以水二大盏，煎至一盏半，去滓，分为三服，一日服尽。

又方。

恒山（半两）　甘草（半两，生用）　冬瓜汁（一升，如无生者，煎汁亦得）

右件药，细锉，以冬瓜汁宿浸，早朝煎五六沸，去滓，分为二服，空心一服，发前服，以得吐为妙。

又方。

鳖甲（一两，涂醋炙令黄，去裙襕）　甘草（一两，生用）　冬瓜汁

（四合） 车前叶（一握，无叶取子二合） 恒山（半两）

右件药，都锉，以浆水一大盏半，并冬瓜汁宿浸，欲发日五更初，以急火煎取一盏，去滓，分为二服，五更一服，取快吐三五度，至发时又服，亦取吐三五度，过时，便®得吃浆水粥补之。

治温瘴痰疟悉主之，乌梅圆方。

乌梅肉（一两，微炒） 恒山（一两，锉） 鳖甲（一两，涂醋炙令黄，去裙襕） 香豉（一两，炒干） 川椒（一两，去目及闭口者，微炒去汗） 人参（一两，去芦头） 桂心（一两） 知母（一两） 肉苁蓉（一两，酒浸一宿，刮去皱皮，炙令干） 桃仁（一两，汤浸去皮尖，麸炒微黄）

右件药，捣罗为末，炼蜜和捣三二百杵，圆如梧桐子大。每服，不计时候，以温酒下二十圆。

治温疟疾壅，发歇寒热方。

恒山（二两，锉） 香豉（二合，炒干）

右件药，捣罗为末，以粟米饭和圆，如梧桐子大。每服，不计时候，以温酒下三十圆。

治寒疟诸方

夫寒疟者，由阴阳相并，阳虚则阴盛，阴盛则寒发于内，所以内外俱寒，故病发，但颤栗而鼓颔也。

治寒疟，阳虚阴盛，内外俱寒，四肢颤掉，恒山圆方。

恒山（半两） 野狸头骨（一分） 虎头骨（一分） 猳犵头骨（一分） 天灵盖（一分） 绿豆末（三分） 臭黄（一分，细研） 安息香（一分） 朱砂（一分，细研） 雌黄（一分，细研） 砒霜（一分） 乳香（一分） 阿魏（一分） 白芥子（一分）

右件药，并生用，捣罗为末，用软饭和捣三二百杵，圆如梧桐子大。修合之时，勿令孝子女人知，五月五日午时合为妙，如缓急，即不择日辰合，未发时，以绛囊盛，于中指上系一圆，男左女右，三日如不住，熟水服一圆立效，有娠妇人及小儿不得服。 忌食热物。

治寒疟，但寒不热，四肢鼓颤不止，朱砂圆方。

朱砂（一分，细研） 麝香（半两，细研） 砒霜（一分，细研）
恒山（一分，锉） 虎头骨（一分，涂酥，炙令黄） 猯狠头骨（一分，
炙黄） 虎睛（一对，酒浸，微炙） 乳香（一分） 安息香（一分）
阿魏（一分） 巴豆（三枚⑩，去皮心及油） 雄黄（半两，细研）

右件药，捣罗为末，端五日修合，用醋煮面糊，和捣一⑪二百杵，圆如
豌豆大。 用绯帛裹男左女右手把一圆。 如痰疟，即以醋汤下一圆，每把
者，药一圆可疗三人，若女用者，即可疗二人。

治寒疟不止，雄黄圆方。

雄黄（一分） 硫黄（一分） 朱砂（一分） 麝香（半两） 阿魏
（半分） 桂心（一⑫分半⑬） 干姜（一分，生用） 巴豆（一分，去皮
心，以水二升煮水尽，压去油，研如面）

右件药相和，研令匀细，以醋煮面糊和圆，如梧桐子大。 未发前，以
绵子裹一圆，安在两耳中及男左女右，以绯帛系一粒于臂上，一粒可治七
人。

治寒疟神效方。

砒霜（一两，以醋浆水一碗，于端午日日未出时，以慢火熬如稀糊便
入后药） 朱砂（一分，细研） 白芥子（一钱⑭） 阿魏（一钱⑮） 香
墨（五钱）

右件药，捣罗为末，以砒霜煎和圆，如黍米粒大。 每于未发前，以冷
醋汤下一圆至二圆。 忌食热物。

治寒疟，手足鼓颤，心寒面青，宜用此方。

朱砂（半两，细研） 虎头骨（半两） 猯狠头骨（半两） 砒霜
（半两） 天灵盖（半两） 阿魏（半两） 安息香（半两）

右件药，生捣罗为末，入朱砂研匀，于端午日午时，用白团和圆，如
豌豆大。 男左女右手把一圆，定后用绯绢袋子盛，系于中指上，若登混即
暂解却，一圆可治七人。

又方。

白芥子（一分） 朱砂（一分，细研） 阿魏（一分） 恒山（一

分）

　　右件药，捣罗为末，入朱砂研匀，以醋煮面糊和圆，如梧桐子大。　每于⑯未发前，以醋汤下三圆。

　　又方。

　　砒霜（一分）　朱砂（一分）　阿魏（一分）　麝香（一分）

　　右件药，同研如粉，以面糊和圆，如小豆大。　每于未发前，以冷醋汤下一圆。　忌食热物。

　　又方。

　　阿魏（一分）　安息香（半两）　萝卜子（半两）　芜荑（一分）

　　右件药，捣细罗为散，每服一钱，以暖水调下。　如不能服散，炼蜜和圆，如梧桐子大，以温水下二十圆，须臾即吐利后，作少蒜韲不饮食之，仍以一小贴子用纱囊盛，男左女右，系于臂上。

　　又方。

　　独颗蒜（一颗）　黄丹（半两）

　　右件药相和，五月五日午时，同捣一千杵，圆如黑豆大。　候发时，以温茶下二圆。

治瘅疟诸方

　　夫瘅疟者，由肺系有热，气盛于身，厥逆上冲，气实而不能外泄，因所用力，腠理开舒，风寒舍于皮肤之内，分肉之间而发也。　发则阳气盛，阳气盛而不衰，则病矣，其气不及之阴，故但热不寒，气内藏于心，而外舍于分肉，令人消铄脱肉，故名曰瘅疟。　其状热而不寒，阴气绝，阳气独发，则少气烦惋，手足热而呕也。

　　治瘅疟，但热不寒，呕逆不下食，宜服香豉饮子方。

　　香豉（半合）　葱白（七茎切）　恒山（三⑰分）　川升麻（一两）鳖甲（一两半，涂酥⑱炙令黄，去裙襕）　知母（一两半）　槟榔（三分）生地黄（一两半，切）

　　右件药，锉碎，都以水二大盏半，煎至一盏半，去滓，不计时候，分为三服，一日服尽。

又方。

恒山（一分）　甘草（一分，生用）　地骨皮（一分）　生铁（一斤，打碎如棋子大）

右件药，细锉，都以水二[19]大盏，于星月下浸一夜，横刀一口，安在药上，早晨煎取一盏，去滓，空腹分为二服，重者不过两剂差。

治瘴疟，发时大渴，寒热不定方。

砒霜（半两，细研）　绿豆（半两）　川大黄（一两，锉碎，微炒）麝香（一分，细研）

右件药，捣罗为末，入研了药令匀，炼蜜和圆，如梧桐子大。　夜露一宿，发日平旦，以冷水下一圆，临发前再服一圆。　忌食热物。

治瘴疟，发作不定，但热不寒，宜服此方。

恒山（一两）　桃仁（一两，汤浸去皮尖双仁，麸炒微黄）　黄丹（一两，炒令紫色）　香豉（一合，炒干）

右件药，捣罗为末，炼蜜和圆，如梧桐子大。　每至发日，空心煎桃仁汤下十圆，于发时前再一服。

又方。

朱砂（一分）　砒霜（一分）　马牙消（一分）　猢狲头骨（一分，末）　麝香（一钱）

右件药相和，研令匀细，以醋煮面糊和圆，如绿豆大。　于发时前，以冷生姜茶下二圆。　忌食热物。

又方。

地黄汁（一升）　砒霜（一两，细研）　蜡（半两）

右件药，将地黄汁于瓷器中，以慢火煎，入砒霜，不住手搅，煎如膏，次入蜡入[20]煎，令消，圆如绿豆大。　每至发日，空心，以井华水下三圆，未差，发前更服三圆。　忌食热物。

又方。

砒霜（一分，细研）　甘草末（半两）

右件药，都研令匀，以粟米饭和圆，如绿豆大。　每未发时及空心，以井华水下二圆。　忌食热物。

治劳疟诸方

夫疟久不差者，则表里俱虚，客邪未散，气血虚弱，真气不复，因其寒热不止，食饮渐少，肌肤羸瘦，颜色萎黄，四肢无力，故名劳疟也。

治劳疟，四肢羸瘦，不思饮食， 恒山饮子方。

恒山（三分） 乌梅肉（七枚，微炒） 豉心（半两） 桃枝（一握） 鳖甲（三分，涂醋炙令黄，去裙襕） 虎头骨（三分，涂酥，炙令黄） 柳枝（一握） 干枣（三枚） 生姜（半两） 桃仁（三㉑七枚，汤浸去皮尖双仁，麸炒微黄）

右件药，细锉，都以酒四大盏，浸一宿，明旦煎取二盏，去滓，空心分为三服。

治劳疟，发歇不恒，日渐羸瘦，豉心饮子方。

豉心（一合） 雄鼠粪（一分，烧灰，细研，后入） 童子小便（二大盏） 甘草（半两，炙令微赤） 鳖甲（一两，涂醋炙令黄，去裙襕） 柴胡（一两，去苗） 栀子仁（二分） 乌梅肉（七枚，微炒） 桃心（一握） 柳心（一握） 地黄汁（二合，后入） 生姜（一分）

右件药，细锉。 投入小便内浸一宿，明旦煎取一盏二分，去滓，下鼠粪灰、地黄汁，搅令匀。 分为三服，空心一服，食后一服，近晚一服。

又方。

蜀漆（半两） 甘草（半两） 天灵盖（一两，涂酥，炙令黄） 生黑豆（一分） 桃仁（半两，汤浸去皮尖双仁） 乌梅肉（七枚，微炒） 竹叶（一握）

右件药，细锉。 都以水三大盏，煎取一盏半，去滓，分为三服，空心一服，未发前一服，发时一服。

治劳疟，连年不差，乌梅圆方。

乌梅肉（一两，微炒） 鳖甲（一两，涂醋炙令黄，去裙襕） 虎头骨（一两，涂酥，炙令黄） 天灵盖（一两，涂酥，炙令黄） 肉苁蓉（一两，酒浸一宿，刮去皱皮，炙干） 恒山（一两，锉） 知母（一两）　川升麻（一两）　甘草（半两，炙微赤，锉）　柴胡（一两，去苗）　蜀漆（一两）　豉（一合，炒干）　枳壳（一两，麸炒微黄，去瓤）　猪苓（半两，去黑皮）　黄连（一两，去须）　犀角屑（一分）地骨皮（一两）　木香（一两）　槟榔（一两）　栀子仁（一两）　川大黄（一两，锉碎，微炒）　麝香（半两，细研）　桃仁（四十九枚，汤浸去皮尖双仁，麸炒微黄）

右件药，捣罗为末，入麝香研匀，炼蜜和捣五七百杵，圆如梧桐子大。每日空心，煎桑根白皮汤下三十圆，晚食前再服。

治劳疟，寒热发作无时者，蜀漆圆方。

蜀漆（半两）　乌梅肉（半两，微炒）　川升麻（半两）　石膏（一两，细研）　知母（半两）　白薇（半两）　甘草（半两，炙微赤，锉）恒山（半两，锉）　鳖甲（半两，涂醋炙令黄，去裙襕）　葳蕤（半两）麦门冬（一两，去心，焙）　香豉（半合，炒干）　地骨皮（半两）　朱砂（一两，细研）　麝香（半两，细研）

右件药，捣罗为末，入研了药令白②，炼蜜和捣三二百杵，圆如梧桐子大。每服食前，以粥饮下二十圆，日再服，稍加至三十圆。此方神效。

治劳疟发歇，寒热体瘦，四肢疼痛，或时烦渴，宜用此方。

砒霜（半两）　朱砂（一分）　雄黄（一分）　阿魏（一分）　麝香（三分，以上并细研）　虎头骨（一分，涂酥，炙黄）　蛇骨（一分，酒浸，炙微黄）　恒山（一分，锉）　猢狲头骨（一分，炙黄）　天灵盖（一枚，烧令白色，上用朱砂点作七星，取五月一日夜作）

右件药，初夜都去一茶床上安排，用香一炉，净水一盏，于北斗下露之，才明收之，候五月五日午时捣罗为末，用醋煮面糊和圆，如小豆大。患者以一圆，男左女右把之差，带之亦差，以醋汤发前服一圆亦差，插在耳内鼻里亦差。服药即忌食热物。

治劳疟痰滞，发歇不定，鳖甲酒方。

鳖甲（一两，涂醋炙令黄，去裙襕）　恒山（三两③，锉）　川升麻（一两）　附子（一两，炮裂，去皮脐）　乌贼鱼骨（一两）

右件药，细锉，以绢袋盛，用酒六升，浸三五日。每服一中盏，暖令温，空心服之，或吐即差，未吐再服。

治劳疟极效,红英丹方。

雄黄（一分，细研）　朱砂（一分，细研）　硫黄（一分，细研）
天雄（一分，生用，去皮脐）　丁香（一分）　虎头骨（一分，生用）
黄丹（一分）　赤小豆（一分[21]）　麝香（一钱，细研）

右件药，捣罗为末，入研了药令匀，取甲子日合，用粟米饭和圆，如
小豆大。　男左女右以绯绢系一圆于中指上，合时勿令妇人师僧孝子鸡犬等
见，见即无效，落地上者亦不可用。

治劳疟及瘴鬼等疟,悉治之,乌梅圆方。

乌梅肉（一两，微炒）　肉苁蓉（一两，酒浸一宿，刮去皱皮，炙
干）　恒山（一[25]分，锉）　川升麻（三分）　人参（三分，去芦头）　桃
仁（一两，汤浸去皮尖双仁，麸炒微黄）　甘草（三分，炙微赤，锉）
知母（三分）　香豉（一合，炒干）　鳖甲（一两，涂醋炙令黄，去裙
襕）　麝香（半两，细研）　桂心（三分）

右件药，捣罗为末，入麝香研匀，炼蜜和捣三二百杵，圆如梧桐子
大。　每未发前，空心以温酒下三十圆，至发又服三十圆，每日服之，以差
为度。

治劳疟久不差,桃仁圆方。

桃仁（二两，和皮尖生捣）　恒山末（二两）　豉（三两，新好者）

右件药相和，捣五七百杵，如干未圆得，即入少许酒，和圆如梧桐子
大。　每服，空腹，以温酒下五圆，食后候腹空时，再服之，如渴，即煎乌
梅汤冷呷，勿杂食物。

又方。

砒霜（一钱）　阿魏（一钱）　天灵盖（一钱，炙微黄）

右件药，捣罗为末，以粳米饭和圆，如小豆大。　发前，以温水下五圆
立效。　忌食热物。

治久患劳疟瘴等,宜服此方。

寒水石（三分，细研）　砒霜（一两，细研）

右以厚纸两重，糊粘于铫子底，将砒安中，次以寒水石盖上，以匙紧
按，将一瓷盏子盖，又以糊纸数重，黏四畔缝不得通气，以竹柴火烧令下
面纸尽，上面纸黄焦为候，待冷再研，于地上出火毒，良久，以粟饭和

圆，如麻子。 发前，以冷醋汤下五圆，如年深者，先以五圆将热茶下，吐却痰后，再以冷醋汤下三圆。 忌食热物。

又方。

恒山（一两，末） 朱砂（一两，细研）

右件药，都研令匀，以炼蜜和圆，如梧桐子大。 未发前，以温水下三圆，临发时又服三圆。 以差为度。

又方。

鳖甲（三两，涂醋炙令黄，去裙襕）

右捣细罗为散。 未发时，以温酒调下二钱，临发时再服。

治劳疟时久不断，宜服此方。

牛膝（一握，去苗，锉㉖）

右以水二大盏，煮取一盏，去滓，分为二服，未发前一服，临欲发再一服。

又方。

马鞭草汁（五合）

右以酒一小盏相和，暖令温，欲发前顿服。

又方。

鼠尾草（一握） 车前叶（一握）

右件药，并锉。 以水二大盏，煎取一盏，去滓，分为二服，欲发前服之。

又方。

瓜蒂（二七枚）

右捣碎，以水一小盏，浸一宿取汁。 欲发前顿服，吐之即效。

又方。

桃花（一两）

右捣细罗为散。 食前，以水调服二钱，日二服差。

又方。

八月上寅日，采取麻花。

右捣细罗为散。 每食前，以温酒调下一钱。

又方。

白狗粪（烧为灰）

右研令极细。　每于发前，以水调二钱服之。

又方。

燕子粪（一合，末之）

右候发日平旦，以酒半碗浸，搅起，令患人两手把当鼻下嗅取气，便不发，神验。　差后，未得饮水。

又方。

豉心（一两，炒干）　生砒（一钱）

右件药，都研令匀，入炼蜜和圆，如麻子大。　每欲㉗发时，先以温豉汤下三圆，立定。

又方。

野狐肝（一具，阴干）

右于重五日更初，往北斗下受气，捣罗为末，以粳米饭和圆，如绿豆大。　用绯帛子裹一圆，于男左女右手，中指上系之。

治山瘴疟诸方

夫山瘴疟，生于岭南带山水之处，其状发而寒热，休作有时。　皆因游溪源，中于湿毒气故也。　其病重于伤暑之疟矣。

治山瘴疟方。

鬼臼（半两）　赤小豆（三分）　鬼箭羽（半两）　朱砂（半两，细研）　雄黄（半两，细研）　阿魏（半两，别研）

右件药，捣罗为末，都研令匀，用酒煎阿魏为膏和圆，如梧桐子大。每用一粒，以绯绢系中指上，男左女右，嗅之，如未差，即以井华水服一圆，即差。

又方。

恒山（一两，锉）　桃仁（六十枚，汤浸去皮尖双仁，别捣为膏）豉（一合，炒干）

右件药，捣罗为末，以鸡子白生用，和圆如梧桐子大。 空腹，以桃符汤下二十圆，欲发时又服三十圆，便差。

治山瘴疟，寒热头疼方。

恒山（半两）　乌梅肉（七枚，微炒）　豉心（半两）　桃枝（一握）　鳖甲（半两，涂醋炙令黄，去裙襕）　柳枝（半两）　虎头骨（半两，涂酥，炙令黄）　干枣（三枚）　青铜钱（二文）　雄鼠粪（二七枚）

右件药，细锉。 以酒一大盏半，浸一宿，明旦以重汤煮十余沸，去滓，分为三服，空心一服，良久再服，欲发时一服。

治山瘴疟及时气，茵陈圆方。

茵陈（二两）　大麻仁（五两，研如膏）　豉（五合，炒干）　恒山（三两，锉）　栀子仁（二两）　鳖甲（二⑱两，涂醋炙令黄，去裙襕）　川芒硝（三两，细研）　杏仁（三两，汤浸去皮尖双仁，麸炒微黄）　巴豆（一两，去皮心，熬令黄，纸裹压⑲油研）

右件药，捣罗为末，入研了药令匀，炼蜜和捣五七百杵，圆如梧桐子大。 每服，以粥饮下三圆，或吐，或利，或汗，如不吐利不汗，再服之，若更不吐利，即以热粥饮投之，老小以意加减。

治山瘴疟，发作寒热方。

恒山（三两）　乌梅肉（二七枚）　甑带（三寸）　真绯绢（三寸）独颗蒜（一枚）

右件药，以酒二大盏，煮取一盏，分为二服，初一服未发前服之，后一服临欲发服之，如其形候，欲似不发，即止。 方便安卧，头左侧安之为佳也。

治山瘴疟，糕角饮子方。

米糕角（半两，九月九日者）　寒食饭（二百粒）　恒山（一两，锉）　豉（一百粒）　独颗蒜（一枚）

右件药，以清水二大盏，浸一宿，至五更初煎至一盏，去滓，空服㉚顿服，当下利为度。

治山瘴疟，乍寒乍热，乍有乍无，宜服此方。

鲮鲤甲（十四枚，微炙㉛）　鳖甲（一两，涂醋炙令黄，去裙襕）　柴

胡（一两，去苗） 恒山（二两） 虎头骨（一两，涂醋，炙微黄） 桃仁（一两，汤浸去皮尖）

右件药，都细锉，以酒三盏浸一宿。发前，稍稍暖饮之，勿绝。

治山瘴疟不相染，除毒气方。

香豉（一合）

右以水一大盏，煎至半盏，去滓温服。

又方。

生葛根（不限多少）

右捣绞取汁，极意饮之，去热毒气，自然而差。

治鬼疟诸方

夫鬼疟者，由邪气所为也。其发作无时节，或一日三两度寒热，或两日一度发动，心神恍惚，喜怒无恒，寒则颤掉不休，热则燥渴不止，或差而复作，或减而更增，经久不瘥，连绵岁月，令人羸瘦也。

治鬼疟，发动无时节，寒热不定，麝香圆方。

麝香（三分[②]，细研） 朱砂（三分，细研） 砒霜（半两，细研）恒山（半两，锉） 鳖甲（半两，涂醋炙令黄，去裙襕） 虎头骨（半两，涂酥，炙微黄） 甘草（半两，生细[③]） 川大黄（半两，生用）

右件药，捣罗为末，研入前三味令匀，五月五日，以粽子和圆，如梧桐子大。临欲发时，以温酒下三圆，得吐泻为度。

治鬼疟，神效手把圆方。

猢狲头骨（半两） 虎头骨（半两） 猫儿头骨（半两） 砒霜（一分，细研） 恒山（一两，锉） 朱砂（一分，细研） 乳香（三分，细研） 麝香（一分，细研） 白芥子（一分） 蜈蚣（一枚） 阿魏（一分）

右件药，捣罗为末，都研令匀，炼蜜和捣三五百杵，圆如皂荚子大。以绯绢裹一圆，男左女右，臂上系之，发时，于净室内焚香恭信，解下，男左女右以手把之，时时就鼻嗅之，四五度效，一圆可治百人，奇验。

又方。

雄黄（半两，细研）　朱砂（半两，细研）　砒霜（一^㉞分，细研）麝香（一分，细研）　阿魏（一分）　虎头骨（半两，涂酥，炙令黄末）

右件药，都研令细，用绿豆面糊和圆，如豇豆大。拟发前，先以冷醋汤下一圆。忌食热物。

治鬼疟，或发或止，经久不差方。

野猫肝（一具，用瓷瓶盛，内热猪血浸封口悬放别处，待血干取肝用之）　猢狲头骨（一两）　狗头骨（一两）　虎头骨（一两）　麝香（一分，细研）

右件药，捣罗为末，入麝香研令匀，以醋煮面糊和圆，如鸡头实大。男左女右，以绯帛于中指上系一圆，即差，如未差，即以醋茶下一圆。甚妙。

治鬼疟神效方。

砒霜（半两，细研）　朱砂（半两，细研）　麝香（一分，细研）阿魏（一分，细研）　乳香（半两，细研）　安息香（一分）　绿豆（一分末）　猢狲头骨（一分）　虎粪中骨（一分）

右件药，捣罗为末，都研令匀，以蒸饼和圆，如梧桐子大。未发前，男左女右，手把一圆，便卧，一炊久起，便差。

治鬼疟，内药鼻中立可方。

天灵盖（一分）　猢狲头骨（一分）　臭黄（一分，细研）　阿魏（一分）　乳香（一分）　麝香（一钱^㉟，细研）　藜芦（一分，去芦头）黄丹（一分）

右件药，捣罗为末，都研令匀，以醋煮面糊和圆，如豇豆大。欲发前，先以绵裹一圆，内鼻中差。

治鬼疟，连年不差方。

恒山（一分）　朱砂（半两，细研）　黄丹（半两，炒令紫色）

右件药，以水一大盏浸，用刀子搅三二十下，横刀子于药上，置于星月下一宿，至发日平明，以刀搅，冷服半盏，至发时前，又服半盏。候药力散，即得食。

又方。

砒霜（一分）　蜘蛛（三枚）

右件药，同研为圆，如梧桐子大。　每用绵裹一圆，男左女右，内耳中。

治鬼疟，进退不定，神效方。

人胆　朱砂　雄黄　麝香（各等分）

右件药相和，研令匀细，以醋煮面糊和圆，如绿豆大。　每用绵裹一圆，内鼻中即差，每圆可治二人。

又方。

阿魏（一分，细研）　野狐肝（一具并胆，收于新瓦罐内贮，阴干为末㊱）

右件药，都研令匀，用醋煮面糊和圆，如鸡头实大。　男左女右，手把一圆，如未差，即以绯帛系中指上㊲不住嗅之。

又方。

雄野狐粪（一分）　蝙蝠粪（一㊳分）

右件药，捣罗为末，用醋煮面糊和圆，如鸡头实大。　临发时，男左女右，手把一圆嗅之。

又方。

砒霜（半两，细研）　五方桃心（一握）

右先东次北，逆取五方足，于砂盆内，研令细，次下砒霜相和，研匀，圆如梧桐子大。　临发前，以新汲水下二圆。　忌食热物。

又方。

猢狲头骨（一枚，烧灰）

右细研为散。　空服㊴，以温酒调一钱服，临发时再服。

又方。

桃心（一大握）

右捣绞取汁，分为二服，于发日早朝，以井华水半盏调服，至临发再服。

治瘴疟诸方

夫瘴疟者，夏伤于暑，其病，秋则寒甚，冬则寒轻，春则恶风，夏则多汗者。然其蓄作有时，以疟之始发，先起于毫毛，呻⑩欠乃作寒栗鼓颔，腰脊疼痛，寒去则外内皆热，头痛，如渴欲饮者，此乃阴阳上下交争，虚实更作，阴阳相移也。阳并阴，则阴实阳虚，阳明虚，则寒栗鼓颔，臣⑪阳虚，则腰背头项痛，三阳俱虚，阴气胜，胜则骨寒而痛，寒生于内，故中外皆寒，阳盛则外热，阴虚则内热，外内皆热，则喘渴欲饮，此得之夏伤于暑，热气盛藏之于皮肤之内，肠胃之外，此荣气之所舍，则令汗出肉疏，腠理开，因得秋，汗出遇风，乃得之，及以浴，水气舍于皮肤之间，与卫气并居，卫气者昼行阳，此气得阳则出，得阴则内，是以隔日作也。

治瘴疟，积年不差者，宜服知母饮子方。

知母（半两） 鳖甲（一两，涂醋炙令黄，去裙襕） 恒山（一两，锉） 乌梅肉（七枚，微炒） 豉心（一百粒） 粳米（一百粒） 甘草（半两，炙微赤，锉） 川大黄（半两）

右件药，细锉和匀。每服半两，以童子小便一中盏，浸一宿，五更初煎至六分，去滓温服，临发前再服，以利为度。每日发与不发，皆得服之，待遇发后，即得吃食。

又方。

恒山（半两，锉） 甘草（二两，生用） 川大黄（半两） 桂心（半两）

右件药，捣筛为散。每服五钱，以水一中盏，煎至六分，去滓，空腹温服，欲发前再服。

治瘴疟久不差，虎头骨圆方。

虎头骨（二两，涂酥，炙微黄） 朱砂（半两，细研） 恒山（一两，锉） 甘草（一两半，生锉⑫） 牡蛎（二两，微炒） 桂心（一两） 知母（二两） 香豉（一合，炒干） 乌梅肉（二两，微炒） 附子（一

两，炮裂，去皮脐）　枳壳（半两，麸炒微黄，去瓤）　木香（一两）
川大黄（二两，锉碎，微炒）　桃仁（二七[43]枚，汤浸去皮尖双仁，麸炒微黄）

右件药，捣罗为末，研入朱砂令匀，炼蜜和捣三二百杵，圆如梧桐子大。每于发前，以桃符汤下十圆。

治瘖疟，或发或歇久不差，乌梅圆方。

乌梅肉（二七枚）　恒山（三两，末）　香豉（二两）　桃仁（四十九枚，汤浸去皮尖双仁）

右件药，都捣如泥，以少许蜜，和捣二三百许，圆如梧桐子大。每服，以粥饮下三十圆，日三服。

治瘖疟，连年不差，服三七日定差，蜀漆圆方。

蜀漆（一两）　乌梅肉（一两，微炒）　石膏（二两，细研，水飞过）　知母（一[44]两）　白薇（一两）　甘草（三分，炙微赤，锉）　恒山（一两，生锉）　鳖甲（一两，涂醋炙令黄，去裙襕）　川升麻（一两）　葳蕤（一两）　豉（一合，炒干）　地骨皮（一两）　麦门冬（一两，去心，焙干）

右件药，捣罗为末，炼蜜和捣三二百杵，圆如梧桐子大。每服，以温酒下二十圆，日三服。

又方。

鲮鲤甲（二七枚，炙黄）　鳖甲（一两，生用）　乌贼鱼骨（一两）　附子（一分，生用，去皮脐）

右件药，细锉。以酒三盏浸一宿，发前，温温顿饮之，一日断食。

又方。

朱砂（一分，细研）　恒山末（三分）

右件药，都研令匀，炼蜜和圆，如绿豆大。于发日平明，以温水下五圆，至夜然[45]得食之。

治间日疟诸方

夫间日疟者，此由邪气与卫气，俱行于六腑，而有时相失不相得，故邪气内传⑯于五脏，则道远气深，故其气行迟，不能与卫气皆出，是以间三两日而作也。

治间日疟，身体壮热，时发憎寒，大便秘涩，鳖甲散方。

鳖甲（一两，涂醋炙令黄，去裙襴） 赤芍药（一两） 当归（一两，锉，微炒） 大青（一两） 知母（一两） 干姜（半两，炮裂，锉） 桃仁（一两，汤浸去皮尖双仁，麸炒微黄） 牵牛子（一两，微炒） 天灵盖（一枚，涂酥，炙令黄，别⑰捣罗为末）

右件药，捣粗罗为散。 每服五钱。 用水一大盏，煎至五分，去滓。调天灵盖末一钱，食前服之。

治间日疟，或隔日，或三五日，发动无时，知母散方。

知母（一分） 恒山（半分） 鳖甲（一分，涂醋炙令黄，去裙襴）桃仁（一分，汤浸去皮尖双仁，麸炒微黄） 附子（一分，炮裂，去皮脐） 糯米（五十粒） 乌梅肉（一枚） 狼牙（半分）

右件药，都细锉，用酒一大盏半，浸一宿，五更初煎取八分，去滓。分为二服，空心热服，将欲发时再服。

治间日疟，发作无时，寒热不止方。

恒山（一两） 鳖甲（一两，涂醋炙令黄，去裙襴） 川升麻（一两） 栀子仁（半两）

右件药，捣细罗为散。 空腹，以温水调二钱。 服以微吐为度，未吐再服。

治间日疟，寒热不止，乌梅圆方。

乌梅肉（一两，微炒） 桃仁（三⑱十枚，汤浸去皮尖双仁，麸炒微黄） 地骨皮（一两） 豉心（一两，炒干） 虎头骨（一两半，涂酥炙令黄） 知母（一两） 鳖甲（一两，涂醋炙令黄） 川升麻（一两）人参（一两，去芦头） 天灵盖（一两半，涂酥炙令黄）

右件药，捣罗为末，炼蜜和捣三二百杵，圆如梧桐子大。 空腹，以暖浆水下二十圆，晚再服之。

治间日疟，或夜发者方。

恒山（二两） 秫米（一百粒） 竹叶（一两） 石膏（二两）

右件药，都细锉。 以水二大盏浸药，露经一宿，明旦煎取一盏二分，去滓，分为二服，空心一服，未发前一服。 当日勿洗手面及漱口，勿食，并用药汁涂五心及胸前头面，药滓置于头边，极妙。

又方。

川大黄（半两，锉碎，微炒） 甘草（一分，炙微赤） 恒山（三分） 桂心（一分）

右件药，都细锉，以水二大盏，煮取一盏，去滓。 分为二服，空心热服，临发前再服。

治间日疟，或每日发者，雄黄圆方。

雄黄（一两，细研） 腊月野狐肝（一两） 阿魏（一分） 朱砂（半两，细研） 猢狲头骨（一两） 天灵盖（半两） 麝香（一分，细研）

右件药，生捣罗为末，入研药末令匀，于五月五日午时，炼蜜和圆，如豇豆大。 每发时前，男左女右，以绯帛系一圆于中指上，时时嗅之，后更以醋汤下一圆。

又方。

小麦（一合） 砒黄（一两，细研）

右件药，于腊月，以醋浸四十九日，取出焙干，每有患者，取小麦七粒，发前，以冷醋汤下之。

治痰实疟诸方

夫痰实疟者，谓患人胸膈，先有停滞结实，因感疟病，则令人心下支满，气逆烦呕也。

治痰实疟，每发不定时节，或朝或夜，渐不能食，宜服松萝汤吐方。

松萝（半两） 人参芦头（半两） 恒山（半两） 川升麻（半两）竹叶（一百[49]片）

右件药，细锉，以水二大盏，煎取一盏，去滓，分为二服，平旦时一服，如人行五里当吐，未吐更一服，良久得吐即差。

治痰实疟,攻作寒热,乌梅汤方。

乌梅肉(半两,微炒)　恒山(半两)　菘萝(三分)　鳖甲(一两,生用)　川升麻(一两)

右件药,都细锉,以水三大盏,煎取一盏半,下茶末二钱,更煎三两沸,去滓。空腹分为二服,如人行五里当吐,如未吐再一服,以吐恶痰为度。

治痰实疟,吐之即差方。

细辛(半两)　恒山(一两)　栀子仁(半两)　菘萝(半两)　犀角屑(半两)　川升麻(半两)　玄参(半两)　甘草(半两,生,锉)

右件药,捣筛为散。每服半两,以酒一中盏,浸一宿,空心,温过去滓,顿服。取吐病母出为度,其痰母⑩如烂鸡子状,是也。

治痰实疟,寒热,心膈烦壅,不利,豉心圆方。

豉心(一两,炒干)　川大黄(一两,锉碎,微炒)　恒山(一两,锉)　川升麻(一两)　附子(半两,炮裂,去皮脐)　甘草(半两,炙微赤,锉)

右件药,捣罗为末,炼蜜和捣三二百杵,圆如梧桐子大。空心,以温水下二七圆。

治痰实疟,发歇不止,菘萝圆方。

菘萝(半两)　恒山(半两,锉)　阿魏(一分)　蜀漆(一分)　大青(一分)　朱砂(一⑩分,细研)　麝香(一分,细研)

右件药,捣罗为末,都研令匀。取端午日午时,于净室内,用七家粽子尖和,圆如梧桐子大。当修合药时,不得妇人鸡犬见,如发时,以温醋汤下五圆,夜发时桃符汤下,兼取绯绢三二寸,系五圆在男左女右臂上,疾愈即去之,如再发时,取臂上系者五圆,服之立愈。

又方。

恒山(三分)　乌梅肉(半两,生用)　甘草(半两,生用)

右件药,都细锉,以酒一大盏浸一宿,早晨去滓,暖令温,顿服,良久,以箸入喉中引之,吐出恶物立差。

治痰实疟,发作无时,寒热,不下饮食方。

川升麻(半两)　恒山(半两)　蜀漆(半两)

右件药，捣粗罗为散。 每服四钱。 以井华水一中盏，煎至七分，去滓。 空腹顿服，良久即吐，吐定，食浆水粥补之。

又方。

豉（一百二十粒，醋浸一宿） 砒黄（半两）

右件药，都研令匀，烂圆如绿豆大。 每发前，以葱酒下一圆，以得吐为度。

治痰实疟，发歇，寒热不定，恒山散方。

恒山（半两） 朱砂（一分，细研） 乌梅肉（半两，生用）

右件药，捣细罗为散，入朱砂研匀。 每于发前，以醋汤调下一钱，以吐为度。

治痰实疟，久不差，宜服此方。

木香（一两） 恒山（三分，锉） 菘萝（半两） 赤小豆（半合㊵）砒霜（一分，细研，以醋五合煎令稠）

右件药，捣罗为末，以砒霜煎和圆，如梧桐子大。 空腹，以温浆水下三圆，以吐为度，如未定，晚再服之。

治往来寒热疟诸方

夫往来寒热疟者，由寒气并于阴，则发寒，风气并于阳，则发热，阴阳二气，更实更虚，故寒热更互往来也。

治疟往来寒热，作时面色青黄，宜以人参散吐方。

人参芦头（半两） 恒山（半两） 甘草（半两，生用） 灯心（三橶㊱） 陈橘皮（一分，汤浸，去白瓤，焙） 茶末（二钱）

右件药，细锉，都以水二大盏，煎至一大盏，次入酒一中盏，更煎三四沸，去滓。 空腹分为三服，每服药后，以篦子畎引，吐了再服，以痰出尽为度。

治往来寒热疟，经年不差，瘦弱及劳疟，乌梅圆方。

乌梅肉（一两，微炒） 鳖甲（二两，涂醋炙令黄，去裙襕） 川升麻（一两） 柴胡（一两半，去苗） 甘草（一两，生用） 麦门冬（一两，去心，焙）　虎头骨（二两，涂酥，炙令黄）　天灵盖（一两，涂酥，炙令黄）　川大黄（一两，锉碎，微炒）　桃仁（一两，汤浸去皮尖双仁，麸炒微黄）

右件药，捣罗为末，炼蜜和捣三二百杵，圆如梧桐子大。每于食前，用⁵⁴粥饮下三十圆。

又方。

虎头骨（二两，涂酥炙令黄）　鳖甲（二两，涂酥⁵⁵炙令黄，去裙襕）牡蛎（二两，烧为粉）　香豉（二合，炒干）　桃仁（二两，汤浸去皮尖，麸炒微黄）

右件药，捣罗为末，炼蜜和捣三二百杵，圆如绿豆大。每于食前，以粥饮下二十圆。

治疟往来寒热，宜服此方。

砒黄（半两）　硝石（一两）　白矾（一两）　腻粉（一分）

右件药，都细研，用浆水一大盏，调成稀糊。入铛中，以慢火煎，又用冷浆水一升，候沸，即旋添，添尽似干，将出曝干，若来日发，今日初夜，以冷醋汤下一绿豆大，来日早晨再一服，一日内不得食热物。

治疟寒热发歇，往来不定方。

腊月猪脂（二两）　一颗蒜⁵⁶（一颗）　萎葱（一握，细切）　独角仙（一枚）　五月五日三姓粽子取尖

右件药，于五月五日五更初，于净房内修合，勿令妇人见，露头赤脚，舌拄上腭，回面向北，捣一千杵为度，有患者，用新绵子裹一圆，如皂荚子大，男左女右，系于手臂上，神效。

治疟，往来寒热，发歇无时，神效方。

湿生虫（四十九枚）　百节虫（四十九枚）　砒霜（三钱，细研）粽子角（一七枚）

右件药，取五月五日，日未出时，于东南上，寻取两般虫令足，至午时，面向南，都研，不令鸡犬妇人师僧孝子见，圆如小豆大。每患者，于发前，男左女右，手内把一圆，嗅七遍，立效。

又方。

砒霜（一两，细研）　天灵盖（一两，生用，为末）　猢狲头（一

枚，烧灰）　朱砂（半两，细研）　东南桃柳枝（各一七茎，长三寸）

右件药，取五月五日午时，捣罗为末，用粽子角和圆，如梧桐子大。男左女右，手把一圆，预前嗅之，一圆可医五七人。

又方。

蜀漆末。　每服，以温水调下一钱。

治疟发作无时诸方

夫卫气，一日一夜大会于风府，则腠理开，开则邪入，邪入则病作。当其时，阴阳相并，随其所胜，故生寒热，其动作皆有早晏者，若腑脏受邪，内外失守，邪气妄行，所以休作无时也。

治疟发作无时，寒热不定，虎头骨散方。

虎头骨（一两，涂酥，炙黄）　牡蛎（三分，炒转色）　地骨皮（一两）　柴胡（一两半[57]）　鳖甲（一两，涂醋炙令黄，去裙襴）　知母（一两）　桂心（半两）　川朴硝（一两）

右件药，捣筛为散，每服五钱。　以水一大盏，煎至五分，去滓，食前温服，取利下痰结为度。

治疟，寒热发作不定，体瘦不能食，朱砂圆方。

朱砂（一分，细研）　麝香（一分，细研）　恒山（锉）　川升麻　苦参（锉）　猢狲脑盖（炙微黄）　鳖甲（涂醋炙黄，去裙襴）　乌梅肉（微炒）　柴胡（去苗）　虎头骨（涂酥，炙黄）　乌猫粪（烧灰）　驴轴垢　木香　白术　川大黄（锉碎，微炒）　地骨皮（以上各半两）　巴豆（三分，去皮心，熬令黄，别研如膏，纸裹压去油）

右件药，捣罗为末，入研了药令匀，炼蜜和捣三五百杵，圆如梧桐子大。　空腹，以温水下四圆，渐吃冷茶半茶碗，良久，吐出痰涎，后更煎热茶下二圆，得吐利便效。

治疟，寒热发作无时，服此方。

砒霜（半两）　朱砂（半两）　麝香（一分）　阿魏（一分）　狐胆（一枚）　黄丹（一分）　绿豆面（一分）

右件药，都细研令匀，五月五日午时，用粽子尖，和圆如梧桐子大。空心及发前，以冷醋汤下二圆。 忌食热物。

治疟，发作无时，经久不差，神效方。

天灵盖（一两） 猢狲头骨（一两） 虎头骨（一两） 朱砂（一分，细研） 雄黄（一分，细研） 麝香（一分，细研） 绿豆粉（一分） 砒霜（一两，细研）

右件药，生捣罗为末，入后五味，都研令匀，五月五日午时，面向南，以粽子尖，和劐^㊸剪刀环内过七遍，圆如梧桐子大。 每发前，以青绢裹一圆，系男左女右臂上，即差。 一圆可治七人，至第七人以冷醋汤下之。

又方。

朱砂（半两） 麝香（一钱^㊹） 蝙蝠粪（五十粒）

右件药，都细研，以软糯米饭和圆，如绿豆大。 未发时，以暖水下十圆。

治疟，发作无时节，宜用此方。

猢狲头骨（一两，生用） 巴豆（一分，去皮） 砒霜（一分，细研） 野杖人花（一分） 桃奴（向阳枝上者，半两） 斑蝥（一分，炒微黄）

右件药，捣罗为末，用五月五日午时合，以饭和圆，如梧桐子大。 令患者手把一圆，时时顾示即差，仍男左女右，于手臂上，以绯帛子系一圆。

治疟，发作时节不定，寒热甚者方。

虎睛（一枚，生捣细末） 腊月猪血（少许） 朱砂（一分，细研） 阿魏（一分，末）

右件药，都研令匀，取五月五日修合，用粽子尖七枚，和圆如黍粒大。 如有患者，男左女右，以绵裹一圆，内鼻中，便定。

又方。

砒霜（一两） 阿魏（一分） 雄黄（三分） 朱砂（一分，以上并细研）

右件药，取五月五日，平旦时，用糯米饭和圆，如绿豆大。 去发辰^㊿时，以好绵裹三圆，男左女右塞耳中效，如恶发，以茶清下三圆，得大吐即效。

治疟，无问新久，发作无时，神验方。

天雄（一两，炮裂，去皮脐） 黄丹（一两，炒令紫色） 人参（一两，去芦头）

右件药，捣罗为末，炼蜜和捣百余杵，圆如梧桐子大。 发日平旦，以粥饮下二十圆，临发时，又服二十圆，过发时，即暖食将息。

又方。

童子小便（一升） 蜜（三匙）

右相和，煎三四沸，温汤顿服之。 每发日平旦，即一服，直至发时勿食，重者不过三服。

又方。

猬皮（一两，烧灰）

右研令极细，未发前，以温酒调下一钱，正发，又服一钱。

治疟，无问新久，必效方。

黄丹（五两） 面尘（一两）

右件药，五月五日午时，面东不语，研独颗蒜和圆，如鸡头实大。 男左女右，于臂上以绯绢系一圆，欲发时，即取以醋汤下之。

治疟，无问新久，百差方。

恒山（一两，末） 葎草（一握，去两头，俗名葛勒蔓，秋冬用干者）

右件药，以淡浆水二大盏浸药，于星月下，上横一刀，经宿，明日早晨，煎取一盏，去滓。 空腹，分为二服，如人行七八里，再服，当快吐痰涎为效，忍饥过午时已来，即渐食粥。

又方。

恒山（一两，锉）

右以淡浆水一大盏，明日是发日，即今日黄昏时，以恒山内浆水中，置于中庭上，安刀一口，明日平明，取药煎取七分，分为二服，空心一服，发时一服，得快吐为效。

又方。

右用巴豆一粒，剥去皮心，却合著，取一颗泽蒜，劈开，内巴豆于中，湿纸裹，烧之令熟。 病欲发时，即取药蒜吞之，立便不发。

治久疟诸方

夫久疟者，皆由伤暑及伤风所为也。热盛之时，发汗吐下过度，腑脏空虚，荣卫伤损，邪气伏藏，所以引日不差，故止而复作。一岁发至三岁，或连日发不解，胁下有痞，治之，不得攻其痞，但得虚其津液，先其时发，其汗后，服其汤，汤小寒，寒者引衣温覆，汗出小便自利，利即愈也。

野狐肝(61)（一两，腊月者） 雄黄（一两，细研） 阿魏（半两） 朱砂（半两，细研） 猢狲头骨（一两，生用） 天灵盖（一两，生用） 麝香（半两，细研）

右件药，捣罗为末，入研了药，都研令匀，五月五日午时，炼蜜和圆，如梧桐子大。男左女右，以青绢系一圆于中指上，嗅之，其病即差。难可者，更以醋汤服一圆(62)。

治久疟不差，羸瘦无力，寒热不能饮食，宜服此方。

乌梅肉（一两，微炒） 恒山（一两，锉） 附子（一两，炮裂，去皮脐） 虎头骨（一两半，涂酥炙黄） 桃仁（半两，汤浸去皮尖双仁，麸炒微黄） 香豉（一合，炒干） 麝香（一分，细研） 桂心（一两） 肉苁蓉（一两，酒浸一宿，刮去皴皮，炙干）

右件药，捣罗为末，炼蜜和捣三五百杵，圆如梧桐子大。每日空心，以粥饮下三十圆，晚食前再服。

治疟累年不差者，宜用此方。

安息香（一两） 白芥子（一两） 桃奴（二七枚） 道人头（一两）

右件药，捣罗为末，炼蜜和捣百余杵，圆如梧桐子大。但于发时，男左女右，手把一圆(63)。

治远年劳疟不差，宜服此方。

恒山（半两，锉） 附子（半两，炮裂，去皮脐） 薄荷根（半两） 麝香（一钱，细研） 阿魏（一分，面裹，煨面熟为度）

右件药，捣罗为末，和阿魏、麝香，都研令匀，炼蜜和圆，如梧桐子大。 每于食前，以温酒下十五圆。

治疟久不差，神效方。

蜘蛛（五枚，大者，去脚研如膏） 蛇蜕皮（一条，全者，烧灰） 蝙蝠（一枚，炙令微焦） 麝香（半两，细研） 鳖甲（一枚，涂醋炙令黄，去裙襕）

右件药，捣罗为末，入研了药令匀，五月五日午时，以蜘蛛膏，入炼蜜，同和，圆如麻子大。 每服空心，以温酒下五圆，小儿以茶下二圆。

治疟久不差，或止或发，继月连年，诸药无效者，宜用此方。

狗头骨（半两） 鼠头骨（半两） 蛇头（一枚） 牛头骨（半两） 虎头骨（半两） 兔头骨（半两） 狸头骨（半两） 龙角（半两） 猢狲头骨（半两） 马头骨（半两） 天灵盖（半两） 鳖甲（半两） 龟甲（半两） 雄黄（一两，细研） 朱砂（一两，细研） 阿魏（半两，细研） 麝香（半两，细研）

右件药，并生用，捣罗为末，入研了药，更研令匀，以软饭和圆，如鸡头实大。 以青绢裹，男左女右，手中指上系一圆，如未定，即以醋茶下一圆。

又方。

川大黄末（一两） 砒霜（半两） 绿豆粉（半两） 阿魏（半两） 麝香（半两）

右件药，都细研令匀，以软饭和圆，如小豆大。 以醋茶下一圆，当吐即差。

治疟久不差，或发或止，淹延岁月，诸药无效，宜用此方。

朱砂（一分，细研） 雄黄（一分，细研） 麝香（一分，细研） 砒霜（一两，细研） 天灵盖（一枚，生用） 猢狲头骨（一分，生用） 绿豆（一两） 虎头骨（一分⑥⁴，生用）

右件药，捣罗为末，入研了药令匀，炼蜜和圆，如梧桐子大。 男左女右，手把一圆便睡，睡觉便差。

治久疟神效方。

狐粪（一两，末） 雄黄（一两） 阿魏（一分） 黄丹（一两）

朱砂（一两）　丁香（一分，末）　麝香（一分）

右件药，都研令细，以醋煮面糊和圆，如鸡头实大。以绯帛裹一圆，男左女右，系在臂上，即差。

又方。

砒霜（半两）　阿魏（一分）　川大黄（半两，锉碎，微炒）　朱砂（一分，细研）　绿豆（二十八粒）

右件药，捣罗为末，入研了药令匀，用醋饭和为圆，如梧桐子大。临发前，以冷水下一圆，神效。忌食热物。

又方。

道人头（一两）　雄黄（三分，细研）　砒霜（一分，细研）　香豉（一合，炒⑥干）　荷叶（七⑥枚）　甘草（三分，生用）

右件药，捣罗为末，入研了药令匀，炼蜜和圆，梧桐子大。发前，以冷醋汤下一圆，立效。忌食热物。

又方。

虎睛（一对，生用）　狗胆汁（一枚）　天灵盖（一分，生用）　麝香（半钱，细研）

右件药，捣罗为末，入麝香研匀，以狗胆汁和圆，如梧桐子大。以绯帛裹一圆，男左女右，手中指上系之，如患多时者，生姜汤下一圆。

又方。

熊胆　五灵脂　恒山（锉）　野鸡粪（雄者，各半分）

右件药，捣罗为末，以醋煮面糊和圆，如黑豆大。正发时，以冷水下一圆。

又方。

虾蟆（大者一枚，生用）　砒黄（一分）　黄丹（一分）

右件药，二味，内在虾蟆腹中，用盐泥固济，烧令通赤，取出，研为末，用醋煮面糊和圆，如梧桐子大。每服，以冷醋汤下三圆。忌食热物。

治一切疟诸方

夫人有五脏疟及寒热、痰鬼、间日、山瘴等诸疟。元气受病，皆因将摄失宜，阴阳交争，寒热竞作，虽名目浅深各异，而主治小异大同。 今以一方但疗之，故号一切疟也。

治一切疟，神效方。

虎头骨（三两，涂酥，炙令黄） 朱砂（一两，细研） 恒山（半两，锉） 甘草（半两，炙微赤，锉） 牡蛎粉（一两） 桂心（一两） 知母（一两） 乳香（半两） 乌梅肉（半两，微炒） 附子（半两，炮裂，去皮脐） 木香（半两） 枳壳（半两，麸炒微黄，去瓤） 川大黄（一两，锉碎，微炒） 麝香（半两，细研） 桃仁（三七枚，汤浸去皮尖双仁，麸炒微黄）

右件药，捣罗为末，入研了药令匀，炼蜜和捣三二百杵，圆如梧桐子大。 每于食前，以桃符汤下十五圆，以差为度。

又方。

虎头骨（一两半，涂酥，炙令黄） 砒霜（一分，细研） 桃心（一百二十枚，干者） 桃奴（七枚） 腊月猪血（半合） 寒食面（半匙） 端午日粽子尖（九枚）

右件药，桃心、虎骨、桃奴三味，捣罗为末，研上件药一处令匀，须于五月五日，日未出时合，用粟米饭和圆，如绿豆大。 欲发前，以新汲水下二圆。 忌食热物。

治一切疟疾，久疗不差，朱砂圆方。

朱砂（半两） 阿魏（半两） 乳香（半两） 砒霜（半两） 麝香（一钱㊿） 豉（一两，别研如膏）

右件药，都研令细，以豉并软饭和圆，如绿豆大。 每服，煎桃枝汤下四圆，未发前，并吃二服，以吐为效。

治一切疟，寒热发歇不定，痰逆，不下饮食，宜用此方。

虎脂（一分，消令熔） 砒霜（一分，细研㊿） 雄黄（一分，细研） 天灵盖（一分，生用） 猢狲头骨（一分，生用） 朱砂（一分，细研） 安息香（一分） 鼠粪（一分） 白芥子（一分） 黄丹（一分） 绿豆粉（一分）

右件药，捣罗为末，入研了药令匀，入虎脂并炼蜜和圆，如皂荚子大。 男左女右，以绯帛系一圆于中指上，时时嗅之。

治一切疟，发歇寒热，神思昏闷，晓夜不得安静，天灵盖圆方。

天灵盖（一两）　阿魏（半两）　朱砂（一两，细研）　麝香（一分，细研）　白芥子（半两）　安息香（三分）　砒霜（一两，细研）　豉（一分，炒干）　乌驴蹄（一两）　薰陆香（三分）　绿豆（一分）　巴豆（七枚，去皮心研）　猢狲脑骨（一两）　虎粪中骨（一两）

右件药，生捣罗为末，入研了药令匀，端午日午时，炼蜜和圆，如皂荚子大。每发日，男左女右，手心内把一圆，如未止，即以新汲水下一圆。忌食热物。

又方。

臭黄（一两）　黄丹（一两）　朱砂（半两）　麝香（半两）

右件药，都研令细，用粟米饭和圆，如绿豆大，阴干。当发日早晨，以温茶下五圆，即吐痰水恶涎，吐后过时，煮绿豆粥服之，即差。妊娠人勿服。

又方。

腊月野狐肝（一两半）　雄黄（一两，细研）　阿魏（半两，细研）　朱砂（半两，细研）　猢狲头骨（二两半）　天灵盖（一两）　麝香（半两，细研）

右件药，捣罗为末，与雄黄等相和，更研令匀，五月五日午时，炼蜜和圆，如梧桐子大。男左女右，以青带系于中指上，嗅之，其病即差，难差者，即以醋汤服一圆。

治一切疟，无问年月远近，乌梅圆方。

乌梅肉（一两，微炒）　桂心（一两）　甘草（一两，炙微赤，锉）　虎头骨（一两，涂酥，炙令黄）　桃仁（一两半，汤浸去皮尖双仁）　恒山（一两半，锉）　川升麻（一两半）　附子（一两，炮裂，去皮脐）　麝香（一分，细研）　人参（一两，去芦头）　肉苁蓉（一两半，酒浸去皴皮，炙令黄）　香豉（一合，炒干）

右件药，捣罗为末，入麝香研匀，炼蜜和捣二三百杵，圆如梧桐子大。每服，空腹，以粥饮下三十圆。

又方。

皂荚（一两，去黑皮，涂酥，炙令黄，去子）　藜芦（一两，去芦

头） 巴豆（七枚，去皮心研，纸裹压去油）

右件药，捣罗为末，入巴豆，研匀，炼蜜和圆，如梧桐子大。 未发前，以温水下三圆。

治一切疟，铅丹圆方。

铅丹（一分，炒令紫色） 人参（一两，去芦头） 天雄（一分，去皮脐，生用）

右件药，捣罗为末，入铅丹，研令匀，炼蜜和圆，如梧桐子大。 以粥饮下三圆，于发前后，各一服，当四肢淫淫为效。

治一切疟， 恒山圆方。

恒山末（一两半） 白蜜（一合） 鸡子白（二枚）

右件药相和，于铫子内，以慢火熬令可圆，即圆如梧桐子大。 每服，空腹，以粥饮下二十圆，晚食前再服，过时不发，任自吃食。

又方。

葛勒蔓（一握） 恒山（一两）

右件药，都锉，以水一大盏半，煎取一盏，去滓。 空腹分为二服，未发前温服之，用火炙脚，兼以绵衣盖覆，遍身汗出为效。

又方。

砒霜（一分，细研） 桃仁（半两，汤浸去皮尖双仁） 豉（半两，炒干）

右件药，捣罗为末，入砒霜，研令匀，以软饭和圆，如梧桐子大。 临发前，以冷生姜汤下三圆。 忌食热物。

又方。

豉（一分，研如膏） 黄丹（半两） 胡粉（半两） 砒霜（一分）

右件药，同研令细，以软饭并豉膏同和，圆如梧桐子大。 临发前，以冷醋汤下三圆。 忌食热物。

又方。

砒霜（半两） 硫黄（半两） 雄黄（半两） 雌黄（半两）

右件药，都研令细，于新铫子内，先布盐末于中，即下诸药于盐上，以瓷碗盖，用六一泥封，勿令泄气，以一二斤火养半日，候冷以甘草汤煮半日，出火毒，细研，以饭和圆，如绿豆大。 如大人患，以醋汤服三圆，以青带系三圆于臂上，男左女右，立差。 小儿即服一圆系一圆。

又方。

恒山末（一两）

右以鸡子黄和圆，如梧桐子大。 置于铜器中，安重汤上煮之，令熟腥气尽即止，当发日，空心，以竹叶粥食下二十圆，欲吐但吐，至晚时，更一服，若早未食，可以竹叶饮煮粥，且少食之。

又方。

砒黄（半两）

右细研，取五月五日午时，烂嚼四⁶⁹七九粒豉和津，吐于砒钵内，兼吸取日气，吐入药中，和研为圆，如绿豆大。 当发日，空腹，以井华水下一圆。 忌食热物。

灸一切疟法

灸一切疟，经效法。

灸大椎穴，在背，从上第一椎上节陷中是。 至发时，灸满百壮。

又法。

灸百会七壮，差后更发，又灸七壮，极难愈者，不过三度，灸之差，以足踏地，用绵围足一匝，从大椎向下，灸绵头三七壮，如小豆大。

又法。

灸风池二穴，穴在项筋鬼鬼骨下，宛宛中是。 灸三壮。

又法。

灸三间穴，在虎口第二指节下，一寸内侧陷中，是穴，灸三年瘴疟，时发寒热，则于未发前，预灸三壮。

又法。

灸肾俞二穴，在第十四椎下两旁，各一寸半。 灸百⁷⁰壮。

灸一切疟，无问远近法。

正仰卧，以线量两乳间，中屈，从乳向下灸，度线头，随年壮，男左女右灸是也。

灸五脏一切诸疟法。

灸尺泽穴，在肘中约纹上动脉是也。　灸七壮。

灸瘴疟法。

灸上星穴七壮，穴在鼻中央，直上入发际一寸陷中是。

灸疟，日西而发者法。

灸临泣穴，主之，穴在目外眦上，入发际五分陷中是。　灸七壮。

灸疟多汗，腰痛不能俯仰，两目如脱，项颈如拔法。

灸昆仑穴主之，穴在足外踝，跟骨上陷中是也。　灸三壮。

灸疟，实则腰背痛，虚则鼻衄者法。

灸飞阳穴主之，穴在外踝骨上七寸。　灸七壮。

【校注】

① 共：日本抄本作"其"字。

② 酥：日本抄本作"醋"字。

③ 一两：此二字底本无，据日本抄本补。

④ 分：日本抄本作"两"字。

⑤ 枚：日本抄本作"粒"字。

⑥ 二三：日本抄本作"三二"。

⑦ 二七枚：日本抄本作"一两捣"三字。

⑧ 气藏：日本抄本作"热蒸"二字。

⑨ 便：日本抄本作"使"字。

⑩ 枚：日本抄本作"两"字。

⑪ 一：日本抄本作"三"。

⑫ 一：日本抄本作"二"。

⑬ 半：日本抄本作"末"字。

⑭ 钱：日本抄本作"两"字。

⑮ 钱：日本抄本作"两"字。

⑯ 于：日本抄本作"服"字。

⑰ 三：日本抄本作"二"。

⑱ 酥：日本抄本作"醋"字。

⑲ 二：日本抄本作"一"。

⑳ 入：日本抄本作"又"字。

㉑ 三：日本抄本作"二"。

㉒ 白：日本抄本作"匀"字，义长可从。

㉓ 两：日本抄本作"分"字。

㉔ 分：日本抄本作"升"字。

㉕ 一：日本抄本作"三"。

㉖ 一握，去苗，锉：日本抄本作"二握去皮脐"。

㉗ 欲：日本抄本作"服"字。

㉘ 二：日本抄本作"一"。

㉙ 压：其下日本抄本有"去"字。

㉚ 服：日本抄本作"腹"字。

㉛ 灸：日本抄本作"炒"字。

㉜ 分：日本抄本作"两"字。

㉝ 细：日本抄本作"锉"字。

㉞ 一：日本抄本作“二”。

㉟ 钱：日本抄本作“分”字。

㊱ 收于新瓦罐内贮，阴干为末：此11字底本无，据日本抄本补。

㊲ 上：其下日本抄本有“亦”字。

㊳ 一：日本抄本作“三”。

㊴ 服：日本抄本作“腹”字，义胜。

㊵ 呷：日本抄本作“呻”字。

㊶ 臣：据文义当为“巨”。

㊷ 一两半，生锉：日本抄本作“一两锉生用”。

㊸ 二七：日本抄本作“三十”。

㊹ 一：日本抄本作“二”。

㊺ 然：日本抄本作“然后”二字。

㊻ 传：日本抄本作“搏”字。

㊼ 别：日本抄本作“并”字。

㊽ 三：日本抄本作“二”。

㊾ 百：日本抄本作“两”字。

㊿ 母：日本抄本作“每”字。

(51) 一：日本抄本作“三”。

(52) 合：日本抄本作“两”字。

(53) 枣：日本抄本作“大束”两字。

(54) 用：日本抄本作“以”字。

(55) 酥：日本抄本作“醋”字。

(56) 一颗蒜：即独头蒜。

(57) 一两半：其下日本抄本有“去苗”二字。

(58) 劄：其下日本抄本有“一”字。劄，同“扎”。

(59) 钱：日本抄本作“分”字。

(60) 辰：日本抄本作“一长”两字。

(61) 野狐肝：其上诸本皆无方名及主治，疑有脱文，待考。

(62) 圆：日本抄本作“服”字。

(63) 圆：其下日本抄本有“永差”二字。

(64) 分：日本抄本作“斤”字。

(65) 炒：日本抄本作“炙”字。

(66) 七：日本抄本作“三”。

(67) 钱：日本抄本作“两”字。

(68) 研：日本抄本作“锉”字。

(69) 四：日本抄本作“血”字。

(70) 百：日本抄本作“两”字。

卷第五十三

三消论

论曰：三消者，本起肾虚或食肥美之所发也。肾为少阴，膀胱为太阳。膀胱者，津液之府，宣行阳气，上蒸于肺，流化水液，液连五脏，调养骨髓。其次为脂肤，为血肉，上余为涕泪，经循五脏百脉，下余为小便，黄者血之余也。臊者五脏之气，咸者润下之味也，腰肾冷者，阳气已衰，不能蒸上谷气，尽下而为小便，阴阳阻隔，气不相荣，故阳阻阴而不降，阴无阳而不升，上下不交，故成病矣。夫三消者，一名消渴，二名消中，三名消肾。此盖由少年服乳石热药，耽嗜酒肉荤辛，热面炙煿，荒淫色欲，不能将理，致使津液耗竭，元气衰虚，热毒积聚于心肺，腥膻并伤于胃腑。脾中受热，水脏干枯，四体尪①羸，精神恍惚，口苦舌干，日加燥渴。一则饮水多而小便少者，消渴也。二则吃食多而饮水少，小便少而赤黄者，痟中也。三则饮水随饮便下，小便味甘而白浊，腰腿消瘦者，消肾也。斯皆五脏精液枯竭，经络血涩，荣卫不行，热气留滞，遂成斯疾也。

治消渴诸方

夫消渴者，为虽渴而不小便是也。由少年服五石诸圆，积经年岁，石势结于肾中，使人下焦虚热，及至年衰血气减少，不复能制于石，石势独盛，则肾为之燥，故引水而小便少也，其病变者，多发痈疽，此由滞于血气，留于经络，不能通行，血气壅涩，故成痈脓也。 诊其脉，数大者生，细小浮者死，又沉小者生，实大者死。 病有口甘者，名曰为何，何以得之，此五气之溢也，名曰脾瘅，夫五味入于口，藏于胃，脾之所为行，其气液在于脾，令人口甘，此肥美之所发，此人必数食甘美，上溢而为消渴也。

治消渴，体热烦闷，头痛，不能食，麦门冬散方。

麦门冬（二两，去心） 茅根（二两，锉） 栝楼根（二两） 芦根（一两，锉） 石膏（二两） 甘草（一两，炙微赤，锉）

右件药，捣粗罗为散。 每服四钱，以水一中盏，入小麦一百粒，煎至六分，去滓，不计时候温服。

治消渴不止，心神烦乱，宜服此方。

铁粉（一两，细研） 麦门冬（二两，去心，焙） 牡蛎（一两，烧为粉） 知母（一两） 黄连（二两，去须） 苦参（二两，锉） 栝楼根（二两） 金箔（一百片，细研） 银箔（二百片，细研）

右件药，捣细罗为散，入铁粉等，同研令匀。 每服不计时候，以清粥饮调下一钱。

治消渴，心神烦闷，头痛，黄丹散方。

黄丹（三分，炒令紫色） 栝楼根（一两） 胡粉②（一两） 甘草（一两，炙微赤，锉） 泽泻（半两） 石膏（一两，细研） 赤石脂（半两，细研） 贝母（半两，煨令微黄）

右件药，捣细罗为散，入研了药令匀。 不计时候，以清粥饮调服一钱。

治消渴不止，宜服此方。

黄丹（一两，炒令紫色） 栝楼根（一两） 麦门冬（二两，去心，焙） 甘草（二两，炙微赤，锉） 赤茯苓（一两）

右件药，捣细罗为散，入黄丹研令匀。 每服不计时候，以温水调下一钱。

又方。

铅霜（半两，细研）　黄连（半两，去须）　栝楼根（半两）　人参（半两，去芦头）　黄丹（半两，炒令紫色）

右件药，捣细罗为散，入研了药令匀。　不计时候，以温水调下半钱。

治消渴，心烦躁方。

栝楼根（一两）　石膏（二两）　甘草（一两，炙微赤，锉）　柑子皮（一两，汤浸，去白瓤）

右件药，捣细罗为散。　每服不计时候，煮大麦饮调下一钱。

治消渴，心神烦乱，唇口焦干，咽喉不利，赤茯苓煎方。

赤茯苓（五两，为末）　白蜜（半斤）　淡竹沥（一小盏）　生地黄汁（一中盏）

右件药，调搅令匀，以慢火煎成膏。　每服不计时候，以清粥饮调下一茶匙。

治消渴，吃水渐多，小便涩少，皮肤干燥，心神烦热，宜服此方。

密陀僧（半两，细研）　黄连（半两，去须）　滑石（半两，细研）　栝楼根（半两）

右件药，捣细罗为散，入研了药令匀。　不计时候，用清粥饮调下一钱。

治消渴，润肺心，黄连散方。

黄连（二两，去须，捣罗为末）　生地黄汁（二③合）　生栝楼汁（三合）　牛乳（三合）

上用三味汁相和，每服三合，不计时候，调下黄连末一钱。

又方。

白羊肺（一具，切，曝干④）　牡蛎（二两，烧为粉）　胡燕窠中草（烧灰，一两）

右件药，捣细罗为散。　每于食后，以新汲水调下二钱。

治消渴久不差，体瘦心烦，黄连圆方。

黄连（半两，去须）　黄芪（半两，锉）　栀子仁（一分）　苦参（半两，锉）　人参（一分，去芦头）　葳蕤（一分）　知母（一分）　麦门冬（一两，去心，焙）　栝楼根（半两）　甘草（一分，炙微赤，

锉） 地骨皮（一分） 赤茯苓（一分） 生干地黄（一分） 钱粉（半两，研入）

右件药，捣罗为末，炼蜜和捣三二百杵，圆如梧桐子大。不计时候，以粥饮下三十圆。

治消渴，不问年月深浅，困笃者，宜服此铁粉圆方。

铁粉（二两，细研） 鸡肶胵⑤（一两，微炙） 栝楼根（三分） 土瓜根（二两） 苦参（三分，锉） 黄连（三分，去须） 麦门冬（一两，去心，焙） 牡蛎（三分，烧为粉） 桑螵蛸（三分，微炒） 金箔（五十片，细研） 银箔（五十片，细研）

右件药，捣罗为末，入研了药，更研令匀，炼蜜和捣三五百杵，圆如梧桐子大。每服，不计时候，以清粥饮下三十圆。

治消渴，心神虚烦燥闷，栝楼根圆方。

栝楼根（一两） 麦门冬（一两，去心，焙） 甘草（三分，炙微赤，锉） 黄连（三分，去须） 赤石脂（半两） 泽泻（半两） 石膏（一两）

右件药，捣罗为末，炼蜜和捣三二百杵，圆如梧桐子大。不计时候，以清粥饮下三十圆。

治消渴久不止，心神烦壅，眠卧不安，宜服此方。

黄连（一两，去须） 皂荚树鹅（一两，微炙） 苦参（二两，锉）栝楼根（二两） 赤茯苓（二两） 知母（二两） 白石英（一两，细研） 金箔（五十片，细研） 银箔（五十片，细研）

右件药，捣罗为末，入石英金银箔相和，研令匀，以炼蜜和捣三五百杵，圆如梧桐子大。每服不计时候，煎⑥小麦汤下三十圆，竹叶汤下亦得。

治消渴，四肢烦热，口干心燥，宜服此方。

栝楼根（二两） 麦门冬（二两，去心，焙） 苦参（三分，锉）人参（三分，去芦头） 知母（三分）

右件药，捣罗为末，用牛胆汁和圆，如小豆大。不计时候，以清粥饮下二十圆。

又方。

水蛇（一条，活者，剥皮，炙黄捣末）　蜗牛（不限多少，水浸五日，取涎入腻粉一分，煎令稠）　麝香（一分，细研）

右件药，用粟米饭和圆，如绿豆大。　每服，不计时候，以生姜汤下十圆。

治消渴烦热闷乱，宜服此方。

苦参（三两，锉）　黄连（一两，去须）　麝香（一钱，细研）

右件药，捣罗为末，入麝香，研令匀，炼蜜和圆，如梧桐子大。　每服不计时候，以清粥饮下二十圆。

治消渴久不差，吃食少，心神烦乱，宜服此方。

黄连（一斤，去须）　生地黄（五斤，烂研，布绞取汁）

右捣黄连碎，入地黄汁内，浸一宿，曝干，又浸，又曝，令地黄汁尽为度，曝干捣罗为末，炼蜜和捣三五百杵，圆如梧桐子大。　不计时候，以清粥饮下二十圆。

治消渴，饮水绝多，身体黄瘦方。

栝楼根　黄连（去须）　铁粉（细研，以上各等分）

右件药，捣罗为末，入铁粉研令匀，炼蜜和圆，如梧桐子大。　不计时候，煎茅根汤下二十圆。

又方。

黄连（半两，去须）　黄丹（半两，炒令紫色）　豆豉（半两，炒干）

右件药，捣罗为末，入黄丹研令匀，用软饭和圆，如梧桐子大。　每于食后，以温水下十五圆。

又方。

密陀僧（三分，细研）　黄连（三分，去须）

右件药，捣细罗为散，都研令细，每遇渴时，抄一字于舌上，以水下之。

又方。

瓦窑突上黑煤，结干似铁屎者，半斤，捣取末，更以生姜四两同捣，绢袋盛，以水五升浸，取汁。　不计时候，冷饮半合。

治消渴，小便不利方。

宜多烧竹沥，食后时饮一合。

又方。

黄柏半斤，细锉，以水一斗，煮三二十沸，去滓。恣意饮之，便愈。

又方。

故屋上古瓦两口，净洗捶碎，以水煮取浓汁。食后，温频服一小盏。

又方。

黄连（三两，去须）

右捣罗为末，炼蜜和圆，如梧桐子大。每于食后，以温水下二十圆。

又方。

桑根白皮（三两，锉）

右以水三大盏，煎至二盏，去滓。温温频服一小盏。

治消渴热，或心神烦乱，宜服此方。

冬瓜一枚，近一头切断，去子，以黄连二两，去须，杵为末，内瓜中，合定，用绳缚，蒸半日取出，候冷热所得，取瓜中水，不计时候饮一小盏。其冬瓜皮肉，晒干，兼理骨中劳及酒黄多年者，为散，每于食后以温水调下二钱甚效。

又方。

生栝楼根五两，烂研，用水三大盏，浸一宿，绞取汁。每于食后，服一小盏。

又方。

秋麻子半升，以水三大盏，煎至二盏，去滓。时服一小盏。

又方。

樱粟一合，细研，以温水一大盏，调令匀，分三服，食前服之。

又方。

活蜗牛四十九枚，以水一大盏，于瓷器中浸一宿，以器盖之，其蜗牛自缘其器上，取水顿服之，重者不过三服。

又方。

桑椹熟之时，尽意多食之，唯多益佳，渴即便差。

又方。

地骨皮（一两，末）

右以半天河水一中盏，井华水一大盏，同煎至一大盏，去滓。 食后分温二服。

又方。

冬瓜瓤一两，曝干捣碎，以水一中盏，煎至六分，去滓温服。

又方。

黍米泔一大盏，温服之。

又方。

田中活螺（三升，洗去土）

右以糯米二升，煮为稀粥，可及二斗已来，候冷，即将田螺置于冷粥盆内，以物盖养之，待螺食尽粥，却吐出沫，收之，取性饮之。

又方。

黄肥栝楼一颗，以酒一中盏，洗取瓤，去皮子，煎成膏，入白矾末一两，和圆，如梧桐子大。 每服不计时候，以粥饮下十圆。

又方。

黑铅错为末，用水银同结如泥，取大豆许大。 常含咽津。

又方。

黄丹（不限多少）

右每服，以新汲水调下一钱，兼每日作荞麦仁粥，空腹食一大盏。

又方。

蚕蛹（二⑦两）

右以无灰酒一中盏，水一大盏，同煮取一中盏，澄清，去蚕蛹服之。

又方。

顿服乌麻油一二合，神验。

又方。

黄瓜根（三两）　黄连（三两，去须）

右件药，捣罗为末，炼蜜和圆，如梧桐子大。 每于食后，以温水下二十圆。

又方。

兔骨（一具，炙微黄，捣碎） 大麦苗（二斤，切）

右以水一斗，煮取汁五升，每服一小盏，日三四服。

治痟渴发动，饮水无限，口干渴方。

生萝卜，烂捣绞汁二升，任性渴即饮之。

又方。

豆豉三合，以水二大盏，煎取浓汁，顿服。

治消中诸方

夫消中病者，由渴少而饮食多是也。此由脾脏积热，故使消谷也。亦有服五石之药，热结于肾内，石性归肾，肾得石则实，实则生热，热则消水，故小便少也。又有脏腑虚冷，小便利多，津液枯竭，则得润养五脏，而生诸疾，皆由劳伤过度，爱欲恣情，致使脾肾气虚，石势孤盛，则作消中，故渴少食多，而小便赤黄也。

治消中烦热，吃食旋消，四肢羸弱，荠苨散方。

荠苨（一两） 人参（一两，去芦头） 茯神（一两） 葛根（一两，锉） 石膏（二两） 黄芩（一两） 栝楼根（一两） 知母（一两） 甘草（一两，炙微赤，锉）

右件药，捣粗罗为散。每服四钱。以水一中盏，入大豆一百粒，煎至六分，去滓，不计时候温服。

治消中，虚羸，烦热口干，眠卧不安，地骨皮散方。

地骨皮（二两） 栝楼根（一两） 石膏（一两） 黄连（一两，去须） 甘草（一两，炙微赤，锉）

右件药，捣粗罗为散。每服四钱，以水一中盏，煎至六分，去滓，不计时候温服。

治消中烦闷，热渴不止，黄芪散方。

黄芪（一两，锉） 麦门冬（一两，去心） 芦根（一两，锉） 栝楼根（一两） 紫苏茎叶（一两） 生干地黄（半两，锉） 桑根白皮

（半两，锉）　　泽泻（半两）　　甘草（一分，炙微赤，锉）

右件药，捣筛为散。每服四钱，以水一中盏，入生姜半分、竹叶二七片，煎至六分，去滓，不计时候温服。

治消中，心神烦热，肌肉干瘦，小便赤黄，脚膝无力，吃食不成肌肤，牡蛎散方。

牡蛎（三分，烧为粉）　　朱砂（半两，细研）　　龙齿（三分）　　芦荟（三分）　　黄连（一两，去须）　　铁粉（一两，细研）　　泽泻（半两）　　甘草（半两，炙微赤，锉）　　黄丹（一分）　　栝楼根（一两）　　鸡肫胵（三分，炙令黄色）　　桑螵蛸（半两，微炒）　　胡粉（一分）　　赤石脂（二两）

右件药，捣细罗为散，入研了药令匀。每服不计时候，煎大麦仁汤调下一钱。

治消中久不差，令人干瘦少力，心神烦乱，眠卧不安，铅霜散方。

铅霜（三分，细研）　　金箔（一百片，细研）　　银箔（一⑧百片，细研）　　麦门冬（一两半，去心，焙）　　黄连（半两，去须）　　子芩（半两）　　犀角屑（半两）　　人参（半两，去芦头）　　鸡肫胵（一两半，微炙）　　知母（半两）　　土瓜根（半两）　　苦参（半两，锉）

右件药，捣细罗为散，入前三味，同研令匀。每服不计时候，以清粥饮调下一钱。

治消中渴不止，小便赤黄，脚膝少力，纵食不生肌肤，黄芪圆方。

黄芪（一两，锉）　　牡蛎（二两，烧为粉）　　栝楼根（半两）　　甘草（半两，炙微赤，锉）　　麦门冬（一两半，去心，焙）　　地骨皮（半两）　　白石脂（半两）　　泽泻（半两）　　知母（半两）　　黄连（半两，去须）　　薯蓣（半两）　　熟干地黄（半两）

右件药，捣罗为末，炼蜜和捣三二百杵，圆如梧桐子大。每服不计时候，以清粥饮下三十圆。

治消中渴，饮水不多，心中烦乱，四肢燥热。卧不安席，宜服铅霜圆方。

铅霜（三分，细研）　　栝楼根（一两半）　　甘草（半两，炙微赤，锉）　　石膏（三分，细研）　　知母（半⑨分）　　子芩（三分）　　铁粉（半两，细研）　　黄连（半两，去须）　　朱砂（半两，细研）

右件药，捣罗为末，入研了药令匀，炼蜜和捣三二百杵，圆如梧桐子大。 每于食后，以清粥饮下二十圆。

治消中烦热，小便数，茯神圆方。

茯神（一两） 地骨皮（半两） 黄芪（半两，锉） 知母（半两） 牡蛎（一两，烧为粉） 栝楼根（三分） 黄连（三分，去须） 麦门冬（二两，去心，焙） 熟干地黄（一两）

右件药，捣罗为末，炼蜜和捣三二百杵，圆如梧桐子大。 不计时候，以清粥饮下三十圆。

治消中渴不止，小便数，烦热，四肢无力，泽泻圆方。

泽泻（一两） 麦门冬（二两，去心，焙） 车前子（半两） 黄连（三分，去须） 牡蛎（一两，烧为粉） 桑螵蛸（半两，微炒） 鸡肶胵（一两，微炒） 金箔（五十片，研入）

右件药，捣罗为末，入研了药令匀，炼蜜和捣三二百杵，圆如梧桐子大。 不计时候，以蚕蛹汤下三十圆。

治消中，渴不止，心神烦热，皮肤干燥，宜服此神效方。

浮萍草（三两，干者） 土瓜根（一两半）

右件药，捣细罗为散。 每服不计时候，以牛乳汁调下二钱。

治消肾诸方

夫消肾者，是肾脏虚惫，膀胱冷损，脾胃气衰，客邪热毒转炽，纵然食物不作肌肤，腿胫消细，骨节酸痛，小便滑数，故曰消肾也。 凡人处生，放恣者众，盛壮之时，不自慎惜，极意房中，稍至年长，肾气虚弱，百病既生。 又年少惧不能房，多服石散，而取极情，遂致过度，真气既尽，石气瓜⑩立，唯有虚耗，唇口干焦，精液自泻，或小便白浊，大便干实，或渴而且利，或渴而不利，或不渴而利，所食之物，皆作小便，肾气消损，故名消肾也。

治消肾，小便滑数，口干心烦，皮肤干燥，腿膝消细，渐至无力，熟干地黄散方。

熟干地黄（一两）　鸡肶胵（一两，微炒）　黄芪（一两，锉）　白茯苓（一两）　麦门冬（三分，去心）　龙骨（一两半）　桑螵蛸（三分，微炒）　牡蛎粉（一两）　人参（一两，去芦头）　牛膝（一两，去苗）　枸杞子（三分）

右件药，捣筛为散，每服三钱。以水一中盏，煎至六分，去滓，不计时候温服。

治消肾，肾气虚损，发渴，小便数，腰膝痛，肾沥圆方。

鸡肶胵（一两，微炒）　远志（一两，去心）　人参（一两，去芦头）　黄芪（一两，锉）　桑螵蛸（一两，微炒）　泽泻（一两）　熟干地黄（一两）　桂心（一两）　当归（一两）　龙骨（一两）　甘草（半两，炙微赤，锉）　麦门冬（二两，去心）　五味子（半两）　磁石（三两，捣碎，水淘去赤汁）　白茯苓（一两）　芎䓖（二两）　玄参（半两）

右件药，捣筛为散。每服，用羊肾一对，切去脂膜，先以水一大盏半，煮羊肾至一盏，去水上浮脂及肾，次入药五钱、生姜半分，煎至五分，去滓，空心温服，晚食前再服。

治消肾，因消中之后，胃热入肾，消烁肾脂，令肾枯燥，遂致此疾，即两腿渐细，腰脚无力，白茯苓圆方。

白茯苓（一两）　覆盆子（一两）　黄连（一两，去须）　人参（一两，去芦头）　栝楼根（一两）　熟干地黄（一两）　鸡肶胵（三十枚，微炙）　萆薢（一两）　玄参（一两）　石斛⑪（三分，去根，锉）　蛇床子（三分）

右件药，捣罗为末，炼蜜和捣三五百杵，圆如梧桐子大。每于食前，煎磁石汤下三十圆。

治消肾，小便滑数，四肢羸瘦，脚膝乏力，肉苁蓉圆方。

肉苁蓉（一两，酒浸一宿，刮去皱皮，炙干）　熟干地黄（一两半）麦门冬（二两，去心，焙）　泽泻（半两）　五味子（半两）　桂心（半两）　巴戟（半两）　地骨皮（三分）　当归（半两）　磁石（一两，烧

醋淬七遍，捣碎研如粉）　黄芪（一两，锉）　人参（一两，去芦头）
鸡肚胵（一两，微炙）　赤石脂（半两）　韭子（半两，微炒）　白龙骨
（半两）　甘草（半两，炙微赤，锉）　禹余粮（三分，烧醋淬三遍，研
如粉）　牡丹（半两）　桑螵蛸（一两半，微炒）

　　右件药，捣罗为末，入研了药令匀，炼蜜和捣三五百杵，圆如梧桐子
大。　每于食前，以清粥饮下三十圆。

治消肾，心神虚烦，小便无度，四肢羸瘦，不思饮食，唇口干燥，脚膝乏力，黄芪圆方。

　　黄芪（三分，锉）　熟干地黄（一两）　麦门冬（二两，去心，焙）
鸡肚胵（一两，微炙）　山茱萸（三分）　人参（三分，去芦头）　五味
子（三分）　肉苁蓉（一两，酒浸一宿，刮去皱皮，炙干）　地骨皮（半
两）　白茯苓（半两）　玄参（半两）　牛膝（一两，去苗）　补骨脂
（一两，微炒）　鹿茸（一两，去毛涂酥，炙令黄）

　　右件药，捣罗为末，炼蜜和捣三五百杵，圆如梧桐子大。　每于食前，
以粥饮下三十圆。

治消肾烦渴，小便数多，味如饧糖，脚弱阴痿，唇干眼涩，身体乏力，干地黄圆方。

　　熟干地黄（二两）　五味子（半两）　黄芪（三分，锉）　枸杞子
（三分）　肉苁蓉（三分，酒浸一宿，刮去皱皮，炙干）　麦门冬（一
两，去心，焙）　薯蓣（三分）　泽泻（半两）　远志（半两，去心）
菟丝子（一两，酒浸三日，曝干，别捣为末）　牛膝（半两，去苗）　玄
参（半两）　车前子（半两）　桑螵蛸（半两，微炒）　白石英（一两，
细研，水飞过）　山茱萸（半两）　桂心（半两）　人参（半两，去芦
头）　附子（半两，炮裂，去皮脐）　牡丹（三两）　甘草（三分，炙微
赤，锉）　白茯苓（三分）

　　右件药，捣罗为末，入石英，研令匀，炼蜜和捣五七百杵，圆如梧桐
子大。　每于食前，以温酒下三十圆，粥饮下亦得。

治消肾，气虚羸瘦，四肢无力，小便色白，滑数不禁，不思饮食，心神虚烦，鹿茸圆方。

　　鹿茸（二两，去毛涂酥，炙微黄）　人参（三分，去芦头）　泽泻

（三^⑫分）　赤石脂（三分）　石斛（三分，去根，锉）　熟干地黄（二两）　麦门冬（一两半，去心，焙）　白茯苓（三分）　萆薢（三分，锉）　白芍药（三分）　甘草（一分，炙微赤，锉）　黄芪（三分，锉）桑螵蛸（半两，微炒）　子芩（半两）　龙骨（三分）　桂心（半两）牡蛎（一两，烧为粉）

右件药，捣罗为末，炼蜜和捣五七百杵，圆如梧桐子大。每日空心及晚食前，以清粥饮下二十圆。

治消肾，肾虚，小便滑数，腿膝消细，无力渐瘦，宜服此方。

黄芪（三分，锉）　五味子（半两）　泽泻（三分）　生干地黄（一两）　菟丝子（一两，酒浸三日，曝干，别捣为末）　龙骨（三分）　肉苁蓉（三分，酒浸一宿，刮去皱皮，炙令干）　牡蛎（半两）　桑螵蛸（半两，微炒）　枳壳（半两，麸炒微黄，去瓤）

右件药，捣罗为末，炼蜜和捣三二百杵，圆如梧桐子大。每于食前，以温酒下三十圆。

治消肾，小便数，栝楼根圆方。

栝楼根（一两）　甘草（半两，炙微赤，锉）　黄连（一两，去须）泽泻（一两）　赤石脂（半两）　熟干地黄（一两）　石膏（半两，细研）　黄芪（三分，锉）　黄丹（三分）　桑螵蛸（二七枚，微炒）　子芩（一两）　龙骨（三分）　牡蛎（一两，烧为粉）　菟丝子（一两，酒浸三日，曝干，别杵为末）

右件药，捣罗为末，入研了药令匀，炼蜜和捣五七百杵，圆如梧桐子大。每服，不计时候，以清粥饮下三十圆。

治消肾，小便滑数，虚极羸瘦，牡蛎圆方。

牡蛎（一两，烧为粉）　鹿茸（二两，去毛涂酥，炙令微黄）　黄芪（一两半，锉）　土瓜根（一两）　人参（一两，去芦头）　桂心（半两）　白茯苓（一两半）　熟干地黄（一两）　龙骨（一两）　甘草（半两，炙微赤，锉）

右件药，捣罗为末，炼蜜和捣三二百杵，圆如梧桐子大。每日空心及晚食前，以清粥饮下三十圆。

治消肾，久渴不差，困乏，小便滑数，心神虚烦，枸杞子圆方。

枸杞子（一两）　白茯苓（一两）　黄芪（一两，锉）　鸡肫胵（一两半，微炙）　栝楼根（三分）　泽泻（半两）　牡丹（半两）　山茱萸（半两）　麦门冬（一两半，去心，焙）　牡蛎（一两，烧为粉）　桑螵蛸（三分，微炒）　车前子（三分）

右件药，捣罗为末，炼蜜和捣三二百杵，圆如梧桐子大。每于食前，以粥饮下三十圆。

治消肾，小便滑数，四肢少力，羸瘦困乏，全不思食，薯蓣圆方。

薯蓣（一两）　鸡肫胵（一两，微炙）　牡丹（半两）　黄芪（半两，锉）　栝楼根（半两）　白龙骨（半两）　白茯苓（半两）　山茱萸（半两）　麦门冬（二两，去心，焙）　熟干地黄（一两）　桂心（半两）　泽泻（半两）　附子（半两，炮裂，去皮脐）　枸杞子（半两）

右件药，捣罗为末，炼蜜和捣三五百杵，圆如梧桐子大。每于食前，以清粥饮下三十圆。

治消肾，下元虚损，发渴不止方。

牛膝（一斤，去苗）　生地黄汁（五升）

右件药，将牛膝夜间入地黄汁中，浸至晓，即将出曝干，逐日如此，候汁尽为度，如天阴，即焙干，捣罗为末，炼蜜和捣三五百杵，圆如梧桐子大。每日空心，以粥饮下三十圆，晚食前再服。

治消肾小便白浊诸方

夫消肾，小便白浊如脂者，此由劳伤于肾，肾气虚冷故也。肾主水，而开窍在阴，阴为小便之道，胕冷肾损，故小便白而如脂，或如麸片也。

治消肾，心神烦闷，小便白浊，黄散方。

黄芪（一两，锉）　麦门冬（一两，去心）　茯神（一两）　龙骨（一两）　栝楼根（一两）　熟干地黄（一两）　泽泻（一两）　白石脂（一两）　桑螵蛸（一两，微炒）　甘草（三分，炙微赤，锉）

右件药，捣筛为散。每服四钱，以水一中盏，入生姜半分、枣三枚，煎至六分，去滓，每于食前温服。

治消肾，小便多，白浊，或不禁，菟丝子散方。

菟丝子（一两，酒浸三日，曝干，别捣为末）　蒲黄（一两半，微炒）　磁石（半两，烧醋淬七遍，细研，水飞过）　黄连（一两，去须）肉苁蓉（一两，酒浸一宿，刮去皴皮，炙干）　五味子（一两）　鸡肶胵中黄皮（一两半，微炙）

右件药，捣细罗为散，入研了药令匀。　每于食前，以清粥饮调下二钱。

治消肾，心肺热极，羸瘦乏力，口干心烦，小便如脂，铁粉圆方。

铁粉（一两，细研）　生干地黄（三两）　鸡肶胵（二两，微炙）牡蛎（二两，烧为粉）　黄连（一两，去须）

右件药，捣罗为末，入研了药令匀，炼蜜和捣三二百杵，圆如梧桐子大。　不计时候，以粥饮下三十圆。

治消肾，小便滑数白浊，将欲沉困，宜服鹿茸圆方。

鹿茸（一两半，去毛，涂酥，炙微黄）　黄芩（三分）　人参（三分，去芦头）　土瓜根（三分）　肉苁蓉（一两半，酒浸一宿，刮去皴皮，炙干）　鸡肶胵（十枚，微炙）　菟丝子（三两，酒浸三日，曝干，别捣为末）

右件药，捣罗为末，炼蜜和捣三五百杵，圆如梧桐子大。　每于食前，以清粥饮下三十圆。

治消肾，小便白浊，久不差，桑螵蛸圆方。

桑螵蛸（一两，微炒）　菟丝子（一⑬两，汤浸三日，曝干，别捣为末）　熟干地黄（二两）　山茱萸（三分）　黄连（一两，去须）

右件药，捣罗为末，炼蜜和捣三二百杵，圆如梧桐子大。　每于食前，煎大麦饮下三十圆。

治消肾，小便白浊，四肢羸瘦，渐至困乏，宜服黄芪圆方。

黄芪（一两，锉）　白茯苓（三分）　黄连（一两，去须）　土瓜根（三分）　熟干地黄（一两）　麦门冬（二两，去心，焙）　玄参（三分）　地骨皮（三分）　牡蛎（一两，烧为粉）　龙骨（三分）　菝葜（半两，锉）　人参（三分，去芦头）　桑螵蛸（三分，微炒）　五味子

（三分）　鹿茸（一两半，去毛涂酥，炙微黄）

右件药，捣罗为末，炼蜜和捣五七百杵，圆如梧桐子大。　每于食前，以清粥饮下三十圆。

治消肾，小便滑数，白浊，心神烦躁，黄连圆方。

黄连（一两，去须）　栝楼根（一两）　白龙骨（一两）　苦参（一两，锉）　牡蛎（一两，烧为粉）　山茱萸（一两）　葳蕤（一两）　土瓜根（一两）

右件药，捣罗为末，炼蜜和捣三二百杵，圆如梧桐子大。　每服不计时候，煎大麦汤下三十圆。

又方。

天雄（半两，炮裂，去皮脐）　白石脂（三分）　露蜂窠（半两，微炒）

右件药，粗捣，都以水二大盏半，入枣五枚，煎至一盏半，去滓，食前分温三服。

治消肾，小便滑数，白浊，令人羸瘦，宜服此方。

黄芪（半两，锉）　鸡肶胵（一两，微炙）　五味子（半两）

右件药，粗捣，都以水三大盏，煎至一盏半，去滓，食前分温三服。

治消肾，小便滑数，白浊不止方。

鹿角屑（二两，炒令黄）

右件药，捣细罗为散。　每于食前，以粥饮调下二钱。

治消渴烦躁诸方

夫消渴烦躁者，由肾气虚弱，心脏极热所致也。　肾主于水，心主于火，肾水枯竭，则不能制于火，火炎上行，而干于心，心气壅滞，则生于热也。　此皆由下焦久虚，因虚生热，积热不散，伏留于上焦之间，故令渴而烦燥也。

治消渴发热，心神烦躁，饮水不足，黄芪散方。

黄芪（一两，锉）　人参（半两，去芦头）　麦门冬（一两，去心）

桑根白皮（一两，锉）　知母（三分）　栝楼根（三分）　黄连（一两，去须）　石膏（二两）　葛根（半两，锉）　赤茯苓（半两）　地骨皮（半两）　川升麻（半两）　甘草（半两，炙微赤，锉）

右件药，捣筛为散，每服四钱，以水一中盏，入生姜半分、淡竹叶二七片，煎至六分，去滓，不计时候温服。

治消渴烦躁，体热不能食，芦根散方。

芦根（一两，锉）　赤茯苓（一两）　麦门冬（一两，去心）　人参（半两，去芦头）　黄芩（三分）　桑根白皮（三分，锉）　甘草（半两，炙微赤，锉）

右件药，捣筛为散。每服四钱，以水一中盏，入生姜半分、淡竹叶二七片，煎至六分，去滓，不计时候温服。

治消渴，体热烦躁，宜服此方。

地骨皮（一两）　栝楼根（一两）　芦根（一两，锉）　人参（半两，去芦头）　麦门冬（一两半，去心）　赤茯苓（三分）　生干地黄（一两）　黄芩（三分）

右件药，捣筛为散。每服四钱，以水一中盏，入生姜半分、小麦一百粒，淡竹叶二七片煎至六分，去滓，不计时候温服。

治消渴烦躁，饮水不止，黄连散方。

黄连（一两，去须）　栝楼根（一两半）　麦门冬（一两，去心）　知母（三分）　人参（半两，去芦头）　地骨皮（三分）　黄芩（三分）　川升麻（三分）

右件药，捣筛为散。每服四钱，以水一中盏，入生姜半分、淡竹叶二七片，煎至六分，去滓，不计时候温服。

治消渴烦躁，饮水不止，或成骨蒸之状，宜服此方。

大冬瓜（一枚，割开头，去子）　黄连（一斤，去须）　甘草（三⑭两，炙微赤，锉）　童子小便（一升）　地黄汁（五合）　蜜（五合）

右件药，捣甘草、黄连，罗为末，都入冬瓜内，即以头却盖之，又以黄土泥封裹，可厚一寸，候干，即以糠火烧之一日，待冷，去泥，置于露下一宿，取瓜烂研，生布绞取汁，每于食后，以清粥饮调下一合。

治消渴，心燥烦热，不得睡卧，麦门冬散方。

麦门冬（二两，去心）　川升麻（一两）　黄连（一两，去须）　柴胡（一两，去苗）　赤茯苓（二两）　黄芩（一两）　生干地黄（一两）　人参（半两，去芦头）　栝楼根（一两）　甘草（半两，炙微赤，锉）

右件药，捣筛为散。每服四钱，以水一中盏，入生姜半分、淡竹叶六七片，煎至六分，去滓，不计时候温服。

治消渴烦躁，不得眠卧方。

麦门冬（半两，去心）　土瓜根（一两）　小麦（一合）　黄芩（半两）

右件药，都细锉和匀。每服半两，以水一大盏，入竹叶二七片、生姜半分，煎至五分，去滓，不计时候温服。

治消渴，除烦躁方。

秦艽（二两，去苗）　甘草（三分，炙微赤，锉）

右件药，捣筛为散。每服四钱，以水一中盏，入生姜半分，煎至六分，去滓，不计时候温服。

治消渴，心热烦躁，口干颊赤，知母散方。

知母（一两）　麦门冬（一两，去心）　黄芩（三分）　川升麻（三分）　犀角屑（三分）　葛根（三分，锉）　甘草（三分，炙微赤，锉）　马牙消（一两半）

右件药，捣粗罗为散。每服四钱，以水一中盏，入生姜半分、淡竹叶二七片，煎至六分，去滓，不计时候温服。

治消渴，烦躁，羸瘦乏力，不思饮食，宜服此方。

麦门冬（一两半，去心，焙）　栝楼根（一两）　黄芩（三分）　牡蛎（一两，烧为粉）　黄连（一两，去须）　金箔（五十片，细研）　银箔（五十片，细研）

右件药，捣细罗为散，入研了药令匀。每服，不计时候，煎淡竹叶汤调下一钱。

治消渴烦躁，小便不利，栝楼圆方。

栝楼根（二两）　麦门冬（二两，去心，焙）　知母（一两）　人参（三分，去芦头）　黄芩（半两）　苦参（半两，锉）　土瓜根（半两）

赤茯苓（一两）

右件药，捣罗为末，炼蜜和捣三二百杵，圆如梧桐子大。每服，不计时候，以温粥饮下三十圆。

治消渴烦躁，狂乱，皮肤干燥，宜服此方。

生葛根切去皮，木臼内捣取汁一大盏，入蜜二大匙，搅令匀。不计时候，分为三服。

治消渴烦躁，饮水无度方。

右用七家井索，近灌口结处，烧为灰，细研。不计时候，以新汲水调服二钱，不过三五服效。

治消渴，心神烦躁，小便不利方。

葵大束，令净洗，煤过，煮米饮，浇作齑候葵黄色，取汁。渴即饮之，以差为度。

治消渴口舌干燥诸方

夫消渴之病，常饮水而小便少也。若因虚而生热者，则津液少，故渴也。是以心气通于舌，脾气通于口，热[15]气在内，乘于心脾，津液枯竭，故令口舌干燥也。

治消渴，口舌干燥，心神烦热，麦门冬散方。

麦门冬（一两，去心）　地骨皮（三分）　栝楼根（三分）　人参（半两，去芦头）　芦根（一两，锉）　黄芪（三分，锉）　甘草（半两，炙微赤，锉）　黄芩（三分）　茅根（一两，锉）　石膏（三两）

右件药，捣筛为散。每服五钱。以水一大盏，入生姜半分、竹茹半分，小麦半合，煎至五分，去滓，不计时候温服。

治消渴，口舌干燥，烦热，人参散方。

人参（三分，去芦头）　地骨皮（一两）　赤茯苓（三分）　麦门冬（二两，去心）　甘草（三分，炙微赤，锉）　芦根（二两，锉）　葛根（三分，锉）　黄芪（三分，锉）　川升麻（一两）　黄芩（半两）

右件药，捣筛为散。每服四钱，以水一中盏，入生姜半分、淡竹叶二十片，煎至六分，去滓，不计时候温服。

治消渴，口舌焦干，精神恍惚，烦躁不安，地骨皮散方。

地骨皮（一两）　茯神（三分）　栝楼根（一两）　黄连（一两，去须）　石膏（二两）　甘草（半两，炙微赤，锉）　麦门冬（一两，去心）　黄芩（一两）　远志（三分，去心）

右件药，捣筛为散。每服四钱，以水一中盏，煎至六分，去滓，每于食后温服。

治消渴，止虚烦，除口舌干燥，宜服此方。

麦门冬（一两，去心）　人参（半两，去芦头）　黄芪（三分，锉）　赤茯苓（三分）　甘草（半两，炙微赤，锉）　葛根（半两，锉）　枇杷叶（三分，拭去毛，炙微黄）

右件药，捣筛为散。每服四钱，以水一中盏，入生姜半分、淡竹叶二七片，煎至六分，去滓，不计时候温服。

治消渴，口舌干燥，烦热，不能饮食，宜服黄连散方。

黄连（二两，去须）　葛根（二两，锉）　麦门冬（一两，去心）　枇杷叶（一两，拭去毛，炙微黄）

右件药，捣筛为散。每服四钱，以水一中盏，入生姜半分、淡竹叶二七片，煎至六分，去滓，不计时候温服。

治消渴，口舌干燥，烦热狂乱，麦门冬圆方。

麦门冬（三两，去心，焙）　栝楼根（三分）　知母（三分）　黄芩（三分）　甘草（半两，炙微赤，锉）　黄连（一两，去须）　铁粉（一两半，细研）

右件药，捣罗为末，入铁粉，研令匀，炼蜜和捣三二百杵，圆如梧桐子大。每于食后，以清粥饮下二十圆。

治消渴，口舌干燥，烦热，心神如狂，犀角圆方。

犀角屑（三分）　铅霜（半两，细研）　麦门冬（二两，去心，焙）　铁粉（一两，细研）　甘草（半两，炙微赤，锉）　郁金（半两）　地骨皮（半两）　栝楼根（三分）　子芩（半两）　茯神（半两）　玄参（半两）　胡黄连（三分）

右件药，捣罗为末，入研了药令匀，炼蜜和捣三五百杵，圆如梧桐子大。 每于食后，煎竹叶汤下二十圆。

治消渴，口舌干燥，骨节烦热方。

地骨皮（一两） 小麦（半两） 生麦门冬（一两，去心）

右件药，细锉和匀。 每服半两，以水一大盏，煎至五分，去滓，每于食后温服。

治消渴，心神烦躁，口干舌涩，天竹黄散方。

天竹黄（一两，细研） 黄连（半两，去须） 栀子仁（半两） 川大黄（半两，锉碎，微炒） 马牙消（半两，细研） 甘草（一分，炙微赤，锉）

右件药，捣细罗为散，入研了药令匀。 每于食后，煎竹叶水调下二钱。

治消渴，口舌干燥，烦热，宜服此方。

羊髓（二合） 甘草（一两，炙微赤，锉） 白蜜（二合）

右件药，先以水一大盏，煮甘草至七分，去滓，后下髓、蜜，更煎五七沸，每于食后，温服一合。

治消渴，口舌干燥，骨节烦热方。

生芭蕉根，捣绞取汁，时饮一二合。

治消渴饮水过度诸方

夫消渴饮水过度者，由肾虚心热，三焦不和，上热下冷故也。 凡人好食热酒炙肉，或服乳石壅滞之药，热毒在内，不得宣通，关膈闭塞，血脉不行，热气蒸于脏腑，津液枯竭，则令心肺烦热，咽喉干燥，故令渴不止，而饮水过度也。

治消渴饮水，过多不止，心神恍惚，卧不安稳，羚羊角散方。

羚羊角屑（三分） 知母（三分） 黄芪（三分，锉） 栝楼根（三分） 麦门冬（三分，去心） 茯神（三分） 地骨皮（三分） 人参（三分，去芦头） 防风（三分，去芦头） 甘草（半两，炙微赤，锉）石膏（一两半） 酸枣仁（三分，微炒） 黄芩（半两）

右件药，捣筛为散。 每服五钱，以水一大盏，入生姜半分、淡竹叶二七片、小麦半合，煎至五分，去滓，每于食后温服。

治消渴,饮水过多,烦热不解,黄丹散方。

黄丹（一两） 胡粉（一两） 栝楼根（一两半） 甘草（半两，炙微赤，锉） 泽泻（三分） 石膏（一两半） 麦门冬（二[16]两，去心，焙） 白石脂（三分）

右件药，捣细罗为散。 每服不计时候，以清粥饮调下一钱。

治消渴,饮水过多,烦渴不止,黄芪散方。

黄芪（一两，锉） 栝楼根（一两） 麦门冬（二两，去心，焙） 赤茯苓（半两） 甘草（半两，炙微赤，锉）

右件药，捣细罗为散。 每于食后，煎竹叶水调下二钱。

治消渴,饮水过多,不知足限,栝楼根圆方。

栝楼根（三分） 黄丹（半两） 葛根（半两） 黄连（一两，去须）

右件药，捣罗为末，入黄丹，研令匀，炼蜜和圆，如梧桐子大。 每服，以温水下十圆，遇渴吃水，即便服之。

又方。

黄丹（一分） 栝楼根（半两） 槟榔（一分，末） 绿豆粉（一两）

右件药，都研令匀，用白面三两相和，作𫗦饦[17]，用生姜、葱、薤白、豉汁煮熟，和汁温食之。

又方。

密陀僧（半两，细研） 蜡面茶（半两） 黄连（半两，去须） 滑石（半两） 栝楼根（半两）

右件药，捣细罗为散。 每服，不计时候，以清粥饮调下一钱。

又方。

铅（一斤） 水银（二两，先熔铅，旋投入水银，候铅面上有花晕，上便以铁匙掠取，于乳钵内研之） 皂荚（一梃，不蛀[18]者，涂酥炙令黄，去皮子，入麝香一钱同碾为末）

右件药，每服，抄[19]皂荚散一钱，以水一中盏，煎至六分，去滓，令温，每于食后，调下铅黄散半钱。

又方。

黄连（半两，去须）　栝楼根（半两）　密陀僧（半两，细研）　人参（半两，去芦头）

右件药，捣细罗为散，入密陀僧，研令匀。每于食后，以温浆水调下一钱。

又方。

栝楼（一两）　黄连（二两，去须）　甘草（一两，炙微赤，锉）

右件药，捣筛为散。每服三钱，以水一中盏，煎至六分，去滓，每于食后温服。

又方。

地骨皮（一两）　甘草（三分，炙微赤，锉）　桑根白皮（三两，锉）

右件药，捣筛为散。每服四钱，以水一中盏，入生姜半分，煎至六分，去滓，每于食后温服。

又方。

栝楼根（半两）　汉防己（半两）　黄连（半两，去须）　黄丹（半两）

右件药，捣细罗为散，入黄丹，研令匀。每于食后，以温水调下一钱。

治消渴，日夜饮水，过多不足，口干燥，小便数，麦门冬散方。

麦门冬（一两，去心）　栝楼根（一两）　知母（一两）　黄芪（一两，锉）　甘草（半两，炙微赤，锉）　牡蛎（一两半，烧为粉）

右件药，捣筛为散。每服四钱，以水一中盏，入生姜半分，煎至六分，去滓，不计时候温服。

治消渴，饮水过度，烦热不解，心神恍惚，眠卧不安，土瓜根圆方。

土瓜根（三分）　栝楼根（一两）　麦门冬（一两，去心）　知母（三分）　苦参（一两，锉）　石膏（一两，细研）　鸡肶胵（七枚微炙）　子芩（三分）　铁粉（一两，细研）　川大黄（一两，锉碎，微炒）　龙齿（三分）大麻仁（一两，研如膏）　金箔（五十片，细研）

银箔（五十片，细研）　泽泻（二分）

右件药，捣罗为末，入研了药令匀，炼蜜和捣三五百杵，圆如梧桐子大。　每于食后，煎竹叶小麦汤下三十圆。

治消渴饮水过度，渴尚不止，口舌干燥，心神烦乱，坐卧不安，镇心止渴铁粉圆方。

铁粉（一两，细研）　黄连（二两，去须）　苦参（一两，锉）　麦门冬（二两，去心，焙）　土瓜根（一两）　牡蛎粉（一两）　金箔（五十片，细研）　银箔（五十片，细研）　栝楼根（二两）

右件药，捣罗为末，入研了药，都研令匀，炼蜜和捣二[20]五百杵，圆如梧桐子大。　不计时候，以清粥饮下三十圆。

治消渴饮水过多，小便不利方。

葵根茎叶（五两，切）

右件药，以水三大盏，入生姜一分、豉一合，煮取二盏，去滓，食后分温三服。

治消渴，饮水过多不差方。

凌霄花一两，捣碎，以水一大盏半，煎至一盏，去滓，分温三服。

又方。

人参（一两，去芦头，捣细罗为散）

右用鸡子清调下一钱，日四五服。

治消渴，饮水过甚，并小儿渴疾方。

黄狗胆（一枚）　獖猪胆（一枚）

右件狗胆，并入猪胆内，阴干，候堪圆，即圆如梧桐子大。　每服，以麝香汤下二圆，小儿半圆。

治消渴饮水腹胀诸方

夫消渴饮水腹胀者，由水气流行，在于脾胃，脾得湿气，不能消谷，复遇经络否涩，气血行，则水不得宣通，停聚流溢于膀胱之间，故令胀满也。

治消渴,饮水过多,心腹胀满,不能下食,人参散方。

人参（一两,去芦头）　桑根白皮（半两,锉）　陈橘皮（一两,汤洗,去白瓤,焙）　半夏（半两,汤洗七遍,去滑）　黄芪（三分,锉）　木香（半两）　赤芍药（半两）　草豆蔻（半两,去皮）　桂心（半两）　槟榔（半两）　枇杷叶（半两,拭去毛,炙微黄）

右件药,捣筛为散。　每服三钱,以水一中盏,入生姜半分,煎至六分,去滓,不计时候温服。

治消渴,饮水过多,心腹胀满,或胁肋间痛,腰腿沉重,陈橘皮散方。

陈橘皮（一两,汤浸,去白瓤,焙）　诃黎勒皮（半两）　赤茯苓（半两）　桂心（半两）　大腹皮（半两,锉）　芎䓖（半两）　枳壳（半两,麸炒微黄,去瓤）　赤芍药（半两）　甘草（一分,炙微赤,锉）

右件药,捣筛为散。　每服四钱,以水一中盏,入生姜半分,煎至六分,去滓,每于食前温服。

治消渴,饮水,伤冷太过,致脾气虚,腹胁胀满,不思饮食,桂心散方。

桂心（半两）　人参（半两,去芦头）　白茯苓（半两）　诃黎勒皮（半两）　大腹皮（半两,锉）　甘草（半两,炙微赤,锉）　枳壳（半两,麸炒微黄,去瓤）　厚朴（一两,去粗皮,涂生姜汁,炙令香熟）　白术（半两）　前胡（半两,去芦头）

右件药,捣筛为散。　每服四钱,以水一中盏,入生姜半分、枣二^㉑枚,煎至六分,去滓,每于食前温服。

治消渴,饮水太过,胃气不和,腹胀,不思饮食,宜服此方。

赤茯苓（半两）　人参（半两,去芦头）　赤芍药（半两）　白术（三分）　前胡（三分,去芦头）　枳壳（半两,麸炒微黄,去瓤）　槟榔（三分）　厚朴（三分,去粗皮,涂生姜汁,炙令香熟）　桂心（三分）　甘草（半两,炙微赤,锉）

右件药,捣筛为散。　每服四钱,以水一中盏,入生姜半分、枣三枚,煎至六分,去滓,每于食前温服。

治消渴,饮水腹胀,烦热呕吐,不思食,半夏散方。

半夏（半两,汤洗七遍,去滑）　赤茯苓（一两）　人参（一两,去

芦头） 白术（三分） 木香（半两） 甘草（半两，炙微赤，锉） 陈橘皮（一两，汤浸，去白瓤，焙）

右件药，捣粗罗为散。每服三钱，以水一中盏，入生姜半分、竹茹一分，枣二枚，煎至六分，去滓，不计时候温服。

治消渴，饮水不止，小便复涩，心腹连膀胱胀闷，胸膈烦热，槟榔散方。

槟榔（一两） 桑根白皮（一两，锉） 赤茯苓（一两） 紫苏茎叶（一两） 木通（一两，锉） 麦门冬（一两，去心）

右件药，捣筛为散。每服四钱，以水一中盏，入生姜半分、葱白七寸，煎至六分，去滓，不计时候温服。

治消渴腹胀，利大小肠，大黄圆方。

川大黄（三两，锉碎，微炒） 栝楼根（一两） 芎䓖（三分） 枳壳（一两，麸炒微黄，去瓤） 槟榔（一两） 桂心（三分）

右件药，捣罗为末，炼蜜和圆，如梧桐子大。不计时候，以温水下三十圆。

治热渴诸方

夫五脏六腑，皆有津液也，若五脏因虚而生热者，热气在内，则津液竭少，故为渴也。夫渴者数饮水，其人必头目眩，背寒而及，皆因利虚故也。诊其心脉滑甚者[22]，为喜渴也。

治脾胃中热，引饮水浆，渴即不止，赤茯苓散方。

赤茯苓（一两） 栝楼根（一两） 黄芩（一两） 麦门冬（一两，去心） 生干地黄（一两） 知母（一两）

右件药，捣筛为散。每服五钱，以水一大盏，入生姜半分、小麦半合，淡竹叶二七片，煎至五分，去滓，不计时候温服。

治热渴，天竹黄散方。

天竹黄（一两，细研） 黄连（一两，去须） 茯神（一两） 甘草（一两，炙微赤，锉） 川芒硝（一两） 犀角屑（一两） 栝楼根（一两） 川升麻（一两）

右件药，捣细罗为散，入研了药令匀。每于食后，煎淡竹叶汤调下一钱。

治脾胃中热，烦渴不止，黄芪散方。

黄芪（一两，锉）　茯神（一两）　地骨皮（一两）　栝楼根（一两）　麦门冬（一两，去心）　黄芩（一两）　生干地黄（一两）　甘草（半两，炙微赤，锉）

右件药，捣筛为散。每服四钱，以水一中盏，入生姜半分、淡竹叶二七片，煎至六分，去滓，不计时候温服。

治心脾热，渴不止，小便难，宜服此方。

赤茯苓（一两）　芦根（一两，锉）　黄芩（一两）　知母（一两）　栝楼根（一两）　蘧麦穗（一两）　麦门冬（一两，去心）　甘草（一两，炙微赤，锉）　木通（一两，锉）

右件药，捣筛为散。每服四钱，以水一中盏，入生姜半分、煎至六分，去滓，不计时候温服。

治心脾实热，烦渴不止，知母散方。

知母（一两）　芦根（一两半，锉）　栝楼根（一两）　麦门冬（一两，去心）　黄芩（三分）　川大黄（一两，锉碎，微炒）　甘草（半两，炙微赤，锉）

右件药，捣筛为散。每服四钱，以水一中盏，煎至六分，去滓，不计时候温服。

治脾胃中热，烦渴，身渐消瘦，宜服此方。

黄连（一两，去须）　川升麻（一两）　麦门冬（一两，去心）　黄芩（一两）　栝楼根（一两）　知母（一两）　茯神（半两）　栀子仁（一两）　甘草（一两，炙微赤，锉）　石膏（二两）

右件药，捣筛为散。每服四钱，以水一中盏，煎至六分，去滓，不计时候温服。

治脾胃热，渴不止，羸瘦困乏，猪肚黄连圆方。

猪肚（一枚，洗令净）　黄连（三两，去须，别捣为末）　栝楼根（一两）　白粱米（一合，淘净）　柴胡（一两，去苗）　茯神（一两）　知母（一两）　麦门冬（二两，去心，焙）

右件药，捣罗为末，先将黄连末及米，入肚内，缝合，蒸合㉓烂熟，砂盆内研如膏，入药末，和令熟，圆如梧桐子大。不计时候，以清粥饮下三十圆。

治心脾壅热，烦渴口干，宜服此方。

知母（一两）　栝楼根（一两）　麦门冬（一两，去心，焙）　黄连（一两，去须）　茯神（一两）

右件药，捣罗为末，炼蜜和捣三二百杵，圆如梧桐子大。不计时候，以粥饮下三十圆。

又方。

豉（一合）　黄连（一两，去须）

右件药，捣罗为散。每服半两，以水一大盏，煎至五分，去滓，每于食后温服。

又方。

黄连（半两，去须）　麦门冬（一两，去心）

右件药，捣罗为散。每服半两，以水一大盏，煎至五分，去滓，每于食后温服。

治心肺热渴，面赤口干，宜服此方。

马牙消（半斤）　川芒硝（四两）　寒水石（四两）　石膏（三两）

右件药，以水五升，浸三日，用银器中煎至水尽，后去㉔寒水石及石膏，候凝硬，阴干，别入龙脑半两、朱砂一两同研为末。不计时候，以蜜水调下一钱。兼治喉痹肿痛，甚妙。

治热极，渴不止方。

麦门冬（一两，去心）　石膏（二两）　芦根（一两，锉）

右件药，捣筛为散。每服半两，以水一大盏，煎至五分，去滓，不计时候温服。

治热渴不止，心神烦躁，宜服此方。

黄连（五两，去须，捣为末）　地黄汁（二升）　蜜（五合）

右件药，于银器中，以慢火煎成膏，收于瓷器中。每于食后，煎竹叶麦门冬汤，调弹子大服之。

又方。

黄连（去须）　栝楼根（各等分）

右件药，捣罗为末，以麦门冬去心，煮熟烂研，和圆如梧桐子大。 每于食后，煎小麦汤下三十圆。

又方。

右取水中萍，洗曝干为末，以牛乳汁和圆，如梧桐子大。 每服不计时候，以粥饮下三十圆。

治暴渴诸方

夫暴渴者，由心热也。 心主于便汗，便汗出多，则肾中虚躁，故令浊也，凡夏月渴而汗出多，则小便少，冬月不汗，故小便多，此皆是平人之候，名曰暴渴也。

治暴渴，烦热不退，少得睡卧㉕，麦门冬散方。

麦门冬（一两，去心）　白茅根（二两，锉）　栝楼根（一两）　黄芩（三分）　甘草（半两，炙微赤，锉）　芦根（一两半，锉）　人参（三分，去芦头）　地骨皮（一两）　石膏（二两）

右件药，捣筛为散。 每服五钱，以水一大盏，入生姜半分、小麦半合、淡竹叶二七片，煎至五分，去滓，每于食后温服。

治暴渴饮水多或干呕，芦根散方。

芦根（一两半，锉）　人参（半两，去芦头）　百合（三分）　麦门冬（一两，去心）　桑根白皮（三分，锉）　黄芪（三分，锉）　赤茯苓（三分）　黄芩（三分）　葛根（三分，锉）　甘草（三分，炙微赤，锉）

右件药，捣筛为散。 每服四钱，以水一中盏，入生姜半分、淡竹叶二七片，煎至六分，去滓，不计时候温服。

治暴渴，心神烦闷，体热食少，栝楼根散方。

栝楼根（一两）　芦根（一两，锉）　麦门冬（一两，去心）　知母（一两）　人参（一两，去芦头）　地骨皮（一两）　黄芩（一两）　甘

草（一两，炙微赤，锉）

右件药，捣筛为散。每服五钱，以水一大盏，入生姜半分、小麦半合，竹叶二十片，煎至五分，去滓，不计时候温服。

治暴渴，心神烦闷，口舌干焦，柴胡散方。

柴胡（二两，去苗） 乌梅肉（二两，微炒） 甘草（一两，炙微赤，锉） 麦门冬（一两半，去心）

右件药，捣筛为散。每服四钱，以水一中盏，煎至七分，去滓，不计时候温服。

又方。

乌梅肉（七枚，微炒） 生姜（一分，捶碎） 白砂糖（三分）

右件药，以水二大盏，煎至一盏二分，去滓，分温二服，食后服之。

又方。

枇杷叶（一两，拭去毛，炙微黄） 芦根（二两，锉） 甘草（三分，炙微赤，捣） 黄连（一两，去须）

右件药，捣筛为散。每服四钱，以水一中盏，煎至六分，去滓，每于食后温服。

治暴渴，除烦热，酥蜜煎方。

酥（五合） 白蜜（五两） 川芒硝（二两）

右件药，于银器中，以慢火熬成膏，收瓷器中。不计时候，服半匙咽津。

治胸膈气壅滞，暴渴不止，赤茯苓散方。

赤茯苓（一两） 诃黎勒皮（三分） 龙脑（一钱，细研） 人参（三分，去芦头）

右件药，捣细罗为散，入龙脑，研令匀。不计时候，以粥饮调下一钱。

又方。

右取萝卜二枚大者，捣烂取汁，入蜜二合、生姜半两，取汁，酥一两，调令匀。渴即旋少饮之。

治渴利成痈疽诸方

夫渴利者，为随饮即小便也。由少时服乳石，乳石热盛，房室㉕过度，致令肾气虚耗，下焦生热，热则肾燥则渴也，今肾气已虚，又不得制于水液，故随饮即小便也。以其病变，但发痈疽，以其内热，故小便利，小便利则津液竭，津液竭则经络涩，经络涩则荣卫不行，荣卫不行则热气留滞，故成痈疽也。

治渴利烦热，发痈疽，发背，焮肿疼痛，玄参散方。

玄参（一两） 犀角屑（一两） 川芒硝（一两） 川大黄（二两，锉碎，微炒） 黄芪（一两，锉） 沉香（一两） 木香（一两） 羚羊角屑（一㉒两） 甘草（三分，生，锉）

右件药，捣细罗为散。每服不计时候，以温水调下二钱。

治渴利，口干烦热，背生痈疽，赤焮疼痛，蓝叶散方。

蓝叶（一两） 川升麻（一两） 麦门冬（一两，去心） 赤芍药（一两） 玄参（一两） 黄芪（一两，锉） 甘草（一两，生，锉） 川大黄（二两，锉碎，微炒） 犀角屑（一两） 沉香（一分） 葛根（一两，锉）

右件药，捣筛为散。每服四钱，以水一中盏，煎至六分，去滓，不计时候温服。

治渴利热盛，背生痈疽，烦热，肢节疼痛，射干散方。

射干（一两） 川升麻（一两） 犀角屑（一两） 蓝叶（一两） 黄芩（一两） 栝楼根（二㉘两） 沉香（一两） 地榆（一两，锉） 川大黄（二两，锉碎，微炒） 川朴硝（二两）

右件药，捣粗罗为散。每服五钱，以水一大盏，煎至五分，去滓，不计时候温服。

治因服硫黄及诸丹石,热发,关节毒气,不得宣通,心肺躁热,渴利不止及发痈疽发背,白茅根饮子方。

白茅根(一握,锉) 桑根白皮(二两,锉) 麦门冬(二两,去心) 赤茯苓(二两) 露蜂房(一两,炙黄) 红雪(二两)

右件药,细锉,每服半两,以水一大盏,入淡竹叶三七片,煎至五分,去滓,不计时候温服。

治渴利烦热,背㉙生痈疽,赤焮疼痛,心烦不得眠卧,宜服此方。

水银(一两,入黄丹点少水研令星尽) 栝楼根(一两) 苦参㉚(一两半,锉) 知母(一两半) 密陀僧(一两,细研) 牡蛎(一两,烧为粉) 黄丹(半两) 黄连(一两,去须)

右件药,捣细罗为散,入研了药令匀。每服,温水调下一钱。

又方。

铅霜(一分) 腻粉(一分) 柳絮矾(一分) 川朴硝(一分)

右件药,细研为散。每服,以冷水调下半钱,日夜可四五服。

治渴利后发疮诸方

夫渴利之病,随饮即小便也,此谓服石药之人,房室过度,肾气虚耗故也。下焦既虚,虚则生热,热则肾燥,肾燥则生渴,渴则饮水,肾气既虚,又不能制水,故小便利也。其渴利虽差,热犹未尽,发于皮肤,皮肤先有风湿,湿热相搏,所以生疮也。

治渴利后,皮肤生疮,肢节疼痛,升麻散方。

川升麻(一两) 玄参(一两) 知母(一两) 赤茯苓(一两) 赤芍药(三分) 漏芦(一两) 枳壳(一两,麸炒微黄,去瓤) 菝葜(一两) 黄连(一两半,去须) 甘草(一两,炙微赤,锉)

右件药,捣细罗为散。不计时候,以温浆水调下二钱,以差为度。

治渴利后,心烦体热,皮肤生疮,瘙痒,栝楼根散方。

栝楼根(二两) 赤茯苓(二两) 玄参(一两) 枳壳(一两,麸炒微黄,去瓤) 苦参(三分,锉) 甘草(三分,炙微赤,锉)

右件药，捣细罗为散。不计时候，以温浆水调下一钱。

治渴利后，头面身上，遍生热毒疮，玄参散方。

玄参（一两）　栀子仁（三分）　黄芩（一两）　白蔹（半两）　川升麻（一两）　连翘（一两）　犀角屑（半两）　葳蕤（一两）　木香（半两）

右件药，捣粗罗为散。每服四钱，以水一中盏，煎至六分，去滓，温服，日三四服。

治渴利后，皮肤生热，毒疮疼痛，寒热，口干心烦，黄芪散方。

黄芪（一两，锉）　甘草（一两，炙微赤，锉）　川升麻（一两）　黄芩（一两）　前胡（一两，去芦头）　栝楼根（一两）　知母（一两）　麦门冬（一两，去心）　赤芍药（一两）　生干地黄（二两）

右件药，捣筛为散。每服四钱，以水一中盏，入竹叶二七片、小麦一百粒，煎至六分，去滓，温服，日三四服。

治渴利后，肺脏风毒，外攻皮肤，生疮瘙痒，心烦，秦艽圆方。

秦艽（一两，去苗）　乌蛇（三两，酒浸，去皮骨，炙微黄）　牛蒡子（三分，微炒）　防风（半两，去芦头）　枳壳（一两，麸炒微黄，去瓤）　栀子仁（三分）　犀角屑（三分）　赤茯苓（一两）　苦参（一两，锉）

右件药，捣罗为末，炼蜜和捣三二百杵，圆如梧桐子大。每于食后，煎竹叶汤下三十圆。

治渴利后，热毒未解，心神烦热，皮肤瘙痒成疮，皂荚煎圆㉛方。

皂荚（十梃，不蛀者，捶碎，用水三升浸一宿，挼令浓滤去滓，以慢火熬成膏）　天门冬（一两半，去心，焙）　枳壳（一两，麸炒微黄，去瓤）　乌蛇（三两，酒浸，去皮骨，炙微黄）　白蒺藜（一两，微炒，去刺）　防风（一两，锉）　杏仁（一两，汤浸去皮尖双仁，麸炒微黄）　川大黄（一两，锉碎，微炒）　苦参（一两，锉）　川升麻（一两）

右件药，捣罗为末，入皂荚膏，和捣三二百杵，圆如梧桐子大。每于食后，以㉜温浆水下三十圆。

治消渴后成水病诸方

夫五脏六腑皆有津液，若腑脏因虚，而生热气，则津液竭，故渴也。夫渴数饮水，其人必眩，背寒而呕者，因利虚故也，诊其脉滑甚，为喜渴，其病变成痈疽，或为水病也。

治消渴后，遍身浮肿，心膈不利，紫苏散方。

紫苏茎叶（一两）　桑根白皮（一两，锉）　赤茯苓（一两）　羚羊角屑（三分）　槟榔（三分）　木香（半两）　桂心（半两）　独活（半两）　枳壳（半两，麸炒微黄，去瓤）　郁李仁（二两，汤浸，去皮，微炒）

右件药，捣粗罗为散。每服四钱，以水一中盏，入生姜半分煎至六分，去滓，不计时候温服。

治消渴后，头面脚膝浮肿，胃虚不能下食，心胸不利，或时吐逆，赤茯苓散方。

赤茯苓（一两）　紫苏子（一两）　白术（一两）　前胡（一两，去芦头）　人参（一两，去芦头）　陈橘皮（三分，汤浸，去白瓤，焙）桂心（三分）　木香（三分）　槟榔（三分）　甘草（半两，炙微赤，锉）

右件药，捣筛为散。每服三钱，以水一中盏，入生姜半分、枣三枚，煎至六分，去滓，不计时候温服。

治消渴后成水病，面目身体浮肿，升麻散方。

川升麻（一两）　栝楼根（一两半）　赤茯苓（一两）　麦门冬（二两，去心，焙）　桑根白皮（二两，锉）　青橘皮（三分，汤浸去白瓤，焙）

右件药，捣细罗为散。每服，以温水调下一钱，日三四服。

治消渴后，四肢虚肿，小便不利，人参散方。

人参（三分，去芦头）　猪苓（三分，去黑皮）　木通（一两，锉）黄连（一两，去须）　麦门冬（二两，去心，焙）　栝楼根（二两）

右件药，捣细罗为散。 每服，以温水调下一钱，日三四服。

治消渴，已觉津液耗竭，身体浮气如水病者，汉防己圆方。

汉防己（三分） 猪苓（三分，去黑皮） 栝楼根（一两） 赤茯苓（一两） 桑根白皮（一两半，锉） 白术（半两） 杏仁（一两，汤浸去皮尖双仁，麸炒微黄） 郁李仁（一两半，汤浸，去皮，微炒） 甜葶苈（一两，隔纸炒令紫色）

右件药，捣罗为末，炼蜜和捣三二百杵，圆如梧桐子大。 每于食前，以温水下三十圆。

治消渴后，成水病浮肿方。

甜葶苈（一两，隔纸炒令紫色） 杏仁（一两，汤浸去皮尖双仁，麸炒微黄） 栝楼子（一两） 汉防己（一两）

右件药，捣罗为末，炼蜜和捣一二百杵，圆如梧桐子大。 每服，煎赤茯苓汤下三十圆，日三四服。

治消渴后，变成水气，令作小便出方。

萝卜子（三两，炒令黄） 紫苏子（二两，微炒）

右件药，捣细罗为散。 每服，煎桑根白皮汤，调下二钱，日三四服。

治大渴后虚乏诸方

夫渴病者，皆由腑脏不和，经络虚竭所为故也，病虽新差，血气未复，仍虚乏也。

治大渴后，下元虚乏，日渐羸瘦，四肢无力，不思饮食，肉苁蓉散方。

肉苁蓉（一两，酒浸一宿，刮去皱皮，炙令干） 熟干地黄（二两） 白茯苓（三分） 白芍药（半两） 桂心（半两） 牛膝（三分，去苗） 麦门冬（一两，去心） 白石英（一两，细研） 附子（三分，炮裂，去皮脐） 黄芪（一两，锉） 牡蛎（一两，烧为粉） 磁石（一两，捣碎，水淘去赤汁） 五味子（三分） 人参（三分，去芦头） 续断（三分） 萆薢（半两，锉） 地骨皮（半两）

右件药，捣粗罗为散。 每服，用獖猪肾一对，切去脂膜，先以水一大盏半，煎至一盏，去滓，入药五钱、生姜一分、薤白三茎，煎至五分，去滓，每于食前温服。

治大渴后，虚乏脚弱，小便数，石斛散方。

石斛（一两，去根，锉） 肉苁蓉（一两，酒浸一宿，刮去皱皮，炙干） 麦门冬（二两，去心，焙） 白蒺藜（半两，微炒，去刺） 甘草（半两，炙微赤，锉） 干姜（三分） 桂心（半两） 熟干地黄（二两） 续断（一两） 黄芪（三分，锉）

右件药，捣筛为散。每服四钱，以水一中盏，煎至六分，去滓，每于食前温服。

治大渴后，上焦烦热不退，下元虚乏，羸瘦无力，小便白浊，饮食渐少，黄芪圆方。

黄芪（一两，锉） 肉苁蓉（一两，酒浸一宿，刮去皱皮，炙令干） 鹿茸（一两，去毛，涂酥，炙微黄） 熟干地黄（二两） 人参（三分，去芦头） 枸杞子（三分） 白茯苓（三分） 甘草（半两，炙微赤，锉） 地骨皮（半两） 泽泻（三分） 附子（三分，炮裂，去皮脐） 巴戟（三分） 禹余粮（三分，烧赤，醋淬三遍，细研） 桂心（三分） 牡丹（三分） 五味子（三分） 龙骨（三分） 磁石（一两半，烧赤，醋淬七遍，捣碎细研） 赤石脂（三分） 麦门冬（二两，去心，焙） 牡蛎（三分，烧为粉）

右件药，捣罗为末，入研了药令匀，炼蜜和捣五七百杵，圆如梧桐子大。每于食前，以清粥饮下三十圆。

治大渴后，虚乏羸瘦，小便白浊，口舌干燥，不思饮食，磁石散方。

磁石（二两半，捣碎，水淘，去赤汁） 熟干地黄（二㉝两） 麦门冬（一两，去心） 桑螵蛸（三分，微炒） 黄芪（三分，锉） 人参（三分，去芦头） 桂心（三分） 白茯苓（三分） 五味子（三分） 甘草（一分，炙微赤，锉） 龙骨（三分） 草薢（半两，锉）

右件药，捣粗罗为散。每服，用猪肾一对，切去脂膜，以水二大盏，煎至一盏，去滓，入药五钱、生姜半分，煎至五分，去滓，空心温服，晚食前再服。

治大渴后虚乏，小便滑数，腿脚无力，日渐羸瘦，鹿茸圆方。

鹿茸（二两，去毛，涂酥，炙令黄）　肉苁蓉（二㉞两，酒浸一宿，刮去皱皮，炙干）　附子（一两，炮裂，去皮脐）　黄芪（一两半，锉）石斛（一两半，去根，锉）　五味子（一两）　菟丝子（一两半，酒浸三日，曝干，别捣为末）　白龙骨（一两）　桑螵蛸（二㉟两，微炒）　白蒺藜（一两，微炒，去刺）

右件药，捣罗为末，炼蜜和捣三二㊱百杵，圆如梧桐子大。每日空心及晚食前，以清粥饮下三十圆。

【校注】

① 厖：日本抄本为"胠"字。

② 胡粉：日本抄本为"前胡"字。

③ 二：日本抄本为"三"。

④ 曝干：日本抄本为"片"字。

⑤ 肫胵：指鸟类的胃。

⑥ 煎：日本抄本为"煮"字。

⑦ 二：日本抄本为"一"。

⑧ 一：日本抄本为"二"。

⑨ 丰：人卫本为"三"。

⑩ 瓜：日本抄本为"孤"字。

⑪ 解：日本抄本为"斛"字。

⑫ 三：日本抄本为"五"。

⑬ 一：日本抄本为"半"字。

⑭ 三：日本抄本为"一"。

⑮ 热：日本抄本为"怒"字。

⑯ 二：日本抄本为"半"字。

⑰ 馎饦：古代一种水煮的面食。

⑱ 蚛：虫咬；被虫咬坏的。

⑲ 抄：日本抄本为"炒"字。

⑳ 二：日本抄本为"三"。

㉑ 二：日本抄本为"三"。

㉒ 者：其下日本抄本有"不"字。

㉓ 合：日本抄本为"令"字。

㉔ 去：日本抄本为"入"字。

㉕ 卧：日本抄本为"则"字。

㉖ 室：日本抄本为"令"字。

㉗ 一：日本抄本为"二"。

㉘ 二：日本抄本为"三"。

㉙ 背：日本抄本为"皆"字。

㉚ 苦参：日本抄本为"黄芩"两字。

㉛ 煎圆：日本抄本为"并目"两字。

㉜ 以：日本抄本为"入"字。

㉝ 二：日本抄本为"三"。

㉞ 二：日本抄本为"一"。

㉟ 二：日本抄本为"一"。

㊱ 三二：日本抄本为"二三"。

卷第五十四

水病论

夫肾者主水，脾胃主土，土性克水，脾与胃合，相为表里。 胃为水谷之海，今胃虚，不能传化水气，使水气渗液经络，浸渍脏腑，脾得水湿之气，加之则病脾，病则不能制水，故水气独归于肾，三焦不能泻，经脉闭塞，致使水气溢于皮肤，而令肿也。 其状，目上睑微肿，如卧蚕之状，颈①脉动，时咳，股间冷，以手按肿处随手而起，如皮裹水之状，口苦舌干，不得正偃，偃则咳清水，不得卧，卧则惊，惊则咳甚，小便黄涩是也。 水病有五不可治，第一唇黑伤肝，第二缺盆平伤心，第三脐凸伤脾，第四足下平满伤肾，第五背平伤肺，凡此五伤，必不可疗也。 脉沉者水病也，脉洪大者可治，微细者不可治。

治十水肿诸方

夫十水者，青水、赤水、黄水、白水、黑水、悬水、风水、石水、里水、气水是也。 青水者，先从面目，肿遍一身，其根在肝。 赤水者，先从心肿，其根在心。 黄水者，先从腹肿，其根在脾。 白水者，先从脚肿，上气而咳，其根在肺。 黑水者，先从足跗肿，其根在肾。 悬水者，先从面肿至足，其根在胆。 风水者，先从四肢起，腹满大，目尽肿，其根在胃。 石水者，先从四肢小肿，其腹独大，其根在膀胱。 里水者，先腹满，其根在小肠。 气水者，乍盛乍虚，乍来乍去，其根在大肠。 皆自荣卫否涩，三焦不调，脏腑虚弱所生。 虽名证不同，并令身体虚肿，喘息上气，小便黄涩也。

治十水之病，百方不愈，面目四肢俱肿，气息喘急，寝卧不得，小便渐涩，腹胀气闷，水不入口，垂命欲死，宜服神效葶苈散方。

甜葶苈（三两，隔纸炒令紫色） 牵牛子（二两半，微炒） 猪苓（二两，去黑皮） 泽泻（二两） 椒目（一两半，微炒）

右件药，捣细罗为散。 取葱白三茎切，以浆水一大盏，煎取半盏，入清酒半盏，搅令匀。 稍热，空腹调下三钱，如人行五里已来，即煮浆水粥，切入葱白，煮令烂熟，更入清酒五合，搅匀，面向东，热吃令尽，不得吃盐及诸面食。 至午后来，或小便下三五升，或大便通利，气喘即定，肿减七分，隔日后再服，百日内切好将息。

治十水肿，大神验木通散方。

木通（一两半，锉） 泽泻（三分） 苦瓠子（一两半） 猪苓（一两，去黑皮） 汉防己（三分） 海蛤（一两，细研）

右件药，捣筛为散。 每服四钱，以水酒各半中盏，入葱白五寸，煎至六分，去滓，食前温服，当下小便数升，肿消大效。

治十种水气，证候极恶，诸医不疗，宜服芫花散方。

芫花（一分，醋拌，炒令干） 泽泻（一分） 郁李仁（一分，汤浸，去皮，微炒） 牵牛子（一分，微炒） 甜葶苈（一分，隔纸炒令紫色） 滑石（三分） 汉防己（一分） 海蛤（半两，细研） 甘遂（半两，煨令微黄） 蘧麦（半两） 槟榔（半两） 大戟（三分，锉碎，微炒）

右件药，捣细罗为散。 每服一钱，空心，以橘皮汤调下，当先泻下碧绿水，后下如烂羊脂，即差。 如未差，隔日再服之。

治十种水气，皮肤肿满，三焦壅闭，上喘咳嗽，大便不通，陈橘皮散方。

陈橘皮（一两，汤浸，去白瓤，焙） 木香（半两） 牵牛子（一两，微炒） 川大黄（一两，锉碎，微炒） 枳实（半两，麸炒微黄） 羌活（半两） 乌白皮（半两，锉） 汉防己（一两）

右件药，捣细罗为散。每日空心，浓煎桑根白皮汤，调下三钱，以利为度。

治十种水气，腹胀喘嗽，大小便涩，槟榔圆方。

槟榔（一两） 甜葶苈（一两，隔纸炒令紫色） 甘遂（半两，煨令微黄） 汉防己（半两） 川朴硝（一两） 当归（一两，锉，微炒）木通（一两，锉） 川大黄（一两，锉碎，微炒） 滑石（二两） 泽泻（半两） 猪牙皂荚（半两，去皮炙微黄） 商陆（一两） 牵牛子（一两，微炒） 陈橘皮（一两，汤浸，去白瓤，焙）

右件药，捣罗为末，以醋饭和捣三五百杵，圆如梧桐子大。每日空心，以粥饮下二十圆。以利为度，未得快利，即再服之。

治十种水气，遍身浮肿，大小便涩，喘促不止，牵牛子圆方。

牵牛子（三分，微炒） 汉防己（一分） 椒目（一分，微炒） 滑石（半两） 蘧麦（半两） 槟榔（半两） 甘遂（一分，煨令微黄）泽漆（一分，微炒） 桑根白皮（半两，锉） 甜葶苈（半两，隔纸炒令紫色） 郁李仁（一分，汤浸，去皮，微炒）

右件药，捣罗为末，炼蜜和圆，如梧桐子大。每服空腹，以木通灯心汤下二十圆。以利为度，未得快利，即再服之。

治十种水气，遍身肿满，上气喘促^②，大小便俱涩，宜服大戟圆方。

大戟（一两，锉碎，微炒） 牵牛子（一两，微炒） 皂荚（一两，去皮，涂酥，炙令黄焦，去子） 海蛤（一两，细研） 甜葶苈（一两，隔纸炒令紫色） 川大黄（一两，锉碎，微炒） 桑根白皮（一两，锉）郁李仁（一两，汤浸，去皮，微炒）

右件药，捣罗为末，炼蜜和捣三二百杵，圆如梧桐子大。每日空心，以温水下二十圆。以利为效。

治十种水气，喘促^③，腹胁鼓胀，小便不通，续随子圆方。

续随子 海蛤（细研） 甜葶苈（隔纸炒令紫色） 汉防己 甘遂（煨令微黄） 郁李仁（汤浸，去皮，微炒） 滑石（各半两） 腻粉（一分）

右件药，捣罗为末，炼蜜和圆，如梧桐子大。每日空心，以粥饮下七圆，当得快利，如未利，晚食前再服。

治十种水气,此方出神仙密藏经,人间无本,因郑炼师,向天台金坛上石壁所记。有数本录得,传疗诸疾,自行此方,二十余季,得效者甚多。凡水气有十种,此方具疗,一差以后,永不再发,但能断得咸物,无不效者。此是先圣所传,石壁金坛所记,有此灵验,有人先患脚气十余季,发盛便成水病。四时之中,遍身肿满,腹硬如石,水饮难下,靡觉饥渴,但喘粗不得卧,头不着枕,二百余日,无问昼夜,即呷粥饮,常须倚物而坐,羸弱异常,因服此药,当日气散,十日后肚硬消尽,二十余日后气力如旧,既获神效,誓传于世,川朴硝圆方。

川朴硝(二两,细研) 川芒硝(一两,细研) 马牙消(半两,细研) 川乌头(一两,生,去皮脐,捣罗为末) 椒目(一分,微炒,捣罗为末) 甜葶苈(一两,隔纸炒令紫色) 莨菪子(一两,水淘去浮者,水煮牙出候干,炒令黄黑色) 杏仁(二两,汤浸去皮尖双仁,麸炒微黄)

右件,葶苈、莨菪、杏仁等相和,先捣一千杵,取大枣十枚,煮取肉,与上件药细研令匀,然后入炼了蜜,和捣一千杵,圆如梧桐子大。每服空心,以桑根白皮汤下二十圆。

治十种水气,面目四肢肿满,心腹虚胀,三焦壅滞,坐卧喘急,川大黄圆方。

川大黄(一分,锉碎,微炒) 川朴硝(一分) 大戟(一分,锉碎,微炒) 甘遂(一分,煨令微黄) 芫花(一分,醋拌,炒令干) 椒目(一分,微炒,去汗) 甜葶苈(一分,隔纸炒令紫色)

右件药,捣罗为末,炼蜜和圆,如梧桐子大。每服空心,以粥饮下十圆,当得快利,如未利,晚食前再服。

治十种水气,遍身肿满,喘急烦闷,心腹壅滞,大小便不利,宜服此方。

大戟(一分,锉碎,微炒) 甜葶苈(一分,隔纸炒令紫色) 芫花(一分,醋拌,炒令干) 甘遂(一分,煨令微黄) 泽漆(一分) 桑根白皮(一分,锉) 赤小豆(一分,炒熟) 巴豆(一分,去皮心研,纸裹压去油)

右件药,捣罗为末,入巴豆研令匀,炼蜜和圆,如梧桐子大。每服空心,粥饮下三圆。

治十种水气,通身浮肿,食不消化,心腹胀满,宜服此方。

巴豆(十枚,去皮心研,纸裹压去油) 大戟(半两,锉碎,微炒)

甜葶苈（半两，生用）　　川大黄（半两，锉碎，微炒）　　桂心（半两）
芫花（半两，醋拌，炒令干）　　杏仁（半两，汤浸去皮尖双仁，麸炒微
黄，别研）

　　右件药，捣罗为末，入巴豆、杏仁研令匀，炼蜜和圆，如梧桐子大。
每服空心，以温茶下七圆，如人行五里，以热茶投。利下黏滑物为效。

　　治十种水气，小便出水差方。

　　大戟（一两）　　甘遂（一两）

　　右件药，生捣罗为末。每服取大麦面一两，药末一钱，以水和作饼
子，烧熟徐徐吃尽，以汤茶下之，五更后服，至晓下水极多，如病未退，
隔日再服。

　　又方。

　　春大麦面（一合）　　甘遂（一钱，微炒）

　　右件药，相和用水和作饼子，以慢火烧令黄熟，碾为末，分为二服，
空心以葱白汤调服之，取下水三二升自定。

　　治十种水病，极甚，肿从脚起入腹，证候虽恶，宜服此方。

　　大戟（半两，锉碎，微炒）　　当归（一两，锉，微炒）　　陈橘皮（一
两，汤浸，去白瓤，焙）

　　右件药，捣筛为散。每服五钱，以水一大盏，煎至五分，去滓，夜临
卧腹空时温服。

　　治水病差后，常服此药，永不复发方。

　　大麻仁（二两，微炒，研如膏）　　黑豆（三两，炒熟，去皮）

　　右件药，捣罗为末，炼蜜和圆如梧桐子大。每日空腹，以粥饮下三十
圆。

　　治十种水病，肿满喘促，不得眠卧方。

　　生大戟末（一钱）　　荞麦面（二钱）

　　右件药，以水和作饼子，慢火烧令黄熟，碾为末。空心，以茶清调
下，相次以大小肠通利为效。

　　又方。

　　大戟（一两，锉碎，微炒）　　芫花（一两，醋拌，炒令干）　　苦葫芦
子（一两，微炒）　　甜葶苈（一两，隔纸炒令紫色）

右件药，捣细罗为散。 每服一钱，以陈大麦面二钱、水一中盏，煎至四分，每日空心，和滓温服，良久腹内作雷声，更吃热茶投之，便④大小肠通利，不过三服效。

又方。

蝼蛄（五枚，晒令干）

右研为末，食前，以暖水调下半钱至一钱，小便通利为效。

治十种水气方。

泽漆（一十斤，于夏间采取嫩叶入酒一斗，研取汁约二斗）

右于银锅内，以慢火熬如稀饧，即止，于瓷器内收。 每日空心，以温酒调下一茶匙。 以愈为度。

治水气遍身浮肿诸方

夫水气遍身浮肿者，由脾肾俱虚，故肾虚不能宣通水气，脾虚又不能制水，故水气盈溢，流注皮肤，遍于四肢，所以通身肿也，令人上气体重，小便黄涩，肿处按之随手而起是也。

治水气遍身浮肿，气息喘急，小便赤涩，宜服牵牛散方。

牵牛子（二两，微炒） 甜葶苈（一两，隔纸炒令紫色） 桑根白皮（二两，锉） 槟榔（一两） 郁李仁（二两，汤浸，去皮，微炒） 汉防己（一两） 猪苓（一两，去黑皮） 木通（一两，锉）

右件药，捣粗罗为散。 每服三钱，以水一中盏，入生姜半分，煎至六分，去滓，空腹温服。 如人行十里，当利三两行，如未利即再服。

治水气遍身浮肿，心胸急硬，气满上喘，大小便涩，甘遂散方。

甘遂（一两，煨令微黄） 杏仁（一两，汤浸去皮尖双仁，麸炒微黄） 泽泻（三两） 黄芩（一两） 泽漆（一两） 赤茯苓（二两） 郁李仁（一两，汤浸，去皮，微炒） 陈橘皮（一两，汤浸，去白瓤，焙） 川朴硝（二两）

右件药，捣细罗为散。 每五更初，煎桑根白皮汤调下一钱。 以利为效。

又方。

桑根白皮（三两，锉）　赤小豆（一升，以水五升煮熟，取汁二升）郁李仁（二两，汤浸，去皮，微炒）　陈橘皮（二两，汤浸，去白瓤，焙）　紫苏叶（二两）　白茅根（三两，锉）

右件药，捣筛为散。每服五钱，以小豆汁一大盏，煎至五分，去滓温服，日三服。

治水气遍身浮肿，小便不利，宜服此方。

大戟（半两，锉碎，微炒）　海蛤（一两，细研）　滑石（一两）甘遂（一分，煨令微黄）　汉防己（半两）　续随子（一分）

右件药，捣细罗为散。每日空心，以温葱汤调下一钱，以快利为度。

治水气遍身浮肿，按之没指，心腹气胀，大小便涩方。

赤茯苓（一两）　汉防己（一两）　川大黄（二两，锉碎，微炒）槟榔（一两）　甜葶苈（一两，隔纸炒令紫色）　桑根白皮（一两，锉）木通（一两，锉）　陈橘皮（一两，汤浸，去白瓤，焙）　郁李仁（一两，汤浸，去皮，微炒）

右件药，捣粗罗为散。每服五钱，以水一大盏，煎至五分，去滓，食前温服，以大小便通利为效。

治水气遍身浮肿，宜利三焦通水道，猪苓散方。

猪苓（半两，去黑皮）　赤茯苓（半两）　甜葶苈（半两，隔纸炒令紫色）　川大黄（半两，锉碎，微炒）　五味子（半两）　汉防己（半两）　泽泻（半两）　陈橘皮（半两，汤浸，去白瓤，焙）　桂心（半两）　白术（半两）　狼毒（半两，锉碎，醋拌炒熟）　椒目（半两，微炒）　干姜（半两，炮裂，锉）　大戟（半两，锉碎，微炒）

右件药，捣细罗为散。每于食前，以葱白汤调下二钱，得大小便利为度。

治水气遍身浮肿，大麻子散方。

大麻子（三升，捣碎）　商陆（四两）　防风（三两，去芦头）　附子（一两，去皮脐，生用）　赤小豆（一升）　桑根白皮（二两，锉）

右件药，以水二斗，先煮麻子至一斗，入药并小豆同煮取四升，去滓，每于食前，饮汁一小盏，相次任性随多少食小豆。

治水气遍身浮肿,利小便及疗酒客虚热,当风饮冷水,腹胀满阴肿,并宜服商陆圆方。

商陆(一两) 川芒硝(半两) 甘遂(半两,煨令黄色) 芫花(半两,醋拌,炒令干) 莞花(半两,微炒) 麝香(一分,细研) 猪苓(半两,去黑皮)

右件药,捣罗为末,研入麝香令匀,炼蜜和圆如梧桐子大。 每于食前,以粥饮下三圆。

治水气遍身浮肿,皮肤欲裂,心腹气急胀大,小便不利,宜服此方。

郁李仁(一两,汤浸,去皮,微炒) 陈橘皮(一两,汤浸,去白瓤,焙) 甘遂(一两,煨令微黄) 赤茯苓(一两) 甜葶苈(二两,隔纸炒令紫色) 蘦麦(一两)

右件药,捣罗为末。 炼蜜和捣二三⑤百杵,圆如梧桐子大。 每服,空心,以温水下十圆。 良久,当利三两行,如不利,即加圆再服,以利即效。

治水气遍身浮肿,上喘,小便不通,海蛤圆方。

海蛤(一两,细研) 甜葶苈(一两,隔纸炒令紫色) 海藻(一两,洗去咸味) 昆布(一两,洗去咸味) 赤茯苓(一两) 汉防己(二两) 泽漆(一两) 桑根白皮(二两,锉) 木通(二两,锉)

右件药,捣罗为末,炼蜜和捣三二百杵,圆如梧桐子大。 每服,不计时候,以粥饮下三十圆。

又方。

桑枝(二两) 楮枝(二两) 商陆(一两)

右件药,细锉,都以水五大盏,入大麻仁半两、赤小豆一合,同煮至二盏半,去滓,分为六服,二日服尽。

治水气,遍身浮肿,坐卧不得,宜服此方。

杏仁(五两,汤浸去皮尖双仁,研) 桃仁(五两,汤浸去皮尖双仁,研) 昆布(二两,汤洗去咸) 赤小豆(半两) 郁李仁(三两,汤浸,去皮脐)

右件药,以水一斗,煮诸药及豆,以豆烂为度,滤取汁。 时复暖半中盏服之,豆亦渐渐食之,小便当利即效。

治水气，遍身浮肿，气促，坐卧不得方。

牵牛子（二两，微炒）

右捣罗为末，以乌牛尿一升，浸一宿，平旦入葱白一握，煎十余沸，去滓，空腹分为二服，水从小便利下大效。

治水气，遍身浮肿方。

右取薤葱根叶，不限多少，细切，晒干，杵罗为末，每用葱末二钱，席下尘半钱，相和作散。每于食前，以清粥饮调服之。

治水气，坐卧不得，面身体悉浮肿方。

萹蓄根（刮去黑皮）

右捣绞取汁半合，酒二合相和，暖令温，食前服之，良久当吐利三五行，若吐利较少，即更服之。

又方。

葱白七斤和须分作两塌子。

右先以炭火烧一处净地令赤，即以葱塌子安在地上，令病患脱袜，以人扶着踏葱上蹲坐，即以被衣围裹，勿令透风，待汗通，小便出黄水，葱冷即止，小便多即差矣。

治风水肿诸方

夫风水肿者，由脾肾气虚弱所为也。肾劳则虚，虚则汗出，汗出当风，风气内入，还客于肾，脾虚又不能制于水，故水散溢皮肤。又与风湿相搏，故云风水也，令人身体浮肿如皮囊裹水之状，颈脉动，时咳，按肿上随手凹也，骨节疼痛而恶风是也。

治风水，通身肿，皮肤欲裂，宜利小便，防风散方。

防风（一两，去芦头）　猪苓（一两，去黑皮）　泽泻（一两）　赤茯苓（一两）　麻黄（一两，去根节）　泽漆（一两）　白术（一两半）　大戟（一两，锉碎，微炒）　黄芪（一两，锉）　独活（二两）　杏仁（一两，汤浸去皮尖双仁，麸炒微黄）

右件药，捣筛为散。每服五钱，以水一大盏，入煮赤小豆汁一合，煎至五分，去滓温服，每日早晨服，良久，当小便极利，不利，晚再服之。

治风水，皮肤肿满，上气喘急，不能眠卧，海藻圆方。

海藻（一两，洗去咸味）　椒目（一两，微炒去汗）　昆布（一两，洗去咸味）　牵牛子（一两，微炒）　桂心（一两）　牛黄（一分，细研）　甜葶苈（二两，隔纸炒令紫色，别研如膏）

右件药，捣罗为末，入葶苈，搅令匀，炼蜜和捣三二百杵，圆如梧桐子大。每服，以蜜汤下二十圆，日三四服。

治风水毒气，遍身肿满，宜服此方。

楮白皮（一两，锉）　桑根白皮（三两，锉）　陈橘皮（一两，汤浸，去白瓤，焙）　紫苏茎叶（三⑥两）　猪苓（二两，去黑皮）　木通（二两，锉）

右件药，捣筛为散。每服五钱，以水一大盏，入生姜半分，煎至五分，去滓，不计时候温服。

治风水，遍身肿满，骨节酸痛，恶风脚弱，皮肤不仁，麻黄散方。

麻黄（二两，去根节）　石膏（三两）　白术（二两）　附子（二两，炮裂，去皮脐）　汉防己（二两）　桑根白皮（二两，锉）

右件药，捣筛为散。每服五钱，以水一大盏，入枣三枚、生姜半分，煎至五分，去滓，不计时候温服。

治风水，身体浮肿，发歇不定，肢节疼痛，上气喘促⑦，大腹皮散方。

大腹皮（二两，锉）　桑根白皮（二两，锉）　芎䓖（一两）　汉防己（一两）　羌活（一两）　青橘皮（一两，汤浸，去白瓤，焙）　槟榔（一两）　桂心（一两）　川大黄（一两半，锉碎，微炒）　甘草（半两，炙微赤，锉）

右件药，捣筛为散。每服五钱，以水一大盏，煎至五分，去滓，不计时候温服。

治风水，面肿，脉浮而紧者，宜服此方。

汉防己　桑根白皮（锉）　苍术（锉碎，微炒）　郁李仁（汤浸，去皮尖，微炒）　羌活（各一两）

右件药，捣筛为散。每服五钱，以水一大盏，煎至五分，去滓，温服，如人行十里再服。

治风水，面肿，小便涩，椒目圆方。

椒目（一两半，微炒，去汗）　汉防己（一两半）　硝石（二两）
杏仁（二两，汤浸去皮尖双仁，麸炒微黄，锉[8]，研入）

右件药，捣罗为末，炼蜜和圆，如梧桐子大。每于食前，煎桑枝汤下
十五圆。

治风水，腹脐俱肿，腰不可转动，宜服此方。

赤小豆（一升）　桑根白皮（三两，锉）　白术（三两）　鳢鱼（二
斤，去鳞及肠肚，净洗）　生姜（三两，切）　陈橘皮（三两，汤浸，去
白瓤，焙）

右件药，细锉，以水一斗，都煮令熟，出鱼，量力食之，兼食小豆，
勿着盐，便以汁任性下之。

又方。

郁李仁（二两，汤浸，去皮，水研取汁三升）　薏苡仁（二合）

右以郁李仁汁，煮薏苡仁作粥，每日空腹一服。

又方。

鼠黏子（二两，微炒）

右捣，细罗为散。每服，以暖水调下三[9]钱，日三四服。

治石水肿诸方

夫肾主水，肾虚则水气妄行，不依经络，停在脐间，小腹肿大，结硬
如石，故云石水。其候，引胁下胀痛而不喘是也，脉沉者名曰石水，尺脉
微大，亦为石水，肿起脐以下至小腹，垂垂然，上至胃管则死也。

治石水，四肢瘦细，腹独肿大，状如怀娠，心中妨闷，食即气急，白术散方。

白术（一两）　赤茯苓（一两）　桑根白皮（一两半，锉）　楮白皮
（一两半，锉）　汉防己（一两）　泽漆茎叶（锉，二两半）　射干（一
两）　槟榔（一两）

右件药，捣筛为散，每服三钱，以水酒各半中盏，煎至六分，去滓，
温服，如人行十里再服，以疏利为度。

治石水,病服[⑩]光紧,急如鼓大,小便涩,宜服此方。

槟榔末（半两）　甘草（一分,炙微赤,锉）　生姜（一两,切）
桑根白皮（一两,锉）　商陆（一两,切）

右件药,除槟榔外,用水二大盏,煎取一大盏,去滓。　五更初分作二
服,每服调下槟榔末一分,至平明当利,如未利,即再服之。

治石水,四肢瘦,腹大,胸中满闷,食即喘急,宜服此方。

桑根白皮（一两,锉）　大腹皮（一两,锉）　汉防己（一两）　泽
漆（二两）　赤茯苓（二两）　紫苏茎叶（一两）

右件药,捣筛为散。　每服四钱。　以酒一大盏,入炒熟黑豆五十粒,
煎至五分,去滓,不计时候温服。

治石水,腹坚渐大,四肢肿满,宜服此方。

甜葶苈（二两,隔纸炒令紫色）　川芒硝（三两）　椒目（二合,微
炒去汗）　水银（一两,以少枣肉研,令星尽）　汉防己（一两）　海蛤
（一两,细研）

右件药,捣罗为末,研入水银令匀,炼蜜和捣三二百杵,圆如梧桐子
大。　每服,以粥饮下三十圆,日三四服。

治石水,脐腹妨闷,身体肿满,大小便不利,喘促[⑪],海蛤圆方。

海蛤（一两,细研）　汉防己（半两）　桂心（半两）　木通（一两,
锉）　牵牛子（一两,微炒）　白术（半两）　甘遂（半两,煨令微黄）

右件药,捣罗为末,以枣肉和捣三二百杵,圆如梧桐子大。　每服,煎
香薷汤下二十圆,以利为度,不利再服。

治石水,腹胀,坐卧不得,小便涩少,宜服此方。

牵牛子（一两）　陈橘皮（三分,汤浸,去白瓤,焙）　京三棱（一
两,炮锉）　诃黎勒皮（一两）　吴茱萸（半两,汤浸七遍,焙干,炒）
川大黄（二两,锉碎,微炒）　鳖甲（一两,涂醋炙令黄,去裙襴）　甘
遂（一两,煨令微黄）

右件药,捣罗为末,炼蜜和捣三二百杵,圆如梧桐子大。　每于食前,
以生姜橘皮汤下十圆,以利为度。

治腹坚胀满,世号石水,宜服此方。

白石英（十两,明净者）

右搥如大豆大，以瓷瓶盛，用好酒二斗浸，以泥重封瓶口，以马粪及糠火烧之，长令酒小沸，从卯至午即住火，日可三度，暖一中盏饮之，如不饮酒，即随性少饮之，其白石英可更一度烧用。

治皮水肿诸方

夫肺主于皮毛，肾主于水，肾虚则水妄行，流溢于皮肤，故令身体面目悉肿，按之没指而无汗也，其腹如故，不满亦不渴，四肢重而不恶风，脉浮者，名皮水也。

治皮水肿，如裹水在皮肤中，四肢习习然动，汉防己散方。

汉防己（一两）　黄芪（一两，锉）　桂心（一两）　赤茯苓（二两）　甘草（半两，炙微赤，锉）　桑根白皮（一两，锉）

右件药，捣筛为散。每服五钱，以水一大盏，煎至五分，去滓，温服，日三服。

治皮水，头面四肢浮肿，心胸不利，喘促[12]烦闷，大小便涩，桑根白皮散方。

桑根白皮（一两，煨令微黄）　杏仁（一两，汤浸去皮尖双仁，麸炒微黄）　陈橘皮（一两，汤浸，去白瓤，焙）　赤茯苓（一两）　甘遂（一两，煨令微黄）　泽泻（一两）　黄芩（半两）　赤小豆（一升，以水五升，煮取汁一升）

右件药，捣粗罗为散。每服三钱，以小豆汁一中盏，煎至六分，去滓，五更初温服，如人行十里，当利，如未利，即再服。

治皮水，身体面目悉浮肿，宜服此方。

苦葫芦子（一分，微炒）　木香（一分）　乳香（一[13]分）　朱砂（半钱，细研）　槟榔（二枚，一生用，一炮熟）　甘遂（半钱，炒令微黄）

右件药，捣罗为末，以烂饭和，分作四十九圆，用面裹，于铫子内，以水煮熟，令患人和汁吞之，以尽为度。从早晨服药，至午时，其水便下，不计行数，水尽自止。

治气水肿诸方

夫肾主水，肾虚则水妄行。肺主气，肺虚则卫气不能循环。水之与气，留滞皮肤，令身体四肢肿满，故名气水肿也。

治气水肿满，喘促[14]，小便涩，大腹皮散方。

大腹皮（一两，锉）　槟榔（一两）　桑根白皮（二两，锉）　前胡（一两，去芦头）　赤茯苓（一两）　木通（二两，锉）　汉防己（一两）　陈橘皮（一两，汤浸，去白瓤，焙）　赤芍药（一两）　甘草（半两，炙微赤，锉）

右件药，捣粗罗为散。每服五钱，以水一大盏，煎至五分，去滓，温服，日三四服。

治气水，身体浮肿，腹胁妨闷，大小便涩，上气喘促[15]，牵牛散方。

牵牛子（四两，微炒）　陈橘皮（半两，汤浸，去白瓤，焙）　白术（半两）　木香（一两）　桑根白皮（半两，锉）　木通（半两，锉）肉桂（半两，去皱皮）

右件药，捣细罗为散。五更初，以生姜茶调二钱，服之，至平明，更吃生姜茶粥，投转三两[16]行自定，临时相度虚实增减服。

治气水，四肢头面浮肿，小便涩，气喘促[17]，宜服此方。

大腹皮（一两，锉）　桑根白皮（一两半，锉）　陈橘皮（一两半，汤浸，去白瓤，焙）　汉防己（一两半）　吴茱萸（半两，汤浸七遍，焙干微炒）　木通（二两，锉）　郁李仁（二两，汤浸，去皮，微炒）

右件药，捣筛为散。每服五钱，以水一大盏，煎至五分，去滓，温服，如人行四五里再服。

治气水，肿满喘急，小便涩，猪苓散方。

猪苓（一两，去黑皮）　麻黄（一两，去根节）　陈橘皮（一两，汤浸，去白瓤，焙）　桑根白皮（一两，锉）　百合（一两）　赤茯苓（一两）　槟榔（一两）　滑石（二两）

右件药，捣粗罗为散。每服五钱，以水一盏，煎至五分，去滓，不计时候温服。

又方。

牵牛子（三两，微炒）　当归（半两，锉碎，微炒）　桂心（半两）　羌活（半两）　陈橘皮（半两，汤浸，去白瓤，焙）

右件药，捣细罗为散。不计时候，以生姜汤调下二[18]钱。

治气水，肿满喘急，大小便难，葶苈圆方。

甜葶苈（一两半，隔纸炒令紫色，别研如膏）　甘遂（一两，煨令微黄）　牵牛子（一两，微炒）　川大黄（一两，锉碎，微炒）　羌活（一两）　陈橘皮（一两，汤浸，去白瓤，焙）

右件药，捣罗为末，炼蜜和捣二三百杵，圆如梧桐子大。每日空心，以温水下七圆，长取利三两行，以差为度。

治气水，肿满，上气喘促[19]，木香圆方。

木香（一两）　海蛤（一两，细研）　肉桂（半两，去皱皮）　槟榔（一两）　诃黎勒皮（一两）　汉防己（一两）　桑根白皮（一两半，锉）　旋覆花（半两）　郁李仁（一两，汤浸，去皮，微炒）

右件药，捣罗为末，炼蜜和捣三二百杵，圆如梧桐子大。每服，煎大腹皮汤下二十圆，日四五服。

治大腹水肿诸方

夫水病者，皆由荣卫否涩，肾脾虚弱所为。而大腹水肿者，或因大病之后，或积虚劳损，或新热食毕，入于水中自渍及浴令[20]水气不散，流于肠外，三焦闭塞。小便不通，水气结聚于内，乃腹大而四肢小，手足逆冷，腰痛，上气咳嗽烦疼，故云大腹水肿也。

治大腹水肿，大便涩，气满闷，赤茯苓散方。

赤茯苓（二两）　桂心（一两）　川大黄（二两，锉碎，微炒）　甘草（一两，炙微赤，锉）　大腹皮（一两半，锉）　枳壳（一两半，麸炒微黄，去瓤）　桑根白皮（二[21]两，锉）　细辛（一两）　前胡（一两，去芦头）

右件药，捣粗罗为散。 每服五钱，以水一大盏，煎至五分，去滓，温服，日三四服。

治大腹水肿胀满，上气，坐卧不得方。

甜葶苈（一两半，隔纸炒令紫色） 椒目（一两，微炒去汗） 浮萍草（三分） 水银（半两） 书中白鱼（七枚） 瓜蒂（半两） 川芒硝（二两） 滑石（二两）

右件药，先将葶苈和水银，研令星尽，即都捣罗为末，炼蜜和捣二三百杵，圆如梧桐子大。 初服，以茅根汤下一圆，次日二圆，每日累至七圆，又还从一圆再起服之，以差为度。

治大腹水肿，气息不通，命在旦夕，宜服此方。

桑根白皮（二两，锉） 昆布（一两，洗去咸味） 海藻（一两，洗去咸味） 牵牛子（二两，微炒） 桂心（一两） 椒目（一两，微炒去汗） 甜葶苈（半两，隔纸炒令紫色）

右件药，捣罗为末，炼蜜和捣三二百杵，圆如梧桐子大。 不计时候，以粥饮下三㉒十圆。

又方。

汉防己（二两） 甜葶苈（二两，隔㉓）

右件药，捣罗为末，炼蜜和圆，如梧桐子大。 不计时候，以生姜橘皮汤下三十圆。

又方。

雄黄（一两，细研水飞过） 麝香（一分，细研） 甘遂（半两，煨令微黄） 芫花（半两，醋焙㉔，炒令干） 人参（半两，去芦头）

右件药，捣罗为末，炼蜜和圆，如梧桐子大。 不计时候，以温酒下五圆。

又方。

甜葶苈（一升，隔纸炒令紫色）

右以酒五升，渍一宿，不计时候，暖一小盏服之。

治大腹水肿，诸药无效，宜服此方。

苦葫芦子（二两，微炒）

右件药，捣细罗为散。 不计时候，以粥饮调下二钱。

治水气身面卒浮肿诸方

夫身面卒浮肿者，亦水病之候也，此由肾脾虚弱之所为也。 肾主于水，今肾虚，故水妄行，脾主于土，脾虚不能制水，故水流溢散入皮肤，令身面卒然浮肿也。

治卒身面浮肿，小肠涩，大便难，上气喘促[25]，鳢鱼汤方。

鳢鱼（二斤，洗去鳞肠，令净）　赤茯苓（一两）　泽漆（一两）　泽泻（一两）　杏仁（半两，汤浸去皮尖双仁）　桑根白皮（一两，锉）　紫苏茎叶（一两）

右件药，细锉，先以水五升，煮鱼取汁三升，去鱼内药，煮取二升，去滓，每于食前温服一中盏，其鱼亦宜食之。

治头面身体卒浮肿，喘促[26]，宜服此方。

柴胡（三分，去苗）　桑根白皮（一两，锉）　汉防己（三分）　猪苓（三分，去黑皮）　木通（一两半，锉）　黄芩（三分）　川大黄（一两，锉碎，微炒）　川芒硝（二[27]两）

右件药，捣粗罗为散。 每服四钱，以水一中盏，煎至六分，去滓，温服，日三四服。

治头面身体卒浮肿，赤茯苓散方。

赤茯苓（一两）　枳壳（一两，麸炒微黄，去瓤）　陈橘皮（半两，汤浸，去白瓤，焙）　牵牛子（二两，微炒）　甘草（半两，锉[28]，微赤锉）

右件药，捣粗罗为散。 每服五钱，以水一大盏，煎至五分，去滓，温服，日三四服。

治卒身面浮肿，喘息气促，小便赤涩方。

甘遂（一两，煨令微黄）　麻黄（二[29]两，去根节）　桑根白皮（一两半，锉）

右件药，捣细罗为散。 每服，煮赤小豆汁，调下二钱，日再服，以利为度。

治卒身面浮肿,腹胀,大小便不利,喘息稍急,宜服饮子方。

商陆（一两）　构树根（一两）　嫩桑枝（一两）　桑根白皮（一两）　大麻仁（三两，捣碎）　桂心（一两）

右件药，都细锉和匀。　每服半两，以水一中盏，煎至五分，去滓，空心温服，如人行五里，大小便当利，未利，晚再服之。

又方。

赤小豆（一升）　胡葱（十茎，细切）　硝石（一两）

右件药，以水五升，并葱同煮，令豆熟，候水干，于砂盆中入硝石，研如膏。　每日空腹，以烧㉚酒调下半匙。

治卒身面四肢浮肿,喘息急,葶苈圆方。

甜葶苈（半两，隔纸炒令紫色，捣如膏）　汉防己（一两，末）　杏仁（半两，汤浸去皮尖双仁，生捣如膏）

右件药，都和令匀，以枣肉和捣三二百杵，圆如梧桐子大。　每服，煎橘皮汤下三十圆，日三四服。

治卒身面浮肿,上气喘促㉛,甘遂圆方。

甘遂（二㉜两，煨令微黄）　蒜瓣（半两，煨熟，研）　黑豆（半两，炒熟）

右件药，除蒜外，捣罗为末，用蒜并枣肉和圆，如梧桐子大。　每服，以木通汤下十圆，日二服。

治卒身面四肢浮肿,腹胁气胀满,小便不利,宜服甜葶苈圆方。

甜葶苈（二两，隔纸炒令紫色）　汉防己（一两）　海蛤（一两，细研）　椒目（一两，微炒去汗）　川芒硝（一两）　赤茯苓（一两）

右件药，捣罗为末，炼蜜和捣三二百杵，圆如梧桐子大。　每服，以后四味汤下三十圆，日三服。

下圆药汤方。

木通（一两，锉）　桑根白皮（一两，锉）　百合（一两）　郁李仁（半两，汤浸，去皮，微炒）

右件药，捣粗罗为散。　每服三钱，以水一中盏，煎至六分，去滓，下前圆药。

治头面四肢卒浮肿，小便涩及阴肾肿，宜服此方。

甜葶苈（二两，隔纸炒令紫色）　海蛤（一两，细研）　川大黄（三两，锉碎，微炒）　甘遂（二两，煨令微黄）　杏仁（一两半，汤浸去皮尖双仁，麸炒微黄）

右件药，捣罗为末，以枣肉和圆，如梧桐子大。　每日空心，以木通汤下十圆，以利为度。

又方。

甜葶苈（二两，隔纸炒令紫色）　牵牛子（二两，微炒）　海藻（一两，洗去醎味）　昆布（一两，洗去咸味）　猪苓（二两，去黑皮）　泽泻（二两）

右件药，捣罗为末，炼蜜和捣三二百杵，圆如梧桐子大。　每服，以大麻子汤下二十圆，日三四服。

治卒头面浮肿，小便涩方。

苦瓠瓢（一枚，细切）

右以水一斗，煮一两炊久，去滓，煎汁成膏，可圆即圆，如梧桐子大。　每服，以温水下二十圆，日三服，当小便利，利后，便烂煮赤小豆粥食之。

治头面遍身卒浮肿，腹胀满方。

右取苦瓠白瓢实，捻如大豆大，以面裹，煮令熟，空腹吞七枚，至午时，当出水三五升，三四日水自出不止，大瘦乃差。　三季内慎口味也。苦瓠须好无靥③点者，不尔有毒。

治水气心腹鼓胀诸方

夫水气心腹鼓胀者，由脾肾二脏俱虚故也。　脾主于土，肾主于水，土能克水。　今脾胃虚弱，不能制于水，使水气停聚在于腹内，故令心腹鼓胀也。

治水气心腹鼓胀，喘促㉞，大小便不利，大戟散方。

大戟（锉碎，微炒）　甘遂（煨令微黄）　续随子　牵牛子（微炒）

葶苈子（隔纸炒令紫色，以上各半两）

右件药，捣细罗为散。每服，煎灯心汤调下半钱，空心服。得通利水下，为效。

治水气，心腹鼓胀，大小便涩，宜服此方。

羊桃根（半斤，锉）　桑根白皮（半两，锉）　木通（半斤，锉）大戟（半斤，锉碎，微炒）

右件药，捣令碎，以水二斗，煮至五升，去滓，熬如稀饧。每服空心，以茶清调下一茶匙。得大小便一时通利，三两行为效，宜且吃浆水粥补之。

治水气，心腹鼓胀，四肢羸瘦，喘息促急，食饮渐减，小便涩少，脐下妨闷，槟榔圆方。

槟榔（一两）　海蛤（一两，细研）　桂心（半两）　诃黎勒皮（一两）　汉防己（一两）　木香（一两）　桑根白皮（一两，锉）　郁李仁（一两，汤浸去皮，微炒）　旋覆花（半两）

右件药，捣罗为末，炼蜜和捣三二百杵，圆如梧桐子大。每服，煎木通汤下三十圆，日三服。

治水气，心腹鼓胀，木香圆方。

木香（半两）　槟榔（半两）　硇砂（三分，细研）　青橘皮（三分，汤浸，去白瓤，焙）　吴茱萸（半两，汤浸七遍，焙干微炒）　巴豆（三十枚，去皮心研，纸裹压去油）

右件药，捣罗为末，以酽醋一大盏，熬硇砂、巴豆为膏，入末相和，圆如绿豆大。每服，食前，煎青橘皮汤下五圆。

治水气，肿入腹，鼓胀，恶饮食方。

大戟（一两，锉碎，微炒）　皂荚（一两，炙黄焦，去皮子）　乌扇（一两）

右件药，捣罗为末，炼蜜和圆，如梧桐子大。每服空心，以温水下五圆，当下利一两行，次日更服，以差为度。

又方。

甜葶苈（二两，隔纸炒令紫色）　椒目（一两，微炒去汗）　赤茯苓（二两）　吴茱萸（二两，汤浸七遍，焙干微炒）

右件药，捣罗为末，炼蜜和捣三二百杵，圆如梧桐子大。每服，以温水下二十圆，日三服。

治水气，心腹鼓胀，上气喘促㉟**，宜服此方。**

吴茱萸（半两，汤浸七遍，焙干，微炒）　甘遂（半两，煨令微黄）　甜葶苈（三两，隔纸炒令紫色）　椒目（一两半，微炒去汗）　赤茯苓（一两半）　槟榔（一两）　皂荚（一两，去黑皮，涂酥炙令黄焦，去子）

右件药，捣罗为末，炼蜜和圆，如梧桐子大。每日空心及晚食前，以粥饮下二十圆。以利为度。

又方。

甘遂（半两，煨令微黄）　槟榔（半两）　牛蒡子（一㊱分，微炒）　商陆（一分）

右件药，捣细罗为散。每服，用猪肾一只，切作四五片，掺药半钱，用湿纸裹，煻火中煨熟，空心顿服之㊲，微呷酒三二合，须臾下利为效。

治水肿咳逆上气诸方

夫肾主水，肺主气，肾虚不能制水，故水妄行，浸溢皮肤，而身体肿满，流散不已，上乘于肺，肺得水而浮，则上气而咳逆也。

治水气咳逆上气，四肢浮肿，坐卧不安，汉防己散方。

汉防己（半两）　桑根白皮（一两，锉）　木通（一两，锉）　赤茯苓（一两）　郁李仁（半两，汤浸，去皮，微炒）　泽漆（半两）　甜葶苈（半两，隔纸炒令紫色）　陈橘皮（一两，汤浸，去白瓤，焙）　百合（一两）

右件药，捣粗罗为散。每服五钱，以水一大盏，入枣四枚，煎至五分，去滓，食前温服。

治水气，遍身肿满，上气咳逆，小便涩少，宜服此方。

桑根白皮（一两，锉）　泽漆茎叶（一两）　赤茯苓（一两）　甜葶苈（一两，隔纸炒令紫色）　杏仁（一两，汤浸去皮尖双仁，麸炒微黄）

郁李仁（半两，汤浸，去皮，微炒）

右件药，捣粗罗为散。每服五钱，以水一大盏，入生姜半分，煎至五分，去滓，空心温服，如人行十里，小便大利为效，如未利，即再服。

治水气浮肿，咳逆上气，宜服此方。

甜葶苈（三分，隔纸炒令紫色）　杏仁（半两，汤浸去皮尖双仁，麸炒微黄）　赤芍药（半两）　秦艽（半两，去苗）　汉防己（半两）　麻黄（半两，去根节）　郁李仁（半两，汤浸，去皮，微炒）　桑根白皮（半两，锉）　甘草（半两，炙微赤，锉）

右件药，捣筛为散。每服三钱，以浆水一中盏，煎至六分，去滓，温服，日三四服。

治水气肿盛，咳逆上气，小便赤涩，杏仁散方。

杏仁（一两，汤浸去皮尖双仁，麸炒微黄）　白茅根（一两半，锉）　赤茯苓（一两）　陈橘皮（一两，汤浸，去白瓤，焙）　桑根白皮（一两，锉）　郁李仁（二两，汤浸，去皮，微炒）　泽漆叶（二两）　川芒硝（一两）　木通（一两，锉）

右件药，捣粗罗为散。每服四钱，以水一中盏，入生姜半分，煎至五分，去滓，空心温服，如人行十里，当下黄水一二升为效。

治水气肿满，咳逆上气，乌扇圆方。

乌扇（半两）　蛤蚧（一对，涂酥，微炙）　木通（半两，锉）　汉防己（半两）　大戟（三分，锉碎，微炒）　槟榔（半两）　陈橘皮（三分，汤浸，去白瓤，焙）　附子（半两，炮裂，去皮脐）　木香（半两）　当归（半两，锉碎，微炒）　郁李仁（二分，汤浸，去皮，微炒）　续随子（一分）　海蛤（半两，细研）　肉桂（半两，去皱皮）　赤茯苓（半两）　赤芍药（半两）

右件药，捣罗为末，炼蜜和圆，如小豆大。每日五更初，以桑根白皮汤下三十圆。

治水肿，咳逆上气，坐卧不得，宜服此方。

甜葶苈（一两，隔纸炒令紫色）　陈橘皮（一两，汤浸，去白瓤，焙）　甘遂（半两，煨令微黄）　牵牛子（一两，微炒）　郁李仁（半两，汤浸，去皮，微炒）

右件药，捣罗为末，炼蜜和圆，如梧桐子大。 每服，煮赤小豆饮及大麻子饮，下十圆，日三服。 以大小便利为效。

又方。

海蛤（一两，细研） 甜葶苈（一两，隔纸炒令紫色） 汉防己（一两） 杏仁（二^㊳分，汤浸去皮尖双仁，麸炒微黄） 甘遂（一两，煨令微黄） 桑根白皮（一两，锉）

右件药，捣罗为末，以枣肉和捣三二百杵，圆如梧桐子大。 每于食前，以大麻子汤下七圆。

治水气肿满，咳逆上气，坐卧不安，海藻圆方。

海藻（二两半，洗去咸味） 牵牛子（二两半，微炒） 桂心（一两） 甜葶苈（三^㊴两，隔纸炒令紫色） 牛黄（二^㊵两，细研） 昆布（二两半，洗去咸味） 椒目（一两，微炒去汗）

右件药，捣罗为末，炼蜜和圆，如梧桐子大。 不计时候，以粥饮下三十圆。

治水症诸方

夫水症者，由经络否涩，水气停聚在于腹内，大小肠不利所为也。 其病，腹内有结块强硬，在两胁间，膨膨胀满，遍身皆肿，所以谓之水症也。

治水症，心下痞坚，上气喘急，眠卧不安，大肠秘涩，鳖甲散方。

鳖甲（一两半，涂醋炙令黄，去裙襕） 桑根白皮（二两，锉） 诃黎勒皮（一两半） 赤茯苓（一两半） 吴茱萸（半两，汤浸七遍，焙干，微炒） 大腹皮（一两半） 郁李仁（一两半，汤浸，去皮，微炒） 川大黄（一两半，锉碎，微炒）

右件药，捣筛为散。 每服五钱，以水一大盏，煎至五分，去滓，温服，如人行四五里再服。

治水症，腹内坚胀，喘促^㊶，大小便涩，木香圆方。

木香（三分） 甘遂（半两，生用） 青橘皮（半两，汤浸，去白瓢，焙） 腻粉（一分） 水银（半两，入少煮枣肉研令星尽） 萝卜子（半两，微炒） 汉防己（三分） 巴豆（一分，去皮心研，纸裹压去油） 蘡麦（半两） 泽泻（三分）

右件药，捣罗为末，以糯米饭和圆，如绿豆大。 每服空心，以木通汤下三圆。

治水症，腹胁牢强，通身肿满，不能饮食，海藻圆方。

海藻（一两，洗去咸味） 椒目（一两，微炒去汗） 川芒硝（一两） 甜葶苈（一两，隔纸炒令紫色） 杏仁（一两，汤浸去皮尖双仁，麸炒微黄） 川大黄（一两，锉碎，微炒） 甘遂（一两，煨令微黄） 桂心（一两） 附子（一两，炮裂，去皮脐） 赤茯苓（一两） 大戟（一两，锉碎，微炒） 菘萝（一两） 干姜（一两，炮裂，锉） 巴豆（十枚，去皮心研，纸裹压去油） 水银（一两，入少煮枣肉研令星尽）

右件药，捣罗为末，炼蜜和捣三二百杵，圆如梧桐子大。 每服空心及夜临卧时，以温水下三圆。 以疏利为度。

治水症，腹大肿硬，大小肠不通，白矾圆方。

白矾（半两，烧令汁尽） 踯躅花（半两，酒拌，炒令黄[42]） 细辛（半两） 半夏（半两，汤浸[43]七遍，去滑） 藜芦（半两，去芦头） 丹砂（半两，细研，水飞过） 巴豆（半两，去皮心研，纸裹压去油） 苦参（半两，锉） 雄黄（半两，细研） 川大黄（半两，锉碎，微炒） 川芒硝（一两） 大戟（半两，锉碎，微砂） 川乌头（半两，炮裂，去皮脐） 狼毒（半两，锉碎，醋拌，炒熟）

右件药，捣罗为末，炼蜜和捣三二百杵，圆如黍米大。 空心，以温水下五圆，以通利为度。

治水蛊诸方

夫水蛊者，此由水毒气结聚于内，令腹渐大，动摇有声，常欲饮水，皮肤粗黑，如似肿状，名曰水蛊也。

治水蛊，遍身肿，楮枝汤方。

细楮枝（十两，锉） 黑豆（一斗） 细桑枝（十两，锉）

右件药，以水五斗，煎取一斗，去滓，别煎取三升。 每服，暖一小盏服之，日三四服。

治腹重大，动摇有水声，皮肤黑色，名曰水蛊，宜服此方。

白茅根（一握，锉） 赤小豆（二升）

右件药，都以水六升，煮小豆令熟，去茅根，食豆及汁，病当随小便出为效。

又方。

青蛙（二枚，干者，涂酥，微炙） 蝼蛄（七枚，干者，微炒） 苦葫芦子（半两，微炒）

右件药，捣细罗为散。 每日空心，以温酒调下二钱，不过三服差。

治大腹水蛊，坚硬如石，宜利小便方。

水银（一两，以少煮枣瓤研令星尽） 川芒硝（一两） 甜葶苈（五两，隔纸炒令紫色） 椒目（一两，微炒去汗）

右件药，相和捣一万杵，圆如大豆大。 每于腹空时，以粥饮下十圆。

治积年水蛊，宜服此方。

大戟（半两，锉碎，微炒） 甘遂（半两，煨微黄） 甜葶苈（半两，隔纸炒令紫色） 巴豆（十四枚，炒熟，去皮心及油） 赤小豆（四十九粒）

右件药，捣罗为末，以煮枣肉和圆，如梧桐子大。 每服空心，以粥饮下三圆，当日便利下水为效。

又方。

鬼扇草

右捣绞取汁五合，空腹分温二服，以小便利为效。

治水气脚膝浮肿诸方

夫肾属于水，而主脚膝，若肾气虚弱，为风湿毒气所搏，则肾气不足，不能宣通水液，水液不传于小肠，致水气流溢，浸渍皮肤，故令脚膝浮肿也。

治水气，脚膝浮肿，大小便不利，上气喘急，槟榔散方。

槟榔（一㊹两）　木香（半两）　桂心（半两）　紫苏茎叶（一两）郁李仁（一两半，汤浸，去皮，微炒）　赤茯苓（一两）　木通（一两，锉）　陈橘皮（一两，汤浸去白瓤，焙）　牵牛子（二两，微炒）

右件药，捣细罗为散。每服空心，以桑根白皮汤，调下二钱，夜临卧时再服。

治水气，脚膝浮肿，上攻腹胁，妨闷，上气喘促㊺，小便不利，郁李仁散方。

郁李仁（一两，汤浸，去皮，微炒）　桑根白皮（一两，锉）　赤茯苓（一两）　泽漆叶（一两）　汉防己（一两）　泽泻（一两）　陈橘皮（一两，汤浸，去白瓤，焙）　甘遂（一两，煨令微黄）

右件药，捣粗罗为散。每服，用猪肾一对，切去脂膜，大豆半合，先以水二大盏，煮至一盏，去滓，入药二钱，更煎至五分，去滓，五更初温服，良久，当利三两行，如未利，即再服。

治水气，脚膝浮肿，上攻心腹，妨闷喘促㊻，小便不利，宜服此方。

商陆（一两）　赤小豆（一合）　木通（半两，锉）　泽泻（半两）赤茯苓（半两）　陈橘皮（半两，汤浸去白瓤，焙）　葱白（三茎）　生姜（一分）

右件药，细锉，都以水三大盏，煎至一盏半，去滓，食前分温三服。

治水气，脚膝肿满，入腹，气喘烦闷，小便不利，大戟散方。

大戟（一两半，锉碎，微炒）　木通（半两，锉）　当归（半两，锉碎，微炒）　陈橘皮（三分，汤浸去白瓤，焙）　木香（半两）

右件药，捣筛为散。每服四钱，以水一中盏，煎至六分，去滓，空心温服，服后当利，未得快利，夜临卧时再服。

又方。

牵牛子（二两，微炒）　木通（三分，锉）　槟榔（一两）　木香（半两）　青橘皮（三分，汤浸去白瓤，焙）

右件药，捣细罗为散。每于空心及夜临卧时，以葱酒调下三钱。

治水气小便涩诸方

夫水气小便涩者，由荣卫不调，经络否涩，脾肾虚弱，使水气流溢于皮肤四肢，肾与膀胱有热故也。凡此二经俱主于水，水行于小肠，入脬为小便也，今热气在于脏腑，水行则涩，故令小便涩。

治水气，四肢肿满，上气喘急，小便秘涩，汉防己散方。

汉防己（一两） 木通（一两，锉） 桑根白皮（一两，锉） 赤茯苓（一两） 甘草（半两，炙微赤，锉） 大腹皮（半两，锉） 牵牛子（一两，微炒）

右件药，捣粗罗为散。每服三钱，以水一中盏，入生姜半分、葱白七寸，煎至六分，去滓，不计时候温服。

治水气，面目腿膝肿硬，小便赤涩，蘧麦散方。

蘧麦（一两） 滑石（一两） 汉防己（一两） 川大黄（一两，锉碎，微炒） 川芒硝（一两）

右件药，捣粗罗为散。每服三钱，以水一中盏，煎至六分，去滓，不计时候温服。

又方。

木通（二两，锉） 桔梗（二[47]两，去芦头） 赤芍药（一两） 桑根白皮（一两，锉） 甜葶苈（一两，隔纸炒令紫色） 白茅根（二两，锉）

右件药，捣筛为散。每服五钱，以水一大盏，煎至五分，去滓，不计时候温服。

治水气肿满，大小便涩壅，宜服大戟散方。

大戟（一两，锉碎，微炒） 陈橘皮（一两，汤浸去白瓤，焙） 商陆（一两） 木通（一两，锉） 蘧麦（一两）

右件药，捣粗罗为散。每服三钱，以水一中盏，煎至六分，去滓，空腹温服，如未通，即良久再服。

治水气，遍身肿，小便涩，腹胀满，宜服此方。

桑根白皮（锉，一升） 泽漆茎叶（锉，二升） 赤小豆（二升）

右以水二斗，绵裹二味，煮小豆令熟，饥即食豆，渴即细细饮汁，以羌^⑱为度。

治水气，小便涩，身体虚肿，宜服此方。

乌白皮（二两）　木通（一两，锉）　槟榔（一两）

右件药，捣细罗为散。　每服，不计时候，以粥饮调下二钱。

治大腹水肿，四肢洪满，小便涩少，海蛤圆方。

海蛤（一两，细研）　甜葶苈（一两，隔纸炒令紫色）　赤茯苓（一两）　桑根白皮（一两，锉）　郁李仁（一两，汤浸去皮，微炒）　汉防己（一两）　陈橘皮（一两，汤浸去白瓤，焙）　甘遂（半两，煨令微黄）

右件药，捣罗为末，别捣葶苈如泥，内药末中和匀，炼蜜和捣二三百杵，圆如梧桐子大。　每服，以粥饮下二十圆，日三四服。

又方。

槟榔（一两）　牵牛子（一两，微炒）　赤茯苓（一两）　桑根白皮（一两，锉）　甜葶苈（一两，隔纸炒令紫色）　汉防己（半两）

右件药，捣罗为末，别捣葶苈如泥，内药末中和匀，炼蜜和捣三二百杵，圆如梧桐子大。　每服，以粥饮下二十圆，日三服，以差为度。

治水肿，利小便，消胀满，宜服商陆圆方。

商陆（一两）　川芒硝（半两）　甘遂（一分，煨令微黄）　川大黄（半两，锉碎，微炒）　芫花（半两，醋拌，炒令干）　荛花（半两，微炒）

右件药，捣罗为末，炼蜜和捣三二百杵，圆如梧桐子大。　每服，食前，以粥饮下三圆，以利为度。

治水气，小便涩，喘息促，四肢无力，宜服此方。

沙牛尿（一斗）　诃黎勒皮（半斤，捣末）

右件药，先以牛尿于铜器中，煎至二升，入诃黎勒末，熬令硬软得所，圆如梧桐子大。　每服，茶酒任下三十圆，日三服，当下水及恶物为效。

治水气，腹胀气促，小便涩，水银圆方。

水银（一两，用少枣肉研令星尽）　甜葶苈（一两半，隔纸炒令紫

色） 椒目（半两，微炒去汗） 浮萍草（半两） 滑石（三两）

右件药，捣罗为末，研入水银令匀，煎皂荚子胶和，圆如梧桐子大。每服，以葱汤下十五圆，日三四服。

治水气洪肿，小便涩方。

芫花根（一两，锉，微炒）

右件药，捣细罗为末。 每服，空心，以温水调下一钱，得小便大利便差。

治水肿烦温⁴⁹，小便赤涩方。

冬瓜白瓤（不限多少）

右以水煮令熟，和汁淡食之。

治水气，遍身肿，小便赤涩方。

甜葶苈（二两，隔纸炒令紫色）

右捣如膏，煮枣肉和圆，如梧桐子大。 每服，煎桑根白皮汤下三十圆，日三四服。

【校注】

① 颈：日本抄本作"头"字。

② 促：日本抄本作"息"字。

③ 促：日本抄本作"息"字。

④ 便：日本抄本作"使"字。

⑤ 二三：日本抄本作"三二"两字。

⑥ 三：日本抄本作"二"。

⑦ 促：日本抄本作"息"字。

⑧ 锉：日本抄本作"别"字。

⑨ 三：日本抄本作"二"。

⑩ 服：日本抄本作"腹"字。

⑪ 促：日本抄本作"息"字。

⑫ 促：日本抄本作"息"字。

⑬ 一：日本抄本作"二"。

⑭ 促：日本抄本作"息"字。

⑮ 促：日本抄本作"息"字。

⑯ 三两：日本抄本作"二五"二字。

⑰ 促：日本抄本作"息"字。

⑱ 二：日本抄本作"三"。

⑲ 促：日本抄本作"息"字。

⑳ 令：日本抄本作"冷"字。

㉑ 二：日本抄本作"一"。

㉒ 三：日本抄本作"二"

㉓ 隔：其下日本抄本有"纸炒令紫色 甘草二两炙微赤锉"13个字。 此处疑脱。

㉔ 焙：日本抄本作"拌"字。

㉕ 促：日本抄本作"息"字。

㉖ 促：日本抄本作"息"字。

㉗ 二：日本抄本作"三"。

㉘ 锉：日本抄本作"炙"字。

㉙ 二：日本抄本作"一"。

㉚ 烧：日本抄本作"暖"字。

㉛ 促：日本抄本作"息"字。

㉜ 二：日本抄本作"半"字。

㉝ 黡（yǎn 掩）：黑；黑痕。

㉞ 促：日本抄本作"息"字。

㉟ 促：日本抄本作"息"字。

㊱ 一：日本抄本作"二"。

㊲ 之：日本抄本作"又"字。

㊳ 二：日本抄本作"一"。

㊴ 三：日本抄本作"一"。

㊵ 二：日本抄本作"半"字。

㊶ 促：日本抄本作"息"字。

㊷ 黄：日本抄本作"干"字。

㊸ 浸：日本抄本作"洗"字。

㊹ 一：日本抄本作"半"字。

㊺ 促：日本抄本作"息"字。

㊻ 促：日本抄本作"息"字。

㊼ 二：日本抄本作"一"。

㊽ 羌：日本抄本作"差"字。

㊾ 温：日本抄本作"渴"字。

卷第五十五

黄病论

夫黄病者，一身尽疼发热，面色洞黄，七八日后壮热，口里有血，当下之。 如猪肝状，其人小腹满急，若其人眼睛涩疼，鼻骨痛，两膊及项强，腰背急，即是患黄也。 黄病多大便涩，但令得小便快，即不虑死。 不令大便多涩，涩即心胀不安，此由寒湿在表，则热蓄于脾胃，腠理不开，瘀热与宿谷相搏，烦郁不得消，则大小便不通，故身体面目皆变黄色。 凡黄病，其寸口近掌无脉，口鼻气冷，并不可治也。

治急黄诸方

夫急黄者，由脾胃有热，谷气郁蒸，因为热毒所加，故卒然发黄，心满气喘，命在须臾，故云急黄。 有得病，但身体面目发黄，初不知是黄，死后乃身面俱黄者是也。 其候初得黄病，但发热心颤者，是急黄也。

治急黄烦躁，渴欲饮水，面目如金色，龙胆散方。

龙胆（一两，去芦头） 木通（一两，锉） 土瓜根（一两） 石膏（二两） 犀角屑（一两） 栀子仁（一两） 川大黄（一两，锉碎，微炒） 茅根（一握，锉） 川朴硝（一两）

右件药，捣筛为散。 每服五钱，以水一大盏，煎至五分，去滓，不计时候温服。

治急黄，心膈烦躁，眼目赤痛，犀角散方。

犀角屑（一分）　茵陈（二两）　黄芩（一两）　栀子仁（一两）川升麻（一两）　川芒硝（二两）

右件药，捣筛为散。　每服四钱，以水一中盏，入竹叶三七片，煎至六分，去滓，不计时候温服。

治急黄，身如金色，赤小豆散方。

赤小豆（一分）　丁香（一分）　黍米（一分）　瓜蒂（半分）　薰陆香（一钱）　青布（五寸，烧灰）　麝香（一钱，细研）

右件药，捣细罗为散，都研令匀。　每服不计时候，以清粥饮调下一钱，若用少许吹鼻中，当下黄水即效。

治急黄，头目四肢烦热疼痛，小便赤，大便难，心燥不得睡，白鲜皮散方。

白鲜皮（半两）　川升麻（半两）　川朴硝（一两）　茵陈（一两）黄芩（半两）　栀子仁（半两）　大青（半两）　川大黄（二两，锉碎，微炒）　葛根（半两，锉）

右件药，捣细罗为散。　每服，以新汲水调服三钱。　须臾当利一两行，如人行十里未利，即再服。

治急黄，宜服丁香散吐之方。

丁香（七粒）　瓜蒂（七枚）　赤小豆（七粒）

右件药，捣细罗为散，以鸡子清一枚相和，用新汲水调，顿服。　当吐利，即效，未应，即再服。

治急黄，心神烦闷方。

秦艽（一两，去苗，细锉）　牛乳（一大盏）

右件药，相和，煎至六分，去滓，温温顿服。

治急黄，心上坚硬，渴欲饮水，喘粗，眼黄，但有一候，则宜服此瓜蒂散吐之方。

瓜蒂（一分①）　赤小豆（一合）

右件药，捣细罗为散。　每服，以暖浆水调下二钱。　须臾当吐，如人行五里未吐，即再服；若病轻者，吹鼻中二三豆粒大，当鼻中黄水大出，即效。

治急黄及心黄狂走，烦躁不解方。

生鸡子（三②枚，去黄，用白）　川朴硝（半两，细研）

右件药相和，熟调顿服之效。

治急黄方。

右取蔓菁子油一合，服之效。　如无油，则取蔓菁子一合，和水研服之，亦效。

治阴黄诸方

夫阴黄者，为阳气伏，阴气盛，热毒加之，故身面尽黄，但头痛而不发热，名为阴黄也。

治阴黄，身体面目俱黄，小便如豉汁色，茵陈散方。

茵陈（二两）　白鲜皮（一两）　栝楼根（一两）　黄芩（一两）
栀子仁（一两）　赤芍药（一两）　木香（一两）　柴胡（二两，去苗）
枳壳（一两，麸炒微黄，去瓤）　黄连（一两，去须）　川朴硝（二两）
土瓜根（二两）　大青（一两）　川大黄（二两，锉碎，微炒）　茅根
（二两，锉）

右件药，捣粗罗为散。　每服五钱，以水一大盏，入豉五十粒，煎至五分，去滓，温服。　如人行十里，再服，以利一两行为度，即便煮稀葱豉粥食之。

治阴黄，小便不利而赤，身汗出者，表和里实也，宜下之，大黄散方。

川大黄（二两，锉碎，微炒）　黄柏（一两，锉）　栀子仁（一两）
川朴硝（二两）　甘草（一两，炙微赤，锉）　木通（一两，锉）

右件药，捣粗罗为散。　每服四钱，以水一中盏，煎至六分，去滓，温服。　如人行十里，再服，以利为度。

治阴黄，小便色不变，欲自利而不利，腹满而喘者，必哕，哕者，宜服小半夏散方。

半夏（一两，汤洗七遍，去滑）　人参（二两，去芦头）　葛根（二两，锉）

右件药，捣粗罗为散。每服四钱，以水一中盏，入生姜半分，煎至六分，去滓，不计时候温服。

治阴黄吐方。

赤小豆（二七粒）　丁香（二七粒）　麝香（一钱，细研）　瓜蒂（二七枚）　青布灰（二③钱）

右件药，捣细罗为散。每服，以温水调下一钱，日四五服。若取少许吹鼻中，即出黄水，为效。

治阴黄，身面悉黄，大便涩，小便如栀子汁，宜服此方。

茵陈（二④两）　柴胡（一两，去苗）　栀子仁（一两）　龙胆（三分，去芦头）　枳壳（一两，麸炒微黄，去瓤）　黄芩（一两）　川升麻（一两）　川大黄（二两，锉碎，微炒）

右件药，捣罗为末，炼蜜和圆，如梧桐子大。每服，以温粥饮下三十圆，日三四服。以利为度。

又方

秦艽（一两，去苗）　栀子仁（一两）　茵陈（一两）　槟榔（一⑤两）　商陆（一分⑥）　陈橘皮（一两，汤浸去白瓤，焙）　甜葶苈（一两，隔纸炒令紫色）

右件药，捣罗为末，炼蜜和圆，如梧桐子大。每服，以温水下二十圆，日三四服。

治阴黄，眼睛黄，汗染衣，涕唾黄色方。

川大黄（五两，饭下蒸一炊时取出，曝干）

右件药，捣细罗为散。每服，以温水调下一钱，日三四服。常要大小便微利，为效。

治内黄诸方

夫内黄者，由热毒之气，在于脾胃，与谷气相搏。热蒸在内，不得宣散，先心腹胀满气急，然后身面悉黄，名为内黄也。

治内黄，遍身黄如橘色，心肋满急，栀子散方。

栀子仁（一两）　黄芩（一两）　柴胡（一两，去苗）　川升麻（一两）　龙胆（半两，去芦头）　川大黄（一两，锉碎，微炒）　栝楼根（一两）　川芒硝（二两）

右件药，捣筛为散。每服四钱，以水一中盏，煎至六分，去滓，不计时候温服。

治内黄，身面眼悉黄，如黄金色，小便浓如黄柏汁，众医不能疗，茵陈散方。

茵陈（二两）　黄芩（一两）　栀子仁（一两）　川升麻（三[⑦]两）　川大黄（一两，锉碎，微炒）　龙胆（一两，去芦头）　枳壳（一两，麸炒微黄，去瓤）　秦艽（一两，去苗）

右件药，捣筛为散。每服四钱，以水一中盏，煎至六分，去滓，不计时候温服。

治内黄，身体面目皆黄，宜服此方。

川大黄（二两，锉碎，微炒）　黄连（二两，去须）　黄芩（二两）

右件药，捣细罗为散。每服不计时候，以温水调下二钱。

又方

柳枝（二两，锉）

右以水一大盏半，煎至八分，去滓，不计时候，分温二服。

又方

川大黄（一两，锉）

右以水一大盏，煎至六分，去滓，不计时候温服。

又方

黄栝楼（一枚，大者）

右以新汲水一大盏半，浸黄栝楼，淘绞取汁，下蜜半合，入川朴硝二分，细研，搅令匀。分为三服，频服之效。

治劳黄诸方

夫劳黄者，由脾脏中风，风与瘀热相搏，故令身体发黄，额上黑，微汗出，手足热，薄暮发膀胱急，四肢烦，小便自利，名为劳黄也。

治劳黄，额上汗出，手足中热，四肢烦疼，薄暮寒热，小便自利，龙胆散方。

龙胆（二分，去芦头）　甘草（三分，炙微赤，锉）　牡蛎（一两，烧为粉）　麦门冬（三分，去心）　柴胡（三^⑧分，去苗）　川升麻（三分）　犀角屑（三分）

右件药，捣筛为散。每服三钱，以水一中盏，煎至五分，去滓，入生地黄汁半合，不计时候温服。

治劳黄，心脾热壅，皮肉面目悉黄，宜服秦艽散方。

秦艽（半两，去苗）　犀角屑（半两）　黄芩（三分）　柴胡（一两，去苗）　赤芍药（半两）　茵陈（一两）　麦门冬（一两，去心）　川大黄（二两，锉碎，微炒）

右件药，捣粗罗为散。每服四钱，以水一中盏，煎至六分，去滓，温服，日三四服。以利为度。

治劳黄，手足烦热，肢节疼痛，小腹拘急，时有虚汗，鳖甲散方。

鳖甲（一两半，涂醋炙令黄，去裙襕）　柴胡（三分，去苗）　茵陈（三分）　地骨皮（三分）　赤芍药（三分）　黄芪（三分，锉）　栀子仁（三分）　麦门冬（三分，去心）

右件药，捣筛为散。每服三钱，以水一中盏，煎至六分，去滓，不计时候温服。

治心热劳黄，口干舌涩，皮肉面目俱黄，上气喘急，宜服此方。

黑豆（一升，净拣，以水四升煎取一升，去豆）　生地黄汁（五合）　麦门冬汁（三合）　蜜（三两）　生藕汁（三合）　栝楼根汁（三合）

右件药，并豆汁，以微火煎如膏，于瓷盒中盛。每服一茶匙，不计时候服。

治黄汗诸方

夫黄汗之为病，身体洪肿，汗出不渴，状如风水，汗出染衣，黄如蘖汁，其脉自沉。此由脾胃有热，汗出而入水中，若浴水入汗孔中，得成黄汗病也。

治黄汗病，身体重，汗出而不渴，其汗沾衣，黄如蘗染，黄芪散方。

黄芪（二两，锉）　赤芍药（二两）　茵陈（二⑨两）　石膏（四两）
麦门冬（一两，去心）　豉（二两）

右件药，捣筛为散。　每服半两，以水一大盏，入竹叶十四片，煎至五
分，去滓，温服，日四五服。

治黄汗出，身体重，热不退，大小便不利，宜服此方。

茵陈（一两）　赤芍药（一两）　甘草（一两，炙微赤，锉）　木通
（二两，锉）　赤茯苓（一两）　黄芪（一两，锉）　川大黄（二两，锉
碎，微炒）

右件药，捣筛为散。　每服五钱，以水一大盏，煎至五分，去滓温服，
如人行十里再服。　以大小便通利为度。

治脾脏瘀热不散，心神烦乱，小便赤涩或汗出如蘗汁，宜服此方。

甘草（一两，炙微赤，锉）　栀子仁（一两）　黄柏（一两，锉）
白术（一两）

右件药，捣筛为散。　每服四钱，以水一中盏，煎至六分，去滓，温
服，日四五服。

又方

茵陈（二两）　川大黄（一两，锉碎，微炒）　栀子仁（一两）

右件药，捣筛为散。　每服四钱，以水一中盏，煎至六分，去滓，温
服，日四五服。

又方

栀子仁（一两）　栝楼子（一两，炒）　苦参（一两，锉）

右件药，捣罗为末，以醋渍鸡子黄白二枚，用和药末，圆如梧桐子
大。　每服，以温水下三十圆，日四五服。

又方

黄雌鸡（一只，去毛爪，开肚净洗）　生地黄（一斤，细切）

右以地黄内鸡腹中，系定，置于铜器中，蒸令极熟，绞取汁。　分为五
服，不计时候温服。

又方

生芋根（切，二合）

右以猪肉半斤，合作羹，尽食之。

又方

柞树皮（二两，烧灰）

右细研为末。每服，以新汲水调下二钱，日四五服。

治黄病小便淋涩诸方

夫黄病小便淋涩者，此由积热在于心脏，流于小肠，则令小便涩少，下物如砂，而多疼痛也。

治心脾热壅，皮肉面目悉黄，烦躁，小便赤涩，茅根散方。

茅根（二两，锉）　秦艽（一两，去苗）　犀角屑（三分）　麦门冬（二两，去心）　川大黄（一两半，锉碎，微炒）　黄芩（一两）　赤芍药（三分）　川朴硝（一两）

右件药，捣粗罗为散。每服四钱，以水一中盏，煎至六分，去滓，温服，如人行十里再服，以利为度。

治心脏黄结热，面目四肢通黄，干呕，大便不通，小便赤涩，腹痛，心烦，木通散方。

木通（一两，锉）　川大黄（一两半，锉碎，微锉⑩）　枳壳（半两，麸炒微黄，去瓤）　黄芩（半两）　赤芍药（一两）　前胡（一两半，去芦头）　白术（三分）　栀子仁（三分）　甘草（半两，炙微赤，锉）半夏（三分，汤洗七遍，去滑）

右件药，捣粗罗为散。每服五钱，以水一大盏，入生姜半分，煎至五分，去滓，不计时候温服，以大小便疏利为度。

治黄病，小便赤涩，心神烦闷，蘧麦散方。

蘧麦（一两）　茵陈（一两）　川大黄（一两半，锉碎，微炒）　黄芩（一两）　栀子仁（一两）　麦门冬（一两半，去心）

右件药，捣筛为散。每服四钱，以水一中盏，煎至六分，去滓，不计时候服，以小便利为度。

治黄病，腹胀满，小便涩而赤少，宜服此方。

川大黄（二两，锉碎，微炒） 川朴硝（二两） 栀子仁（一两）黄柏（一两，锉） 冬葵子（一两）

右件药，捣筛为散。 每服四钱，以水一中盏，煎至六分，去滓，温服，日四五服，以利为度。

治黄病，心下横坚，小便赤黄不利，疼痛，茵陈散方。

茵陈（一两） 前胡（三分，去芦头） 木通（一两，锉） 赤茯苓（三分） 椒目（一分，微炒） 赤芍药（三分）

右件药，捣细罗为散。 每服，以粥饮调下二钱，日四五服。

治黄疸诸方

夫黄疸之病者，是酒食过度，脏腑热极，水谷相并，积于脾胃，复为风湿所搏，结滞不散，热气郁蒸所为也。 故食已即如饥，其身体、面目、爪甲、牙齿及小便尽黄，而欲安卧，或身脉多赤多青皆见者，必发寒热，此皆疸也。 得而渴者其病难疗，而不渴者，其病易治。 发于阴部，其人必呕，发于阳部，必振寒而热发也。

治黄疸，心神烦躁，小便赤，大便难，不得安卧，茵陈散方。

茵陈（一两） 犀角屑（半两） 川升麻（一两） 栀子仁（三分）甘草（三分，炙微赤，锉） 黄芩（一两） 川朴硝（一两）

右件药，捣筛为散。 每服四钱，以水一中盏，煎至六分，去滓，不计时候温服，以大小便利为度。

治黄疸，身目皆黄，皮肤如曲尘色，宜服此方。

栀子仁（一两） 石膏（三两） 川大黄（一两，锉碎，微炒） 栝楼（干者，一枚） 甘草（一两，炙微赤，锉） 木通（一两，锉） 茵陈（一两）

右件药，捣筛为散。 每服五钱，以水一大盏，入葱白七寸，煎至五分，去滓，不计时候温服。

治黄疸,其小便自利,白如泔色,此状得之因酒过伤,宜服土瓜根散方。

土瓜根（一两）　　白石脂（一两）　　桂心（一两）　　栝楼根（一两）
菟丝子（一两,酒浸一日曝干,别捣为末）　　牡蛎（一两,烧为粉）

右件药,捣细罗为散。　每服,煮大麦粥饮调下二钱,日三四服。

治黄疸,心膈躁热,小便赤涩方。

茅根（三握,细切）　　猪肉（半斤,细切）

右件药,先以水三大盏,煎茅根至二盏,去滓,入肉合作羹,尽一服
愈。

又方

赤小豆（一百粒）　　秫米（一百粒）　　鸡粪白（一两,微炒）

右件药,捣细罗为散。　每服,以新汲水调下一钱,日三四服。

治黄疸,身面悉黄,小便如浓栀子汁,茵陈圆方。

茵陈（二①两）　　黄芩（一两半）　　枳壳（一两,麸炒微黄,去瓤）
川大黄（一两半,锉碎,微炒）　　川升麻（一两半）

右件药,捣罗为末,炼蜜和圆,如梧桐子大。　每服,以清粥饮下三十
圆,日三四服。

治黄疸,大小便难,喘息促,宜服此方。

川大黄（二两,锉碎,微炒）　　甜葶苈（二两,隔纸炒令紫色）

右件药,捣罗为末,炼蜜和圆,如梧桐子大。　每服,以粥饮下二十
圆,日三四服,喘慢即药止。

治黄疸,耳目悉黄,食饮不消,胃中胀热,此肠间有燥粪,宜服此方。

右煎炼猪脂五两。　每服,抄大半匙,以葱白汤调,频频服之,以通利
为度。

治黄疸,热毒结在胸膈上壅烦闷,目赤口干,宜服藜芦散吐之方。

藜芦（一两,炮令小变色）

右捣细罗为散。　每服,以温水调下半钱,以吐为效。

治黄疸,有多时不差者,令人烦闷不食,四肢俱痛方。

茵陈（五两）

右件药,捣筛为散。　每服四钱,以水一中盏,煎至六分,去滓,温
服,日三四服。

治黄疸,精神昏乱不食,言语倒错方。

右以萱草根,捣取汁一小盏服之,日三四服。 如无,取苜蓿根汁,亦得。

治黄疸,内伤积热,毒发出于皮肤,宜服麻黄汤发汗方。

麻黄(一两,去根节,捣碎)

右以水一大盏,煎至五分,去滓,温服,以汗出为效,如人行十里汗未出,即再服。

治黄疸,热毒在内,闷乱,坐卧不安方。

右烧乱发灰,细研。 不计时候,以新汲水调下二钱。

治黄疸,大渴烦闷方。

苦瓠白瓤及子(三两,炒令微黄)

右捣细罗为散。 不计时候,以温粥饮调下一[⑫]钱。

治黄疸,百药不差,宜服此方。

驴头一枚,煮熟。 以姜韲啖之,并随多少饮汁,即效。

治黄疸,毒气郁蒸,面目尽黄,寒热发歇[⑬]方。

右取小麦苗,捣绞取汁。 饮半盏,昼夜五七度饮之愈。 无小麦,穬麦苗亦得。

治黄疸,面目爪甲皆黄,心膈躁闷,宜用瓜蒂吹鼻散方。

瓜蒂(二七枚) 赤小豆(二七粒) 秫米(二七粒) 丁香(二七粒)

右件药,捣细罗为散。 取如豆大内鼻中,痛搐之,须臾当出黄汁,或从口中出升余则愈。 若病重者,如一豆不差,即复内鼻中即效。

治黄疸,面目尽黄,昏重不能眠卧方。

苦葫芦瓤(如弹子大)

右以童子小便二合,浸之一炊时,取两酸枣许汁,分内两鼻中,须臾当滴黄水为效。

治酒疸诸方

夫虚劳之人,若饮酒多,进谷少者,则胃内生热。 因大醉当风,入水，则身目发黄，心中懊痛，足胫满，小便黄，面发赤斑者⑭下之，久久变为黑疸，面目黑，心中如啖蒜齑状，大便正黑，皮肤手足不仁，其脉浮弱，故知之酒疸也。　心中欲⑮呕者，当吐之则愈。　其小便不利，后当心热及足下热，是其证也。　脉浮宜吐之，沉弦宜下之。

治酒痛⑯，心懊痛，足胫满，小便黄，面发赤斑，大黄散方。

川大黄（一两，锉碎，微炒）　枳实（一两，麸炒微黄）　栀子仁（一两）　豉（三合）

右件药，捣筛为散。　每服四钱，以水一大盏，煎至五分，去滓，温服，日四五服。

治酒疸，艾汤方。

生艾叶（一握，无生者用干者亦得）　麻黄（一两，去根节）　川大黄（三分，锉碎，微炒）　黑豆（一合）

右件药，都细锉，和匀。　每服半两，以清酒一大盏，煎至半盏，去滓，温服，日四五服。

治酒疸，心中懊痛，栀子散方。

栀子仁（一两）　豉（二合）　川大黄（一两，锉碎，微炒）

右件药，捣筛为散。　每服四钱，以水一中盏，煎至六分，去滓，温服，日四五服。

治酒疸，心懊痛，足胫满，小便黄，面发赤斑黄黑，由大醉当风入水所致，宜服此方。

黄芪（二两，锉）　木兰皮（一两）

右件药，捣细罗为散。　每服，以温酒调下二钱，日四五服。

治心下坚而小便赤涩，是酒疸之候，宜服此方。

赤茯苓（一两）　茵陈（一两）　枳实（一两，麸炒微黄）　甘草（三分，炙微赤，锉）　杏仁（三分，汤浸去皮尖双仁，麸炒微黄）　白术（一两）　半夏（三分，汤洗七遍，去滑）　前胡（一两，去芦头）　川大黄（一两，锉碎，微炒）　当归（三分）

右件药，捣罗为末，炼蜜和捣三二百杵，圆如梧桐子大。　每服，以粥饮下三十圆。

治酒疸，遍身黄曲尘色，牛胆圆方。

牛胆（一枚）　川大黄（一两，锉碎，微炒）　芫花（半两，醋拌，炒干）　荛花（一两，微炒）　瓜蒂（一两）

右件药，捣罗为末，以清酒二升，渍一宿，煮减去半，滤去滓，内牛胆，微火煎令稠，圆如梧桐子大。　每服，以温水下五圆，得吐利为度。

治谷疸诸方

夫谷疸之状，食毕即头眩心忪，怫郁不安而发黄。　由大饥大食，胃气冲熏所致。　阳明病脉迟，食难，因饱饮则发烦目眩者，必小便，此欲为谷疸。　虽下之，其腹必满，其脉迟者是也。

治谷疸及黄疸，茵陈散方。

茵陈（二两）　川大黄（一两，锉碎，微炒）　栀子仁（三分）

右件药，捣粗罗为散。　每服四钱，以水一中盏，煎至六分，去滓，温服。

治谷疸，唇口先黄，腹胀气急，宜服此方。

郁金（一两）　牛胆（一枚，干者）　麝香（半钱，细研）

右件药，捣细罗为散。　不计时候，以新汲水调下半钱。

治谷疸，食毕即头眩，心怫郁不安而发黄，由失⑰饥后大食，胃气冲熏所致，宜服此方。

苦参（三两，锉）　龙胆（一两，去芦头）　牛胆（一枚，干者）

右件药，捣罗为末，炼蜜和圆，如梧桐子大。　每服，以生麦门冬汁下十圆，日三四服。

治黑疸诸方

夫黑疸之状，若小腹满，身体尽黄，额上反黑，足下热，大便黑是也。　夫黄疸、酒疸、女劳疸，久久多变为黑疸也。

治黑疸，身体及大便正黑，赤小豆散方。

赤小豆（五⑱十粒）　赤茯苓（一分）　瓜蒂（一钱半）　雄黄（一钱，细研）　甘草（半两，炙微赤，锉）　女萎（一两）

右件药，四味，捣细罗为散。　每服，以水一大盏，煮小豆、茯苓至五分，去滓，空心调下散药一钱，须臾当吐则愈，如人行三二里未吐，即再服。

治黑疸，身体间黑，小便赤涩，茵陈圆方。

茵陈（一两）　枳壳（一两，麸炒微黄，去瓤）　白术（一两）　半夏（三分，汤洗七遍，去滑）　赤茯苓（一两）　甘遂（一分，煨微黄）　当归（三分）　杏仁（三分，汤浸去皮尖双仁，麸炒微黄）　木通（一两，锉）　川椒（三分，去目及闭口者，微炒去汗）　川大黄（三分，锉碎，微炒）　甜葶苈（一两，隔纸炒令紫色）

右件药，捣罗为末，炼蜜和捣三二百杵，圆如梧桐子大。　每服食前，以温水下十圆。

治黑疸多死，宜急治方。

生土瓜根（一斤）

右捣绞取汁六合，顿服，当有黄水随小便出，如未出，即更服。

治风疸诸方

夫风疸者，由风气在于腑脏，与热气相搏，便发于黄，小便或赤或黄，好卧而心振，面虚黑，名为风疸也。

治风疸，心脾风热，面色虚黑，身体皆黄，小便赤涩，宜服牛黄散方。

牛黄（一分，细研）　犀角屑（三分）　防风（三分，去芦头）　栝楼根（一两）　杏仁（三分，汤浸去皮尖双仁，麸炒微黄）　白鲜皮（三分）　秦艽（三分，去苗）　川大黄（一两，锉碎，微炒）　甘草（半两，炙微赤，锉）　麦门冬（一两，去心，焙）　栀子仁（半两）

右件药，捣细罗为散，研入牛黄令匀。　每服，不计时候，以竹叶汤调下一钱，金银汤下亦得。

治风疸，脏腑风热相搏，心神不安，多卧少起，小便赤涩，犀角散方。

犀角屑（一两）　黄连（一两，去须）　赤芍药（三分）　茵陈（一^⑲两）　白鲜皮（三分）　土瓜根（三分）　栀子仁（三分）　柴胡（三分，去苗）　栝楼根（三分）　川大黄（一两半，锉碎，微炒）　川芒硝（二两）　子芩（三分）　贝齿（二十枚，烧令赤，细研）

右件药，捣细罗为散。　每服，不计时候，煎茅根汤调下二钱，以利为度。

治风疸，小便或黄，洒洒而寒，好卧不欲动，宜服此方。

艾（一束，三月内取，捣汁，于铜器中煎如膏）　川大黄（一两，锉碎，微炒）　黄连（一两，去须）　苦参（一两，锉）　凝水石（一两）栝楼根（一两）　甜葶苈（一两，隔纸炒令紫色）

右件药，捣罗为末，以艾煎和圆，如梧桐子大。　每服，不计时候，以温水下二十圆。

治女劳疸诸方

夫女劳疸之候，身目皆黄，发热恶寒，小腹满急，小便不利，因大劳大热，不能保摄，房后入水所致也。

治女劳疸，身目俱黄，恶寒发热，小腹满急，小便艰难，滑石散方。

滑石（一两半）　白矾（一两，烧令汁尽）

右件药，捣细罗为散。　每服，不计时候，以大麦粥饮调下二钱，小便出黄水为度。

又方

白矾（半两，烧令汁尽）　硝石（半两）

右件药，细研为散。　每服不计时候，以大麦粥饮调下二钱，令微汗出，小便利为度。

又方

乱发（如鸡子大）　猪脂（半斤）

右件药，同于铛内，以微火煎，令发消尽。 不计时候，以温水调下半鸡子壳，以小便利为度。

治三十六种黄证候点烙论并方

夫诸黄者，其黄皆因伤寒为本，五脏牙[20]有所伤，热气相侵，致使病人精神恍惚，六腑不和，七神无主，情意改变，或起坐睡卧不安，或狂言妄语，忽喜忽悲，或寒或热，或即多言，或即不语，多饶喜笑，妄见鬼神，四肢沉重，扶举不行，或即潜身便走，气力倍加。 如此状候，并是五脏热极，闭塞不通，疗不及时，甚损人命。 或有鼻衄不生[21]，口内生疮，或有小便不利，大便不通。 有此状证，速宜点烙，及依后方治疗，必得痊平也。

肝黄证候

肝黄者，面色青，四肢拘急，口舌干燥，言语謇涩，面目不利，爪甲青色。 若背上浮肿，腹肋胀满者，难治。 烙肝俞二穴、中管穴、足阳明二穴及两臂间、手背后。

治肝黄，柴胡散方。

柴胡（一两，去苗） 甘草（半两，炙微赤，锉） 决明子（半两）车前子（半两） 羚羊角屑（半两）

右件药，捣筛为散。 每服三钱，以水一中盏，煎至五分，去滓，不计时候温服。

治肝黄，面色青黄，筋脉拘急，口干心燥，小便不利，言语或涩，犀角散方。

犀角屑（三分） 栀子仁（三分） 黄芩（三分） 羚羊角屑（三分） 川升麻（三分） 柴胡（一两，去苗） 龙胆（半两，去芦头）甘草（半两，炙微赤，锉）

右件药，捣筛为散。 每服三钱，以水一中盏，入淡竹叶二七片，煎至六分，去滓，不计时候温服。

心黄证候

心黄者，目赤，舌上生疮，心闷喘急，多言无度，或笑或嗔，微微汗出，口干舌短，起卧不安，神思恍惚，小便赤难，心下胀满，状如心风②，悲哭，手乱捻物者，难治。 烙心俞二穴、小肠俞二穴、天窗穴、百会穴、承浆穴、上管穴、关元穴、下廉二穴。

治心黄，生地黄饮子方。

生地黄（二两） 淡竹叶（三㉓十片） 大麦（半合） 甘草（半两，炙微赤，锉）

右件药，细锉和匀。 每服半两，以水一中盏，入生姜半分，煎至七分，去滓，不计时候温服。

治心黄，心神恍惚，口干烦闷，马牙消散方。

马牙消（一两，细锉） 朱砂（一两，细研） 龙齿（一两） 犀角屑（一两） 黄芩（一两） 甘草（一两，炙微赤，锉）

右件药，捣细罗为散，都研令匀。 不计时候，以生地黄汁调下二钱。

又方

鸡子清（二枚） 盐（半两） 麻油（一合）

右件药，相和令匀。 顿服之，以吐利为度。

脾黄证候

脾黄者，遍身如金色，眼目俱黄，唇口生疮，或吟或咏，有时吐逆，不能下食，大便涩。 若脐凸者，难治。 烙脾俞二穴、次烙胃管阴陪㉔二穴、丹田穴、魂舍二穴、足阳明二穴。

治脾黄，土瓜根散方。

土瓜根（半两）　栝楼根（半两）　甘草（半两，炙微赤，锉）　枳壳（半两，麸炒微黄，去瓤）

右件药，捣筛为散。每服三钱，以水一中盏，煎至五分，去滓，不计时候温服。

肺黄证候

肺黄者，眼目白色，头面微肿，鼻衄不止，多涕增寒，遍身生赤粟子，壮热，腹胀胸满，上气。若粟子紫黑色及肿者难治。烙肺俞二穴、大肠俞二穴、天窗穴、手阳明二穴、下廉二穴、丹田穴、承山二穴及手足心、背穴㉕、两乳头上二寸。

治肺黄，栝楼散方。

栝楼（一枚，干者）　柴胡（半两，去苗）　甘草（半两，炙微赤，锉）　款冬花（半两）　芦根（半两，锉）　贝母（半两，煨令微黄）

右件药，捣筛为散。每服五钱，以水一大盏，入生姜半分，煎至五分，去滓，不计时候温服。

又方

瓜蒂（十㉖枚）

右捣罗为末。每取一字，各吹鼻中，当下黄水为效。

肾黄证候

肾黄者，面色青黄，腰背疼痛，耳中飕飕，百般声响，脚膝无力，多唾呕逆，不能下食，悲而不乐。若两脚浮肿，齿黑如大豆者，难治。烙肾俞二穴、膀胱俞二穴、章门二穴、魂舍二穴、百会穴、三里二穴及两足心。

治肾黄，附子散方。

附子（一分，炮裂，去皮脐）　干姜（一分，炮裂，锉）　生干地黄

（二两）

右件药，捣筛为散，分为三服。 每服，以水一大盏，煎至五分，去滓，不计时候温服。

又方

莴苣子（一合，细研）

右以水一大盏，煎至五分，去滓。 不计时候温服。

又方

蔓菁子（一合）

右研令极烂，入热汤一小盏，搅，去滓。 不计时候温服。

胆黄证候

胆黄者，面色青黄，多惊少卧，悲泣不定，嗔怒无恒，舌上生疮，唇口干燥。 若喘粗不止者，难治。 烙胆俞二穴、上管穴、风池穴、下廉二穴、心俞二穴、肝俞二穴、伏兔二穴。

治胆黄，车前子散方。

车前子（半两） 秦艽（半两，去苗） 甘草（半两，炙微赤，锉）犀角屑（半两）

右件药，捣筛为散。 每服五钱，以水一大盏，煎至五分，去滓，入生地黄汁半合，不计时候温服。

脑黄证候

脑黄者，由热邪在于骨髓，而脑为髓海，故热气从骨髓流入于脑，则令身体发黄，头疼眉疼，烙百会穴、天窗穴、风府穴。

治脑黄，石膏散方。

石膏（二两） 秦艽（一两，去苗） 犀角屑（一两） 栀子仁（一两） 甘草（半两，炙微赤，锉）

右件药，捣筛为散。每服四钱，以水一中盏，煎至六分，去滓，不计时候温服。

又方。

栀子仁（一两）　栝楼根（一两）　川大黄（一两，锉碎，微炒）

右件药，捣筛为散。每服四钱，以水一中盏，煎至六分，去滓，不计时候温服。

行黄证候

行黄者，由瘀热在脾藏，但肉微黄，而身不甚热。其人头痛心烦，不废行立也，烙脾俞二穴、上管穴、百会穴。

治行黄，宜服此方。

黄芩（一两）　麦门冬（一两，去心）　犀角屑（一两）　栝楼根（一两）　栀子仁（一两）　甘草（半两，炙微赤，锉）

右件药，捣筛为散。每服四钱，以水一中盏，煎至六分，去滓，不计时候温服。

癖黄证候

癖黄者，由饮水停滞，结聚成癖，因热气相搏，则郁蒸不散，胁下满痛，而身体发黄，烙胃俞二穴、上管穴、胃管穴。

治癖黄，半夏散方。

半夏（一两，汤洗七遍，去滑）　前胡（三分，去芦头）　槟榔（三分）　杏仁（三分，汤浸去皮尖双仁，麸炒微黄）　川大黄（一两，锉碎，微炒）　枳壳（半两，麸炒微黄，去瓤）

右件药，捣筛为散。每服三钱，以水一中盏，入生姜半分，煎至六分，去滓，不计时候温服。

又方

芫花（半两，醋拌，炒令干）　桃仁（半两，汤浸去皮尖双仁，麸炒微黄）　川大黄（一两，锉碎，微炒）

右件药，捣细罗为散。　不计时候，以温酒调下一钱。

胃黄证候

胃黄者，吐逆下利，心腹气胀，或时烦闷，不能饮食，四肢无力。　若唇口、面目、舌根黑者，难治。　烙胃俞二穴、上管穴、太冲二穴。

治胃黄，人参散方。

人参（一两，去芦头）　黄芩（一两）　赤茯苓（一两）　栝楼（一枚）　枳壳（半两，麸炒微黄，去瓤）　甘草（半两，炙微赤，锉）

右件药，捣筛为散。　每服五钱，以水一大盏，煎至五分，去滓，不计时候温服。

鬼黄证候

鬼黄者，面色或青或黑，遍身皆黄，狂语多惊，皮肤干枯，舌根謇涩，心中恍惚，常见鬼神，或自强言，诈作惺惺。　若鼻中灰色，舌黑，毁裂衣裳者，难治。　烙心俞二穴、百会穴、巨阙穴、章门二穴、下廉二穴、明堂穴、神庭穴。

治鬼黄，丹砂散方。

朱砂（半两）　马牙消（一两）　铁粉（半两）

右件药，同细研如粉。　不计时候，磨犀角水调下一钱。

奸黄证候

奸黄者，是鬼黄变入奸黄也，面目遍身俱黄，言语失错，心神狂乱，诈奸黠如不患人。 若不与漱，即口舌干燥，气喘者，难治。 先烙心俞二穴、肺俞二穴，次烙胸前两边。

治奸黄，犀角散方。

犀角屑（一两） 麦门冬（一两，去心） 白鲜皮（一两） 葳蕤（一两） 黄芩（一两） 川大黄（一两，锉碎，微炒）

右件药，捣粗罗为散。 每服四钱，以水一中盏，煎至五分，去滓，入生地黄汁一合，不计时候温服。

走马黄证候

走马黄者，眼目黄赤，烦乱狂言，起卧不安，气力强壮，唯受㉗嗔怒，努目高声，打骂他人，犹如癫醉。 若厥逆者，难治。 烙肝俞二穴、百会穴、风府穴、关元穴、肾俞二穴、下廉二穴、上管穴、中管穴，次烙手足心。

治走马黄方。

小麦（一两） 竹叶（一握） 生姜（半两，切）

右以水一大盏半，煎至八分，去滓，入马粪汁一合，搅匀，分为二服，如人行三二里服尽。

立黄证候

立黄者，两脚疼痛，眼目黄涩，小便色赤，淋沥不痢㉘，心下有气块者，难治。 烙上管穴、心俞二穴、关元穴、下廉二穴，次烙舌下黑脉。

治立黄方

茅根（五两，锉） 白术（半两）

右件药，捣筛为散。 每服五钱，以水一大盏，煎至五分，去滓，不计时候温服。

黑黄证候

黑黄者，面色或黄或黑，眼目青色，腰脊拘急，口中两颊，有黑脉出口角者，难治。 烙百会穴及舌下黑脉、口角两傍、玉泉穴、绝骨二穴、足阳明穴、章门二穴，次烙心俞二穴。

治黑黄方

鬼臼（一两，锉）

右以水一大盏半，煎至八分，去滓。 分为二服，如人行五里再服。

体黄证候

体黄者，身黄面赤，脚膝疼闷，身上不热，心中烦躁，腹中微微有气，饮食或进或退，好盖衣被，又欲冷处睡卧，烙百会、背心及心下一寸至二寸、三寸、四寸、五寸。

治体黄，宜用蒴藋汤浴之方。

蒴藋（半斤）　柳枝（半斤）　桃枝（半斤）　黄栌木（五两）

右件药，细锉，以水三斗。 煎至二斗，去滓，入白矾末一两，搅令匀。 温温浴之。

劳黄证候

劳黄者，四肢无力，骨节烦疼，或时吐逆，不能下食，鼻中干燥，身热疼闷，渐觉羸瘦，寒热不定。 若喘息气粗者，难治。 烙心俞二穴、玉枕穴、章门二穴、百会、劳宫二穴、曲骨穴。

治劳黄，柴胡散方。

柴胡（一两，去苗）　茵陈（半两）　犀角屑（半两）　麦门冬（一两，去心）　鳖甲（二两，涂醋炙微黄，去裙襕）　甘草（半两，炙微赤，锉）

右件药，捣筛为散。　每服四钱，以水一中盏，煎至六分，去滓，不计时候温服。

脊禁黄证候

脊禁黄者，腰背急硬，口噤不言，喘息气粗，眼中出血，心神恍惚，状如中风。　烙百会、心俞二穴、上管穴、肝俞二穴、承浆穴、魂舍二穴、气海穴、下廉二穴、绝骨二穴，次烙鼻柱及大椎骨上。

治脊禁黄，独活散方。

独活（一两）　麻黄（一两，去根节）　犀角屑（半两）　秦艽（半两，去苗）　桑根白皮（半两，锉）　甘草（半两，炙微赤，锉）

右件药，捣筛为散。　每服四钱，以水一中盏，煎至六分，去滓，不计时候温服。

食黄证候

食黄者，闻食气吐逆，心腹胀满，身体疼痛，喘息气粗，食饮不下，或时虚汗，肠中结燥，亦似心黄，梦见神鬼。　烙章门二穴、关元穴、脾俞二穴、上管穴、中管穴。

治食黄，腹中结燥，茅根散方。

茅根（一两，锉）　甘草（一分，炙微赤，锉）　川大黄（一两，锉碎，微炒）

右件药，捣筛为散。　分为五服，每服，以水一大盏，煎至五分，去滓温服，如人行五七里再服，以利为度。

又方

商陆（一两）　栝楼根（一两）

右件药，捣细罗为散。　不计时候，以葱白汤调下一钱。

火黄证候

火黄者，遍身如火色，两腋下有赤点子，状如粟米或如麦麸，其点子紫色多、黑色少者可治，黑色多、紫色少者难治。　烙百会穴、天窗穴及背脊两傍。

治火黄方。

右取生栝楼根，捣绞取汁。　不计时候，服半中盏。

阴黄证候

阴黄者，身如熟杏，爱向暗卧，不欲闻人言语，四肢不收，头旋目痛，上气痰饮，心腹胀满，面色青黄，脚膝浮肿，小便不利。　烙肾俞二穴、气海穴、胃管穴、阴陪二穴。

治阴黄，秦艽散方。

秦艽（一两，去苗）　旋覆花（半两）　赤茯苓（半两）　甘草（半两，炙微赤，锉）

右件药，捣筛为散。　每服四钱，以牛乳一中盏，煎至六分，去滓，不计时候温服。

气黄证候

气黄者，上气心闷，腹胁胀痛，两脚冷疼，睡卧不安，小便淋涩，状似脾黄。 烙气海穴、肺俞二穴、足^㉖。

治气黄方。

苦葫芦子仁（一两，微炒）

右捣细罗为散。 不计时候，以温水调下一钱，以得吐为度。

煴黄证候

煴黄者，头痛口苦，舌根干黑，喘息不调，鼻中血出，心神烦乱，作怅望之声，小便赤色如红花汁。 若眼不能开者，难治。 烙耳尖上五分及耳前五分、头两角太阳穴、百会穴、玉枕穴、心俞二穴、足阳明二穴及手足心。

治煴黄，生地黄散方。

生干地黄（一两）　犀角屑（一分）　黄芩（一分）　竹茹（一分）
麦门冬（一分，去心）

右件药，捣筛为散。 以水二大盏，煎至一大盏，去滓，分为二服，如人行五里再服。

髓黄证候

髓黄者，身体赤黄，四肢不举，肌肉战掉，鼻中出血，两脚疼闷，一手专安额上，身不壮热，爱冷处卧。 烙下廉二穴、百会穴、肺俞二穴、接脊穴、绝骨二穴。

治髓黄，地骨皮散方。

地骨皮（一两）　柴胡（一两，去苗）　人参（一两，去芦头）　羚羊角屑（一两）　甘草（一两，炙微赤，锉）

右件药，捣筛为散。 每服四钱，以水一中盏，煎至五分，去滓，入生地黄汁半合，不计时候温服。

房黄证候

房黄者，眼赤身黄，骨髓烦疼，头目昏痛，多饶睡卧，体虚无力，夜多梦泄，神思不安，腰脚酸疼，小便黄赤。烙肾俞二穴、膀胱俞二穴、足三里二穴、关元穴、气海穴。

治房黄，鹿茸散方。

鹿茸（一两，去毛，涂酥，微炙）　熟干地黄（一两）　山茱萸（一两）　五味子（一两）　黄芪（一两，锉）　牡蛎（一两，烧为粉）

右件药，捣细罗为散。不计时候，以温酒调下二钱。

血黄证候

血黄者，头痛心闷，眼运欲倒，胸膈热壅，鼻衄不止，咽喉干燥，舌上生疮。若身热如火，头面肿者难治。烙心俞二穴、百会穴、足阳明二穴、下廉二穴及手足心。

治血黄，羚羊角散方。

羚羊角屑（一两）　黄芩（一两）　栀子仁（一两）　麦门冬（一两，去心）　川升麻（一两）　甘草（半两，炙微赤，锉）

右件药，捣筛为散。每服四钱，以水一中盏，煎至五分，去滓，入生地黄汁半合，不计时候温服。

忧黄证候

忧黄者，面色青黄，手足痛疼，多吐涎沫，咳嗽不止，兼吐脓血，肌肤消瘦，行步欲倒，状同劳黄。烙背心，次烙胆俞二穴、心俞二穴，

治忧黄，秦艽散方。

秦艽（一两，去苗）　柴胡（一两，去苗）　鳖甲（一两，涂醋炙微黄，去裙襕）　黄芪（半两，锉）　杏仁（半两，汤浸去皮尖双仁，麸炒微黄）　黄芩（半两）　犀角屑（半两）　甘草（半两）

右件药，捣筛为散。　每服四钱，以水一中盏，煎至五分，去滓，入生地黄汁一合，不计时候温服。

惊黄证候

惊黄者，面色青黄，心多惊悸，口舌干燥，不肯眠卧，卧即多言语狂乱，身体壮热。　烙风池二穴，后烙天窗穴、心俞二穴。

治惊黄，犀角散方。

犀角屑（半两）　白鲜皮（半两）　麦门冬（半两，去心）　沙参（半两，去芦头）　茵陈（半两）　川升麻（半两）　川朴硝（半两）　甘草（半两，炙微赤，锉）

右件药，捣筛为散。　每服四钱，以水一中盏，煎至六分，去滓，不计时候温服。

花黄证候

花黄者，面色似红花，头目疼重，寒热如疟，恒多脚冷，早起即轻，午后发重，进退不定，状同神祟。　烙百会穴、手阳明二穴、关元穴、足阳明二穴。

治花黄，知母散方。

知母（一两）　地骨皮（一两）　柴胡（一两，去苗）　石膏（一两）　栀子仁（一两）

右件药，捣筛为散。　每服四钱，以水一中盏，煎至五分，去滓，入生地黄汁一合，不计时候温服。

疟黄证候

疟黄者，面色萎黄，增寒壮热，头痛不止，口干多渴，四肢羸瘦，不能饮食，或好或恶，进退不定。 烙肺俞二穴、百会穴、风府穴、天窗穴、太阳二穴、玉枕穴及耳尖上五分。

治疟黄，恒山散方。

恒山（一两）　茵陈（一两）　赤茯苓（一两）　知母（一两）　鳖甲（一两，涂醋炙令微黄，去裙襕）　甘草（半两，炙微赤，锉）

右件药，捣筛为散。 每服四钱，以水一中盏，入豉四十九粒，煎至六分，去滓，不计时候温服。

水黄证候

水黄者，身面青黄，脚膝浮肿，心腹胀满，上气烦闷，语声不出。 烙关元穴、伏兔穴、下管穴、足三里二穴、承山二穴、百会穴及背心。

治水黄方。

川大黄（半两，锉碎，微炒）　甘遂（一钱，煨令微黄）

右件药，捣碎，都以水一大盏，煎至六分，去滓。 分为二服，如人行五七里再服，得利即住服。

蛇黄证候

蛇黄者，腰背反张，口苦舌缩，咬嚼衣裳，伏地似隐，不多言语，难盖衣被，少开眼目，或时叫唤，心神不定。 烙手心、背心、足阳明二穴及气海穴。

治蛇黄,羚羊角散方。

羚羊角屑（一两）　麦门冬（一两，去心）　沙参（一两，去芦头）
秦艽（半两，去苗）　茵陈（半两）　甘草（半两，炙微赤，锉）

右件药，捣筛为散。　每服四钱，以水一中盏，煎至六分，去滓，不计
时候温服。

牛黄证候

牛黄者，舌如蜡色，口作噍^㉚，不多言语，或如牛吼。　若眼目头面未
变作深黄色者可治，如舌上及身体黄黑色者，难疗。　烙承浆穴、脾俞二穴
及后心。

治牛黄,犀角散方。

犀角屑（半两）　牛黄（一分，细研）　麝香（一分，细研）　川大
黄（半两，锉碎，微炒）　栀子仁（一分）

右件药，捣细罗为散，入牛黄、麝香同研令匀。　不计时候，以温水调
下一钱。

鸦黄证候

鸦黄者，十指青绿，舌上生黑点，唇口青黑，身如黄铜。　烙下廉及足
心，胸前当心。

治鸦黄方。

芦根（一两，锉）　生干地黄（一两）　茵陈（半两）

右件药，捣筛为散。　每服五^㉛钱，以水一大盏，煎至五分，去滓，不
计时候温服。

鸡黄证候

鸡黄者，遍身爪甲并青黄，多语，梦寐或见鬼神，时自言笑。烙风池二穴及鼻柱下三分、手掌后横文三寸及足心。

治鸡黄方。

生地黄（五两，切）　小雌鸡（一只，去毛羽、肠胃、头足）

右件药，都以水五升，煮至一升半，去滓。分为三服，一日服尽。

蚰蜒黄证候

蚰蜒黄者，喉中似噎，喘息不调，四肢疼闷，言语不正，水米难下。若颊内有青脉出口角，手足乱动，冷者难治。烙手足心及口角内青脉、尖头及胸前。

治蚰蜒黄，半夏散方。

半夏（一两，汤洗七遍，去滑）　射干（一两）　川升麻（一两）犀角屑（一两）　甘草（半两，炙微赤，锉）

右件药，捣筛为散。每服四钱，以水一中盏，入生姜半分，煎至六分，去滓，不计时候温服。

三十六黄点烙应用俞穴处

肝俞二穴，在背第九推㉜下两傍，相去各一寸半。

心俞二穴，在背第五推下两傍，相去各一寸半。

脾俞二穴，在背第十一推下两傍，相去各一寸半。

肺俞二穴，在背第三推下两傍，相去各一寸半。

肾俞二穴，在背第十四推下两傍，相去各一寸半。

胆俞二穴，在背第十推下两傍，相去各一寸半。

小肠俞二穴，在背第十八推下两傍，相去各一寸半。

胃俞二穴，在背第十二推下两傍，相去各一寸半。

大肠俞二穴，在背第十六推下两傍，相去各一寸半。

膀胱俞二穴，在背第十九推下两傍，相去各一寸半。

风门二穴，在背第二推下两傍，相去一寸半。

接脊一穴，在背当中心。

百会一穴，在项当心。

天窗一穴，在鼻直上入发际二寸。

明堂一穴，在鼻直上入发际一夫。

神庭一穴，在鼻直上入发际一寸。

风府一穴，在项后入发际一寸宛宛中。

风池一穴，在项后发际陷中。

玉枕二穴，在胳却后七分半，侠脑户傍一寸三分，入发三寸。

承浆一穴，在颐前唇之下宛宛中。

太阳二穴，在眉外五分。

鸠尾一穴，在臆前巨骨下五分。

巨阙一穴，在鸠尾下一寸。

上管一穴，在巨阙下一寸，去巨骨三寸。

中管一穴，在上管下一寸。

下管一穴，在中管下二寸。

胃管一穴，在鸠尾下四寸。

阴倍二穴，在胃管两傍，各一寸半。

章门二穴，在腹大横文外，直脐季肋端。

手太阳二穴，在手大指曲文头。

手阳明二穴，在手小㉝指，虎口曲文头。

劳宫二穴，在两手掌心动脉是。

三里二穴，在膝下三寸，脚外廉陷者宛宛中。

上廉二穴，在足三里下三寸，两筋两骨罅陷者宛宛中。

下廉二穴，在足上廉下三寸，两筋两骨罅陷中宛宛中。

承山二穴，在足兑腨肠下，分肉间陷中。

绝骨二穴，在足内踝上三寸。

足阳明二穴，在足大踇趾岐后二寸。

太冲二穴，在足大趾本节后二寸，骨外罅间陷者中。

伏兔二穴，在膝上六寸，起肉正跪取之。

气海一穴，在脐下一寸。

丹田一穴，在脐下二寸。

关元一穴，在脐下三寸。

曲骨一穴，在脐下横骨上。

魂舍二穴，在脐下两傍，各相去一寸半。

玉泉穴，在脐下四寸。

【校注】

① 分：日本抄本为"合"字。

② 三：日本抄本为"二"。

③ 二：日本抄本为"三"。

④ 二：日本抄本为"一"。

⑤ 一：日本抄本为"二"。

⑥ 分：日本抄本为"两"字。

⑦ 三：日本抄本为"二"。

⑧ 三：日本抄本为"两"字。

⑨ 二：日本抄本为"一"。

⑩ 锉：日本抄本为"炒"字。

⑪ 二：日本抄本为"一"。

⑫ 一：日本抄本为"二"。

⑬ 歇：日本抄本为"渴"字。

⑭ 者：其下日本抄本有"若"字。

⑮ 欲：日本抄本为"状"字。

⑯ 痛：日本抄本为"疽"字，义长可从。

⑰ 由失：日本抄本为"用失"两字。

⑱ 五：日本抄本为"三"。

⑲ 一：日本抄本为"一"。

⑳ 牙：据文义应为"牙"。牙，"互"的异体字。

㉑ 生：日本抄本为"止"字。义长可从。

㉒ 心风：日本抄本为"水"字。

㉓ 三：日本抄本为"二"。

㉔ 陷：日本抄本为"倍"字，人卫本为"都"字。

㉕ 穴：日本抄本为"心"字。

㉖ 十：日本抄本为"七"。

㉗ 受：日本抄本为"爱"字。

㉘ 痢：日本抄本为"利"字。义长可从。

㉙ 足：其下人卫本有"阳明二穴"四字，此
处疑脱。

㉚ 噍（jiào 叫）：吃东西，嚼。

㉛ 五：日本抄本为"三"。

㉜ 推：据文义疑为"椎"字。下同。

㉝ 小：日本抄本为"少"字。

卷第五十六

治诸尸诸方

　　夫人身内，自有三尸①诸虫，与人俱生，而主忌恶能，与鬼灵相通，常接引外邪，为此患害。　其发作之状，或沉沉默默，不的知所苦，而无处不恶，或腹痛胀急，或磊块踊起，或挛引腰脊，或精神杂错，变状多端，其病大体略同而有小异，以一方共治之者，故名诸尸也。

　　治诸尸寒热疰气，流行皮中，久病著床，肌肉枯尽，四肢烦热，呕逆不食，伤寒时气，恶疰忤，口噤不开，心痛，川椒圆方。

　　川椒（一两，去目及闭口者，微炒去汗）　人参（三分，去芦头）麝香（一②分，细研）　细辛（三分）　甘草（半两，炙微赤，锉）　川大黄（一两，锉碎，微炒）　紫菀（半两，去苗土）　干姜（一分，炮裂，锉）　赤茯苓（三分）　附子（半两，炮裂，去皮脐）　真珠（一分，细研）　朱砂（一分，细研）　野葛（一分）　川乌头（一两，炮，去皮脐）　桂心（三分）　雄黄（一分，细研）　蜈蚣（一枚，微炙，去足）鬼臼（一分，去须）　巴豆（三十枚，去皮心研，纸裹压去油）

　　右件药，捣罗为末，入研了药及巴豆，都研令匀，炼蜜和捣五七百杵，圆如绿豆大。　每服不计时候，以暖酒下三圆。

　　治诸尸及中恶疰忤，不恻之病，牛黄圆方。

　　牛黄（一分，细研）　川大黄（三分，锉碎，微炒）　雄黄（一分，细研）　附子（一分，炮裂，去皮脐）　真珠（一分，细研）　甘草（一分，炙微赤，锉）　细辛（一分）　人参（一分，去芦头）　朱砂（一分，细研） 鬼臼（一分，去须） 莽草（一分，微炙） 川乌头（一分，炮裂，去皮脐） 麝香（半两，细研） 川椒（半两，去目及闭口者，微炒去汗） 紫菀（半两，洗去苗土） 巴豆（二十枚，去皮心研，纸裹压去油） 鬼箭羽（半两） 赤茯苓（半两） 桂心（半两） 干姜（三分，炮裂，锉） 地胆（五枚，糯米拌，炒令黄色，去翅足） 野葛（一分） 芫青（七枚，糯米拌，炒令黄色，去翅足） 蜥蜴（一枚，微炙） 樗鸡（半两，微炒）

右件药，捣罗为末，入研了药及巴豆，都研令匀，炼蜜和捣五七百杵，圆如绿豆大。 每服，不计时候，以温酒下三圆。

治诸尸百病恶气，腹内疼痛，毒肿，宜服犀角圆方。

犀角屑（半两） 天雄（半两，炮裂，去皮脐） 鬼臼（半两，去须） 桂心（半两） 莽草（半两，微炙） 真珠（半两，细研） 川大黄（半两，锉碎，微炒） 雄黄（半两，细研） 蜈蚣（五节，微炙） 贝齿（五枚，烧赤） 川乌头（半两，炮裂，去皮脐） 麝香（一分，细研） 巴豆（十五枚，去皮心研，纸裹压去油） 羚羊角屑（半两）

右件药，捣罗为末，入研了药及巴豆，都研令匀，炼蜜和捣五七百杵，圆如梧桐子大。 每空腹，以粥饮下一圆，渐增至二圆。 卒腹痛飞尸，服大豆大一圆。 若恶气肿，以醋和涂之甚良。 以囊盛之，男左女右系之臂上，祛邪气极效。

治诸尸，玉壶圆方。

雄黄（半两，细研） 附子（半两，炮裂，去皮脐） 藜芦（半两，去芦头，微炙） 矾石（半两，黄泥裹烧半日，研细） 朱砂（一两，细研，水飞过） 巴豆（半两，去皮心研，纸裹压去油）

右件药，以王相日，令童子斋成③，天晴明时合之，捣罗为末，入巴豆研了药，更研令匀，炼蜜和捣三千杵，圆如绿豆大。 瓷盒盛，安清净处收。 每服，不计时候，以温酒下三圆。

治诸尸蛊疰，中恶客忤④，心腹刺痛，宜服朱砂圆方。

朱砂（一两，细研，水飞过） 干姜（半两，炮裂，锉） 芎䓖（半两） 芫花（三分，醋拌，炒令干） 桂心（一两） 赤芍药（一两） 川乌头（三分，炮裂，去皮脐） 巴豆（二十枚，去皮心研，纸裹压去油） 野葛（半两） 吴茱萸（一分，汤浸七遍，焙干，微炒）

右件药，捣罗为末，入巴豆、朱砂，都研令匀，炼蜜和捣五七百杵，圆如梧桐子大。 每服，不计时候，以温酒下三圆，或粥饮下亦得。

又方。

雄黄（一两，细研）　大蒜（一两，煨熟）

右件药，同研和圆，如弹子大。 以热酒二合，研服一圆，须臾当差，未差再服之。

又方。

干姜（一两，炮裂，锉）　桂心（三分）　附子（一两，炮裂，去皮脐）　巴豆（三十枚，去皮心研，纸裹压去油）

右件药，捣罗为末，入巴豆研令匀，炼蜜和捣三五百杵，圆如小豆大。 每以暖酒下二圆，不计时候服。

治诸尸症积及中恶心痛，虫疰鬼气，宜服雄黄圆方。

雄黄（细研）　真珠（细研）　白矾（烧，令汁尽）　牡丹　附子（炮裂，去皮脐）　藜芦（去芦头，炙）　桂心　（以上各一两）　蜈蚣（一枚，微炙，去足）　巴豆（半两，去皮心，细研，纸裹压去油）

右件药，捣罗为末，入研子⑤药及也⑥豆，都研令匀，炼蜜和捣五七百杵，圆如梧桐子大。 每服不计时候，以粥饮下三圆。

治诸尸鬼疰，中恶心痛，赤芍药圆方。

赤芍药（一两）　吴茱萸（半两，汤浸七遍，焙干，微炒）　朱砂（半两，细研）　川乌头（半两，炮裂，去皮脐）　干姜（半两，炮裂，锉）　川椒（半两，去目及闭口者，微炒去汗）　桂心（一两）

右件药，捣罗为末，入朱砂研令匀，炼蜜和捣五七百杵，圆如梧桐子大。 每服，不计时候，以暖酒下十圆。

又方。

雄黄（一两，细研）　酥（一两）

右件药，相和，圆如弹圆大，内二合热酒中，研服之，须臾再服差。已有尸疹者，常蓄此药甚良。

又方。

干姜（半两，炮裂，锉）　桂心（半两）　盐（一钱，微炒）

右件药，捣细罗为散。 不计时候，以新汲水调下一钱。

又方。

猪肪脂（二两）　醋（二合）

右件药，先煎脂令小沸，去滓，投醋入相和，令匀，顿服。

又方。

白蒺藜（四两，微炒，去刺）

右件药，捣罗为末，炼蜜和圆，如梧桐子大。　不计时候，以温酒下三十圆。

又方。

掘地作坑子，可深五七寸，内水满中，熟搅取汁服之。

又方。

桂心（一两）　干姜（一两，炮裂，锉）　巴豆（三枚，去皮心研，纸裹压去油）

右件药，捣细罗为散，以醋和如泥。　用传尸处，燥则易之。

又方。

乌臼根皮（一斤，锉）　朱砂（二两，细研，水飞过）

右件药，用水五升，先煮乌臼根令浓，去滓。　不计时候，用汁一合，调下朱砂一钱。

又方。

忍冬茎叶（三斤，锉）

右以水一斗，煮取三升，去滓，不计时候，温服一合。

又方。

乱发灰（一两，细研）　桂心（半两）　杏仁（一两，汤浸去皮尖双仁，麸炒微黄）

右件药，同细研，炼蜜和圆，如梧桐子大。　不计时候，以暖酒下五圆。

又方。

龙骨（三分）　藜芦（半两，去芦头，微炙）　巴豆（一分，去皮心研，纸裹压去油）

右件药，捣罗为末，入巴豆研令匀，炼蜜和圆，如麻子大。　每服空腹，以井华水下一圆。

又方。

蜀漆叶（二两）

右捣罗为末，以暖酒调下一钱。

又方。

鳖肝（一具）

右熟煮切，用蒜齑同食之。

又方。

鳖头（一枚，烧为灰，研作末）

右分为三服，用新汲水调服之。

又方。

取鸡子一枚，打破生吞之。　已困者，内喉中，摇头令下，即差。

又方。

商陆根切炒，以囊盛。　更番熨患处，如冷复易之。

治飞尸诸方

夫飞尸者，发无由渐，忽然而至，若飞走之急疾，故谓之飞尸。　其状心腹刺痛，气息喘急，胀满上冲心胸也。

治飞尸，在人皮中，又名恶脉，又名贼风。发时头痛，不在一处，针灸则移，发时一日半日乃微差，须臾复发，细辛散方。

细辛（一两）　天雄（三分，炮裂，去皮脐）　莽草（一分，微炙）桂心（三分）　附子（一两，炮裂，去皮脐）　干姜（一两，炮裂，锉）真珠（半两，细研）　川乌头（一两，炮裂，去皮脐）　雄黄（半两，细研）

右件药，捣细罗为散，入研了药令匀。　每服不计时候，以暖酒下一钱。

治飞尸，其状心腹刺痛，气息喘急，胀满，上冲心胸，瓜蒂散方。

瓜蒂（一分）　赤小豆（一⑦分，炒熟）　雄黄（半两，细研入）

右件药，捣细罗为散。　每服不计时候，以暖酒调下半钱。

治飞尸，走马散方。

巴豆（二枚，去皮心研，纸裹压去油）　杏仁（二枚，汤浸去皮尖双

仁）

右件药，以绵裹搋烂，投入二合汤中，以指捻取白⑧汁，便饮之，食顷当下恶物，老少以意量之，如恶物未下，即再服。

治飞尸，疾肿光如油色，走无定处，宜服朱砂散方。

朱砂（一两，细研，水飞过）　黄连（一两，去须）　黄蘗（一两，锉）　陈橘皮（一两，汤浸去白瓤，焙）

右件药，捣细罗为散，入朱砂，更研令匀。　每服，不计时候，以热酒调下二钱。

治飞尸，遁尸，寒尸，百疰，尸疰，恶气鬼忤，蛊毒，邪气往来，留饮结积，妇人邪鬼忤之，蜥蜴圆方。

蜥蜴（一枚，微炙）　地胆（二十五枚，糯米拌，炒令黄色，去翅足）　䗪虫（二十枚，微炒）　杏仁（七枚，汤浸去皮尖双仁，麸炒微黄）　虎头骨（三分，涂酥，炙令微黄）　桃仁（一分，汤浸去皮尖双仁，麸炒令微黄）　川朴硝（三分）　虻虫（十五枚，炒令微黄）　泽漆（一分）　赤芍药（半两）　甘草（半两，炙微赤，锉）　犀角屑（一分）　鬼都邮（一分）　桑赤鸡（一分，微炒）　款冬花（半两）　干姜（半两，炮裂，锉）　巴豆（半两，去皮⑨研，纸裹压去油）　甘遂（半两，煨微黄）　蜣螂（十枚，去翅足，微炒）

右件药，捣罗为末，炼蜜和捣三五百杵，圆如梧桐子大。　每服，空心，以暖酒下三圆子。

治一切劳疾，飞尸、鬼疰等，鬼臼圆方。

鬼臼（半两，去须）　川升麻（三分）　麝香（一钱）　柴胡（一两，去苗）

右件药，捣罗为末，炼蜜和捣三二百杵，圆如梧桐子大。　每服，不计时候，以暖酒下十圆，日三服。

治遁尸诸方

夫遁尸者，言其停遁，在人肌肉血脉之间。　若卒有犯触即发动，令心腹胀满刺痛，喘息急，遍攻两胁，上冲心胸，其候，停遁不消者也。

治初得遁尸鬼疰，心腹中刺痛不可忍，木香散方。

木香（三分）　鬼箭羽（一两）　桔梗（一两，去芦头）　丁香（三分）　陈橘皮（一两，汤浸去白瓤，焙）　桃仁（三分，汤浸去皮尖双仁，麸炒微黄）　槟榔（一两）　紫苏茎叶（一两）　当归（一两，锉，微炒）

右件药，捣筛为散。　每服四钱，以水一中盏，入生姜半分，煎至六分，去滓，不计时候温服。

治初得遁尸及五尸^⑩经年不差，心腹短气，鹳骨圆方。

鹳骨（三寸，涂酥，炙微黄）　羊鼻（二枚，炙令微黄）　干姜（一两，炮裂，锉）　麝香（半两，细研入）　蜥蜴（一枚，微炒）　鸡粪白（三两，微炒）　斑蝥（十四枚，糯米拌，炒令黄，去翅）　巴豆（五枚，去皮心研，纸裹压去油）　藜芦（半两，去芦头，微炙）　芫青（二十枚，糯米拌，炒令黄，去翅足）

右件药，捣罗为末，炼蜜和捣三五百杵，圆如梧桐子大。　不计时候，以粥饮下一圆。

治遁尸五疰，心腹满胀，疼痛不可忍，宜服此方。

木香（三^⑪分）　鬼箭羽（一两）　桔梗（一两，去芦头）　当归（一两，锉，微炒）　槟榔（一两半）　紫苏茎叶（一两）

右件药，捣粗罗为散。　每服三钱，以水一中盏，入生姜半分，煎至六分，去滓，不计时候温服。

治遁尸，飞尸，积聚，胁痛连背，走无常处，或在脏，或肿在腹中，忽然而痛，鹤脑骨圆方。

鹤脑骨（三分，涂酥，炙令微黄）　雄黄（一两，细研，水飞过）　野葛（半两）　藜芦（半两，去芦头，微炙）　莽草（一两，微炙）　朱砂（一两，细研，水飞过）　牡蛎（一两，烧为粉）　桂心（半两）　蜈蚣（一枚，微炙，去足）　芫青（十四枚，糯米拌，炒令黄色，去翅足）　斑蝥（十四枚，糯米拌，炒令黄，去翅）　巴豆（四十枚，去皮心研，纸裹压去油）

右件药，捣罗为末，入研了药令匀，炼蜜和捣三五百杵，圆如小豆大。 每服，不计时候，以暖酒下三圆。

治遁尸飞尸等方。

芥子（一升）

蒸熟捣下筛，以黄丹二两搅之，分为二处，以疏布袋盛之，更番蒸热，敷痛上差。

治遁尸疰方

桂心（一两） 干姜（一两） 巴豆（二枚，去皮心研，纸裹压去油）

右件药，捣细罗为散。 每用以醋和如泥，涂于病上，干即更涂。

治风尸诸方

夫风尸者，在人四肢，循环经络，其状淫跃去来，沉沉默默，不知痛处，若冲风则发，故名风尸也。

治风尸及中恶贼风，寒气入腹疞痛，飞尸遁尸，发作无时，抢心胁如刀刺，口噤，宜服甘草散方。

甘草（一两，炙微赤，锉） 生干地黄（一两） 干姜（一两，炮裂，锉） 当归（一两，锉，微炒） 赤茯苓（一两） 细辛（一两）桂心（一两） 赤芍药（一两） 防风（一两，去芦头） 栀子（一十五枚） 吴茱萸（一两，汤浸七遍，焙干微炒）

右件药，捣粗罗为散。 每服四钱，以水一中盏，煎至六分，去滓，不计时候温服。

治风尸及卒贼风，遁尸，邪鬼五疰，心腹刺痛，宜服川大黄散方。

川大黄（一两半，锉碎，微炒） 甘草（一两，炙微赤，锉） 当归（一两半，锉，微炒） 赤芍药（一两） 川乌头（一两，炮裂，去皮脐） 桂心（一两）

右件药，捣筛为散。 每服四钱，以水一中盏，入生姜半分、蜜半合，煎至六分，去滓，不计时候温服。

治风尸痓忤，鬼气，心腹剌痛，金牙散方。

金牙（一分，细研）　由跋（一分）　犀角屑（一分）　黄芩（一分）　麝香（一分，细研）　牛黄（一分，细研）　川椒（一两，去目及闭口者，微炒去汗）　天雄（半两，炮裂，去皮脐）　真珠（半两，细研）　桂心（半两）　细辛（三分）　雄黄（半两，细研）　干姜（半两，炮裂，锉）　黄连（三分，去须）　蜈蚣（一枚，微炙，去足）

右件药，捣细罗为散，入研了药令匀。　每服以暖酒调下一钱，不计时候服。

治风尸及飞尸，鬼痓，风痹，身上痛如针刀所刺，呕逆痰癖，除五劳七伤万病散方。

附子（炮裂，去皮脐）　川乌头（炮裂，去皮脐）　朱砂（细研）　芫青（糯米拌，炒令黄色，去翅足）　川椒（去目及闭口者，微炒去汗）　雄黄（细研）　干姜（炮裂，锉）　人参（去芦头）　细辛　莽草（微炙）　鬼臼（去须，以上各半两）　蜈蚣（一枚，微炙，去足）　蜥蜴（一枚，微炙）

右件药，捣细罗为散。　不计时候，以温酒调下半钱。

治尸痓诸方

夫尸痓者，则是吾内之尸痓，而挟外鬼邪毒之气，流注身体，令人寒热淋沥，沉沉默默，不的知所苦，或腹痛胀满，不得气息，上冲心胸，傍攻两胁，或磊块踊起，或挛引腰脊，或举身沉重，精神错杂，常觉昏谬，每节改变，辄致大恶，积月累年，渐就顿滞，以至于死。　死后复易傍人，仍致灭门，以其尸病注易傍人，故云尸痓也。

治尸痓及恶气中人，令人心胸满闷，神思昏迷，宜服此取吐。杜衡散方。

杜衡（一两）　豉（一两）　人参（半两，去芦头）　菘萝（一分）　瓠子仁（二七枚）　赤小豆（二七枚，炒熟）

右件药，捣细罗为散。　平旦时，以温酒调下一钱，得吐多为妙。

治尸痓，鬼邪毒气，流注身体，令人寒热淋沥，腹痛胀满，精神错乱，朱砂

圆方。

朱砂（一两，细研，水飞过）　雄黄（一两，细研，水飞过）　鬼臼（半两，去须）　莽草（半两，微炙）　巴豆（十四枚，去皮心研，纸裹压去油）　蜈蚣（一枚，微炙，去足）

右件药，捣罗为末，入研了药令匀，炼蜜和圆，如小豆大。每服，不计时候，以暖酒下三圆。

治尸疰，发作无时，心胸痛，喘息急，赤茯苓散方。

赤茯苓（三分）　当归（半两，锉，微炒）　赤芍药（半两）　鬼箭羽（三分）　桂心（三分）　生干地黄（半两）　川升麻（三分）　木香（半两）　芎䓖（半两）　桃仁（三分，汤浸去皮尖双仁，麸炒微黄）

右件药，捣粗罗为散。每服三钱，以水一中盏，煎至五分，去滓温服。

治尸疰，邪气流注闷绝，时复发作，寒热淋沥，或腹痛胀满，鹤骨圆方。

鹤骨（一分，涂酥，炙微黄）　桂心（三分）　雄黄（一两，细研，水飞过）　麝香（半两，细研）　朱砂（一分，细研）　川大黄（三分，锉碎，微炒）　蜈蚣（一条，微炙）

右件药，捣罗为末，炼蜜和捣三五百杵，圆如梧桐子大。每服，不计时候，煎桃枝汤下二十圆。

治尸疰，寒热，不思食味，心腹刺痛，宜服虎掌圆方。

虎掌（半两，汤洗七遍，锉，生姜汁拌，炒干）　赤茯苓（一两）　龙齿（一两，细研）　朱砂（半两，细研）　当归（三分，锉，微炒）　阿魏（一两）　蓬莪茂（三分）

右件药，捣罗为末，用酒煎阿魏成膏，和捣百余杵，圆如梧桐子大。每服，不计时候，煎生姜乌梅汤下二十圆。

治尸疰恶气，寒热闷绝，宜服此方。

鸐鹊皮（方三寸，炙令焦黄）　桂心（三寸）　虻虫（十四枚，炒令微黄）　斑蝥（十四枚，糯米拌，炒令微黄，去翅足）　巴豆（三十枚，去皮心研，纸裹压去油）

右件药，捣罗为末，炼蜜和捣三二百杵，圆如小豆大。每日空心，以粥饮下三圆。

又方。

乱发灰（半两）　杏仁（半两，汤浸去皮尖双仁）

右件药，研如脂，炼少蜜和圆，如梧桐子大。　每服，不计时候，以温酒下五圆，日三四服。

又方。

桃仁（五十枚，汤浸去皮尖双仁，研）

右以水一大盏半，煮取一盏，分温三服。　服后当吐为效，不吐，即非疰也。

治人有亲近死尸，恶气入腹，终身不愈，遂医所不疗，宜服此方。

阿魏（三两，细研）

右件药，每取一分，作馄饨馅十余枚，熟煮食之。　日二服，满七日永差。

治诸疰诸方

凡疰者，言住也，谓邪气住人身内，故名为疰。　此由阴阳失守，经络空虚，风、寒、暑、湿、饮食、劳倦之所致也。　其伤寒不时发汗，或发汗不得真汗，三阳传于诸阴，入于五脏，不时除差，留滞宿食，或冷热不调，邪气流注，或感生死之气，卒犯鬼物之精，皆成此病。　其变状多端，乃至三十六种，九十九种，其方不皆显其名也。

治诸疰及冷痰痰饮，宿酒癖疰悉主之，宜服藜芦圆方。

藜芦（一两，去芦头，微炙）　皂荚（三分，去黑皮，涂酥，炙焦黄，去子）　桔梗（三分，去芦头）　附子（三分，炮裂，去皮脐）　巴豆（一分，去皮心研，纸裹压去油）

右件药，捣罗为末，炼蜜和捣三二百杵，圆如小豆大。　每服空心，以温酒下二圆，利下恶物即住服。

治诸疰病，皮[12]中恶，鬼邪客忤及一切不侧生[13]病，并宜服此雄黄圆方。

雄黄（一两，细研，水飞过）　人参（半两，去芦头）　甘草（半两，炙微赤，锉）　桔梗（半两，去芦头）　藁本（半两）　附子（半两，炮裂，去皮脐） 麦门冬（一两，去心，焙） 川椒（半两，去目及闭口者，微炒去汗） 巴豆（半两，去皮心别研，纸裹压去油）

右件药，捣罗为末，入研了药令匀，炼蜜和捣三二百杵，圆如小豆大。 每服，不计时候，以温酒下二[14]圆。

治诸疰，邪鬼客忤万病，龙牙散方。

龙牙（半两） 赤茯苓（半两） 雄黄（一分，细研） 赤芍药（一分） 生干地黄（一分） 羌活（一分） 胡燕粪（半两，微炒） 川乌头（一分，炮裂，去皮脐） 真珠（一分，细研） 铜错鼻（半两，细研） 鬼箭羽（一分） 曾青（一分，细研） 露蜂房（一分，炙黄） 蜈蚣（一枚，微炙，去足） 防风（一分，去芦头） 桂心（一分） 杏仁（一分，汤浸去皮尖及双仁，麸炒微黄） 桃奴（一分） 鬼臼（一分，去须） 鹤骨（一分，涂酥，炙微黄） 人参（一分，去芦头） 川大黄（一分，锉碎，微炒） 甘草（一分，炙微黄[15]，锉） 芎䓖（一分） 陈橘皮（一分，汤浸去白瓤，焙） 远志（一分，去心用） 鳖甲（一分，涂酥炙令黄，去裙襕） 鬼督邮（一分） 白术（半两） 狸目（一分，炙微黄） 紫苏子（一分，炒微色赤） 石斛（一分，去根，锉）

右件药，捣细罗为散。 食前，以暖酒调下半钱，常[16]有虫从大便中出为效。

治诸疰入腹，胸膈急痛，鬼击客忤，停尸垂死者，药入喉即愈，雄黄圆方。

雄黄（一两，细研，水飞过） 朱砂（一两，细研，水飞过） 甘遂（半两，煨微黄） 附子（一两，炮裂，去皮脐） 豉（大十[17]粒） 巴豆（一分，去皮心研，纸裹压去油）

右件药，捣罗为末，入研了药令匀，炼蜜和捣三二百杵，圆如小豆大。 每服，不计时候，以粥饮下三圆。

治诸疰，鬼击客忤，心痛上气，魇梦蛊毒，朱砂圆方。

朱砂（半两，细研） 白矾（半两，烧为灰） 藜芦（半两，去芦头） 附子（半两，炮裂，去皮脐） 雄黄（半两，细研） 蜈蚣（一枚，微炙，去足） 巴豆（一分，去皮心研，纸裹压去油入）

右件药，捣罗为末，入研了药令匀，炼蜜和捣三二百杵，圆如小豆大。 每服，不计时候，以暖酒下二圆。

治诸痊在人体,状⑱热短气,两胁下痛引背腰,少力不能行,饮食全少,面目萎黄,小便涩,项强不得俯仰,腹中坚癖,脐下痛,宜服牛黄圆方。

牛黄（一分,细研）　麝香（一分,细研）　川椒（一分,去目及闭口者,微炒去汗）　雄黄（一分,细研）　川大黄（一分,细研）　当归（一分,锉,微炒）　天雄（三分,炮裂,去皮脐）　川乌头（三分,炮裂,去皮脐）　硝石（一分）　人参（一分,去芦头）　川芒硝（一分）　桂心（一分）　朱砂（一分,细研）　细辛（一分）　干姜（一分,炮裂,锉）　蜥蜴（一枚,微炙）　巴豆（五十枚,去皮心研,纸裹压去油）

右件药,捣罗为末,入研了药令匀,炼蜜和捣三二百杵,圆如小豆大。每服,不计时候,以暖酒下三圆。

治风痊诸方

夫痊者,言住也,其言连滞停住之状,皮肤游易往来,痛无常处是也。由体虚受风,邪气客于荣卫,随气行游,故谓风痊也。

治风痊及吾恶气游走胸心,流出四肢,来往不住,短气欲死,宜服乌头散方。

川乌头（一两,炮裂,去皮脐）　赤芍药（一两）　当归（一两,锉,微炒）　干姜（半两,炮裂,锉）　桂心（一两）　细辛（一两）生干地黄（一两）　吴茱萸（半两,汤浸七遍,焙干,微炒）　甘草（一两,炙微赤,锉）

右件药,捣粗罗为散。每服三钱,以水一中盏,煎至六分,去滓,不计时候温服。

治风痊,走入皮肤中如虫行,腰脊⑲强直,五缓六急,手足拘挛,瘾疹搔之作疮,风尸身痒,卒风面目肿起,手不出头,口噤不能语,细辛散方。

细辛（一两）　人参（一两,去芦头）　干姜（一⑳两,炮裂,锉）黄芩（一两）　桂心（一两㉑）　麻黄（一两半,去根节）　当皈㉒（一两半,微炒）　芎藭（一两半）　石南（一两）　甘草（一两,炙微赤,

锉）　生干地黄（三分）　食茱萸（三分）

右件药，捣粗罗为散。每服二㉓钱，以水一中盏，煎至六分，去滓，不计时候温服。

治风疰毒气，猫鬼所著，真珠散方。

真珠（半两，细研）　雄黄（半两，细研）　朱砂（半两，细研）细辛（一两）　干姜（半两，炮裂，锉）　川椒（半两，去目及闭口者，微炒去汗）　桂心（一两）　天雄（半两，炮裂，去皮脐）　蜈蚣（一枚，微炙，去足）　莽草（半两，微炙）

右件药，捣细罗为散。不计时候，以温酒调下一钱。

治风疰淫跃皮肤，攻注游走，疼痛不可忍，天雄散方。

天雄（一两，炮裂，去皮脐）　桂心（三分）　石南（三分）　莽草（三分，微炙）　茵芋（三分）　狼毒（半两，锉碎，醋拌炒熟）　木香（一分）　雄黄（半两，细研）　麝香（一分，细研）

右件药，捣细罗为散，入雄黄、麝香，同研令匀。不计时候，以温酒调下一钱。

治鬼疰诸方

夫人先无他痛，忽被鬼邪所击，当时心腹刺痛，或闷绝倒地，如中恶之类。其得差之后，余气不歇，停住积久，有时发动，连滞停住，乃至于死，死后注易傍人，故谓之鬼疰也。

治鬼疰，心腹痛，闷乱欲绝，宜服木香散方。

木香（半两）　丁香（一两）　鬼箭羽（半两）　桔梗（半两，去芦头）　陈橘皮（半两，汤浸去白瓤，焙）　当归（半两，锉，微炒）　桃枭（五枚）　紫苏茎叶（半两）　槟榔（一两）

右件药，捣粗罗为散。每服三钱，以水一中盏，入生姜半分，煎至六分，去滓，不计时候温服。

治鬼疰中恶，犀角散方。

犀角屑（三分）　川升麻（三分）　木香（半两）　槟榔（三分）

桃仁（三七枚，汤浸去皮尖双仁，麸炒微黄）　川大黄（一两，锉碎，微炒）　桑根白皮（一两，锉）　麝香（一钱，细研）

右件药，捣粗罗为散。每服三钱，以水一中盏，煎至六分，去滓，不计时候温服。

治鬼疰，宜服常山散吐之方。

恒山（一两）　甘草（半两，生用）　麝香（一钱，细研）

右件药，捣粗罗为散。每服三钱，以水一中盏，煎至六分，去滓，食前温服，得大吐即效。

治鬼疰蛊毒气，变化无常，鲛鱼皮散方。

鲛鱼皮（半两，炙令黄）　犀角屑（半两）　麝香（一分，细研）朱砂（半两，细研）　雄黄（半两，细研）　蜈蚣（一枚，微炙，去足）丁香（一分）　鹿角屑（一分）　襄荷根（一分）　龙骨（一分）　川椒（一分，去目及闭口者，微炒去汗）　干姜（一分，炮裂，锉）　贝齿（十枚，烧赤，细研）

右件药，捣细罗为散，入研了药令匀。不计时候，以暖酒调下一钱。

治诸病破[24]积聚，心下支满，寒热鬼疰，长病嗽逆，唾噫，辟除众恶，杀鬼逐邪气，鬼击客忤中恶，胸中结气，咽中闭塞，有痛恻恻，随上下手，心中愠愠，如有血状，毒疰相染，宜服太一神明陷水圆

雄黄（一分，细研）　芫青（五十枚，糯米拌，炒令黄色，去翅足）真珠（三分，细研）　麝香（半两）　附子（三分，炮裂，去皮脐）　人参（半两，去芦头）　犀角屑（半两）　鬼臼（半两，去须）　蜈蚣（一枚，微炙，去足）　川乌头（半两，炮裂，去皮脐）　杏仁（一分，汤浸去皮尖双仁，麸炒微黄）　朱砂（一两，细研，水飞过）　蜥蜴（一枚，微炙）　斑蝥（三七枚，糯米拌，炒令黄色，去翅足）　藜芦（一两，去芦头，微炙）　礜石（一两，黄泥裹烧半日，细研）　樗鸡（三分，微炒用）　牛黄（半两，细研）　川大黄（一两，锉，微炒）　地胆（三七枚，糯米拌，炒令黄，去翅足）　当归（一两，锉，微炒）　桂心（一两）　巴豆（一分，去皮心研，纸裹压去油）

右件药，捣罗为末，入研了药令匀，炼蜜和捣三五百杵，圆如小豆大。每服食前，以温酒下三圆。

治鬼疰气痛方。

芫青（二七枚，糯米炒令黄色，去翅足）　雄黄（半两，细研）　阿魏（半两，面裹煨令面熟为度）　当归（半两，锉，微炒）　附子（半两，炮裂，去皮脐）　桂心（半两）

右件药，捣罗为末，炼蜜和圆，如小豆大。　每服不计时候，以温酒下五圆至七圆，立愈。

治三十六种鬼疰，不问男子女人皆主之方。

白芥子（一升）　陈米醋（二升，三年者）　韭子（一升，烧令烟出为度）

右以瓷瓶盛醋，内芥子于中，以物盖瓶头，封之，勿令泄气，其合药日时分明记之，七日为满，还以合药时开，内净白中捣如泥，用生布绞取汁，内韭子末和圆，如绿豆大。　服药之时，不食夜饭，明旦以粥饮下三十圆，温酒亦得，至辰巳时当有大利，如不利，更吃热粥食一盏投之，当利下恶物及有虫如蒜辨㉕大，出即以粥饭压之。

治鬼疰相染方。

猪肝（一具，薄切，炙干）

右捣细罗为散。　每服不计时候，以新汲水调下二钱。

又方。

桃仁（四两，汤浸去皮尖双仁）

右研为膏，每服不计时候，以酒调下半匙服之。

治转疰诸方

夫转疰者，言死又易傍人。　转注之状，与诸疰略同，以其在于身内，移转无常，故以为转疰也。

治鬼物前亡，转相染易，梦寐氛氲，肌体羸瘦，往来寒热，默默烦闷。欲寤不能，手足热，不能食，或欲向壁悲啼，或喜笑无常，宜服牛黄散方。

牛黄（半两，细研）　鬼箭羽（半两）　王不留行（半两）　徐长卿（半两）　远志（半两，去心）　干姜（半两，炮裂，锉）　附子（半两，炮裂，去皮脐） 五味子（半两） 石韦（半两，去毛） 黄芩（半两） 赤茯苓（半两） 桂心（一分） 代赭（半两，细研） 菖蒲（一两） 麦门冬（一两，去心，焙）

右件药，捣细罗为散。每服，用酒一小盏，入生姜汁少许、地黄汁一合，暖令温，调下一钱，不计时候服。

治转疰绝门，族族尽，转逐中外，复易亲友，雄黄圆方。

雄黄（半两，细研） 麦门冬（一两，去心，焙） 天门冬（一两，去心，焙） 皂荚（半两，去黑皮，涂酥，炙微黄焦，去子） 莽草（半两，微炙） 鬼臼（半两，去须） 巴豆（半两，去皮心研，纸裹压去油）

右件药，捣罗为末，炼蜜和捣三二百杵，圆如小豆大。每服空心，以暖酒下二圆。

治人久疰相传，乃至灭族，宜服此方。

雄黄（一两半，细研，水飞过） 鬼臼（一两，去须） 朱砂（一两，细研，水飞过） 莽草（一两，微炙） 藜芦（一两，去芦头，微炙） 巴豆（四十粒，去皮心研，纸裹压去油） 皂荚（半两，去黑皮，涂酥炙焦黄，去子）

右件药，捣罗为末，入研了药令匀，炼蜜和捣三二百杵，圆如小豆大。每服空心，以温酒下二圆，当吐利下恶物，即住服。

治万㉔病转疰相染或霍乱中恶客忤，病者宜服此獭肝圆方。

獭肝（半两，微炙） 雄黄（半两，细研） 莽草（半两，微炙） 朱砂（半两，细研） 鬼臼（半两，去须） 犀角屑（半两） 麝香（半两，细研） 川大黄（半两，锉碎，微炒） 牛黄（一分，细研） 蜈蚣（一枚，微炙，去足） 巴豆（半两，去皮心研，纸裹压去油）

右件药，捣罗为末，入研了药令匀，炼蜜和捣三五百杵，圆如麻子大。每服空心，以温酒下三圆，若中病不计时候服。

治恶疰诸方

夫恶疰者，是恶毒之气也，人体虚者受之，毒气入于经络，遂流移心腹。 其状往来击痛，痛不一处，故名恶疰也。

治恶疰，邪气往来，心痛彻胸背，或入皮肤，移动不定，四肢烦疼，羸乏短气，宜服牛黄散方。

牛黄（一分，细研） 蜈蚣（一枚，微炙，去足） 朱砂（一两，细研） 细辛（半两） 川大黄（一两，锉碎，微炒） 鬼臼（半两，去须） 黄芩（一两） 当归（半两，锉，微炒） 桂心（半两） 人参（半两，去芦头） 麝香（一分，细研） 附子（半两，炮裂，去皮脐） 干姜（半两，炮裂，锉）

右件药，捣粗罗为散，入研了药令匀。 每服三钱，以水一中盏，煎至六分，去滓，不计时候温服。

治恶疰撮^㉗肋连心痛，宜服此方。

当归（二两，锉，微炒） 木香（一两） 槟榔（二两） 麝香（一钱，细研）

右件药，捣细罗为散。 不计时候，煎童子小便调下三钱。

治恶疰心痛闷绝欲死，宜服此方。

鬼督邮（一两，末） 安息香（一两，酒浸，细研，去滓慢^㉘火煎成膏）

右件药，以安息香煎，和圆如梧桐子大。 不计时候，以醋汤下十圆。

治卒得恶疰腹胀^㉙方。

釜底墨（一合） 盐（半两）

右件药，以水一大盏，煎至七分，去滓，分温二服。

又方。

独颗蒜（四颗） 伏龙肝（一两，细研）

右件药，捣入少水和圆，如梧桐子大。 每服，以温酒下二十圆。

治恶疰腹痛不可忍，宜服此方。

吴茱萸（半两，汤浸七遍，焙干微炒） 桂心（一两）

右件药，捣细罗为散。 不计时候，以热酒调下二钱。

治恶疰入心欲死，宜服此方。

安息香半两捣末，分为二服，以热酒和服之。

又方。

阿魏末一分，分为二服，以热酒调服之，立差。

又方。

独颗蒜一头，香墨如枣大，并捣，以酱汁一合和，顿服立差。

治走疰诸方

夫走疰者，由体虚之人，受于邪气，随血而行，或淫弈皮肤，去来击痛，游走无有常所，故名为走疰也。

治恶走疰疼痛，宜服此方。

川乌头（一两，炮裂，去皮脐）　桂心（一两）　川椒（一两，去目及闭口者，微炒去汗）　天雄（一两，炮裂，去皮脐）　莽草（一两，微炙）　雄黄（一两，细研）　朱砂（一两，细研，水飞过）　木香（半两）　虎头骨（一两，涂酥，炙令黄）

右件药，捣细罗为散。不计时候，以温酒调下一钱。

又方。

雄黄（三两，细研，水飞过）　清漆（三匙）　米醋（九升）

右件药，五月五日，以糠火煎一复时，候可圆，即圆如小豆大。每服不计时候，以温酒下一圆。兼治蛇蝎螫，涂之立效。

治走疰上下，随痛贴之，神效膏方。

芫花（一两）　芸苔子（半两）　安息香（半两）　附子（半两，去皮脐）　桂心（半两）　川椒（半两，以上并生用）

右件药，捣细罗为散，入牛皮胶中，和成膏，涂纸上。随痛处贴之，立定。

治走疰风毒疼痛，熨药方。

狼毒　附子（去皮脐）　川椒　吴茱萸　生干地黄　桂心　芸苔子　芎䓖　当归　川大黄（以上各半两）

右件药，并生用，捣罗为末，以酒糟三斤，同炒令热，用绢包裹，更牙㉛熨痛处，以效为度。

又方。

小芥子末（一合）

右以蜜和圆，如梧桐子大。每服，以温酒下十圆，三两服差。差㉛后不得食五辛。

又方。

汉椒捣碎，以布裹之，系布于疰上，以熨斗熨汗出即效。

又方。

桂心（一两）

右以酒一大盏，煎至七分，分为二服。

又方。

车釭烧令热，暂入水，以湿布裹熨病上差。

又方。

芸苔子，以慢火炒熟，捣为末，以油面入浓醋，调煎为糊，看冷热，涂在痛处，三五上效。

又方。

小芥子末和鸡子白，调敷之即差。

治蛊毒诸方

夫蛊有数种，皆是变惑之气，人有固造作之者，多或㉜虫蛇之类，以瓮器中盛，则住㉝其自相啖食，唯有一物独在者，即谓之蛊，便能变惑随逐酒食，为人患祸，患惑于他，则蛊主吉利，所以蛊害之，从而畜事之，又有飞蛊，去来无由，渐状如鬼气者，得之卒重，凡中蛊病者，多趋于死。以其毒害极甚，故云蛊毒也。

治蛊毒，皂荚散方。

猪牙皂荚（一两，去黑皮，涂酥，炙黄焦，去子用）　木香（半两）
雄黄（一钱，细研）　天麻（一两）　当归（一分，锉，微炒）

右件药，捣细罗为散。每服不计时候，以煎水调下一钱。

治中蛊毒，腹内坚如石，面目青黄，小便淋沥，变易无常，宜服羖羊角散方。

羖羊角（五两，炙令焦黄）　蘘荷（四两半）　栀子仁（七枚）　牡丹（一两）　赤芍药（一两）　黄连（一两，去须）　犀角屑（一两）

右件药，捣粗罗为散。每服三钱，以水一中盏，煎至六分，去滓，不计时候温服。

治初中蛊毒，宜服此方。

川升麻（一两）　桔梗（一两，去芦头）　栝楼根（一两）

右件药，捣粗罗为散。每服一㉞钱，以水一中盏，煎至六分，去滓，不计时候温服。

治蛊毒方。

雄黄（半两，细研）　朱砂（半两）　藜芦（一分，去芦头，微炙）　鬼臼（一分，去须）　巴豆（一分，去皮心研，纸裹压去油）

右件药，捣罗为末，炼蜜和圆，如大豆大。每空腹，煎干姜汤下三圆，当转下恶物并虫等，当烦闷，后以鸭为羹食之。

治蛊毒，喉中如物啮，咽之不入，吐之不出，或下鲜血，渐将羸瘦，腹大，食饮不下，宜服此神验方。

桃白皮（一两半，五月五日午时采阴干，临用去黑皮）　大戟（三㉟分，锉碎，微炒）　斑蝥（三分，糯米拌，炒微黄，去翅足）

右件三味，并别捣细罗，为㊱合和一处研匀。每服空心，以粥饮清汁调下一钱，良久更少吃粥饮，当大吐利，蛊毒并出，若一服不差，三日更一服即差，虽大困终不损人，候吐尽，良久食粥饮，此方极效。

治蛊毒，心腹坚痛，面目黄瘁，羸瘦骨立，宜服此方。

雄黄（三分，细研）　朱砂（三分，细研）　藜芦（半两，去芦头，微炙）　莽草（半两，微炙）　鬼臼（半两，去须）　巴豆（十五枚，去皮心研，纸裹压去油）　麝香（一分，细研）　斑蝥（半两，糯米拌，炒令黄，去翅足）

右件药，捣罗为末，入研了药令匀，炼蜜和捣五七百杵，圆如小豆大。每服空腹，以温酒下五圆，少时更吃一盏粥饮，或利出诸蛊虫蛇，异种恶物，立差如神，若不吐利，更加二圆。 以吐利为度。

治万病蛊毒，风气寒热，乌头酒方。

川乌头（四两，炮裂，去皮脐） 附子（四两，炮裂，去皮脐） 芎䓖（四两） 藜芦（四两，去芦头，炙） 黄芩（四两） 桂心（四两）甘草（四两，炙微赤） 白蔹（六两） 半夏（六两，汤洗七遍，去滑）柏子仁（六两） 麦门冬（六两，去心） 桔梗（六两，去芦头） 前胡（六两，去芦头）

右件药，并细锉，以六月曲十斤，秫米一硕，酿如酒法，其药用青布袋盛之。 沉著瓮底，泥头，春秋七日，夏五日，冬十日，乃成。 每温服一小盏，日三服，以知为度。 有病利下状如漆，五十日悉愈，其效如神。

治蛊毒难愈，喉中妨闷，瘦如骨立，遍宜服此方。

越燕屎（一合，微炒） 独头蒜（五枚）

右件药，同捣如膏，圆如杏核大。 每服空腹，以粥饮酒㊲下十圆，加至十五圆，其蛊尽下，化作鲜血。

治五种蛊毒悉主之方。

马兜铃根（三两，捣筛，分为三贴）

右件药㊳，以水一大盏，煎至五分，去滓，空腹顿服，当随时吐蛊出，未快吐再服之，以快为度。

治飞蛊，状如鬼气者，宜服此方。

雄黄（半两） 麝香（半两） 犀角末（半两）

右件药，都细研为散。 每日空心及晚食前，以温水调下一钱。

治百蛊不愈方。

取鹁鸽热血，随多少服之。

又方。

取越燕头血，随多少饮之。

又方。

取白鸽毛粪，烧灰细研。 每服，以粥饮调下二钱，日三四服。

又方。

生栝楼根（捣取汁一盏） 酱汁（半合）

右件药相和，温服之，须臾尽吐蛊出。

治蛊毒方。

右取商陆根五两，净洗细切，用生姜半两和杵㊴，取自然汁半中盏，取五更初服，服了坐片时，即却睡，至平旦时如不动，即以茶一盏投之，得利出本物，即以冷水洗手面，便止，煮薤白粥，候冷吃三五度便安。

又方。

榉皮（广一㊵寸，长一尺）　蔷薇根（五寸，如大指大）

右件药细锉，以水一中盏，清酒二盏，煮至二盏，去滓。分温二服，当利下蛊物。

又方。

土瓜根（大如指，长三寸）

右锉，以酒半盏，浸一㊶宿，旦为一服，当吐下蛊即差。

又方。

皂荚（一挺，长一尺者，去黑皮子，生用）

右件药，以酒一大盏，浸一宿，空心去滓服之，得利即差。

又方。

荠苨（二两）

右捣细罗为散。每服，以粥饮调下三钱。

又方。

槲树北阴白皮（一大握，长五寸）

右件药，以水三中盏，煎至一盏，去滓。空腹顿服，当吐即愈。

治凡畏忌中蛊欲死，宜服甘草汤方。

甘草（半两，生用）

右以水一大盏，煎至五分，顿服之，当吐痰出。若平生要预防蛊者，宜熟炙煮汁服，即内消不吐，神验。

治中蛊毒，令人腹内坚痛，面目青黄，淋露骨立，病变无常方。

猪骨髓（五两）　蜜（一升）

右同煎之令熟，分为十度服之，日三四服即差。

又方。

桃树寄生（三两）

右捣罗为末。不计时候，如茶点一钱服。

治忽中蛊毒方。

右取白鸡、鸭血灌口中，立效。

治中蛊心痛方。

右取败鼓皮一片，烧灰细研。 粥饮调服二钱，病人须臾自当呼蛊主姓名，便愈。

治中蛊毒神验方。

右取胡荽根捣汁半盏，不计时候服之，其蛊立下，和酒服之更妙。

又方。

右取相思子三七枚，捣细罗为散。 每服空心，以暖水半盏调服之，令尽即吐，且抑之勿便吐，若忍不得，即大张口吐之，其毒即出，快出乾[42]服稀粥，勿食诸肉，轻者七日当差。

治五蛊诸方

夫蛇蛊者，面色青黄，其脉洪壮，病发之时，腹内热闷，胸胁支满，舌本胀强，不喜言语，身体恒痛，又心腹似如虫行，颜色多赤，唇口干燥，经年不治，肝膈烂而死矣。 蜥蜴蛊者，面色赤黄，其脉浮滑而短，病发之时，腰背微满，手脚唇口悉皆习习，而喉脉急，舌上生疮，二百日不治，唼人心肝尽烂，下脓血，羸瘦，颜色枯黑而死。 虾蟆蛊者，而色青白，又云，其脉沉濡，发时咽喉塞，不欲闻人语，腹内鸣唤，或下利，若天阴久雨，而病转剧，皮肉如虫行，手脚烦热，嗜醋食，咳唾脓血，颜色乍白乍青，腹内胀满，状如虾蟆，若成虫吐出，成蝌蚪形，是虾蟆蛊，经年不治，唼人脾胃俱尽，唇口裂而死。 蜣蜋蛊者，脉缓而散，病发之时，身体乍冷乍热，手脚烦疼，无时节吐逆，小便黄赤，腹内闷，胸中痛，颜色多青，或吐出似蜣蜋，有足翅，是蜣蜋蛊，经年不治，唼人血脉，枯尽即死。 欲知是蛊与非，当令病人唾于水内，沉者是蛊，浮者非也。 又云，旦起取井华水，未食前，当令病人唾水内，如柱脚直下沉者是蛊毒，浮散不至下者是草蛊。 又云，含大豆，若是则豆胀烂皮脱，若非则豆不烂脱。 又云，以鹄皮置病人卧下，勿令病人知，若病剧者是蛊。 又云，取新生鸡子煮熟，去皮留黄白令完含之，日晚含之，勿以齿隐及令破损，至夜即吐出，著霜露内，旦看之，其色大青，是蛊毒也。昔有人食新变鳢鱼中毒，病心腹痛，心下硬，发热烦惋，欲得水泼，身体摇动，如鱼得水状，有人诊云是蛊，其家云，野间相承无此毒，不作蛊治，遂至死矣。

治五般蛊，皆噎喉妨闷，不得只作喉病，切须审细治之，犀角散方。

犀角屑（半两）　蘘荷根（二两）　黄连（一两，去须）　茜根（一两）　当归（一两）　羖羊皮（三寸，炙令焦黄）

右件药，捣筛为散。每服五钱，以水一大盏，煎至五分，去滓，不计时候温服。

治五蛊，吐血伤心腹中，或气塞咽喉，语声不出，气欲绝，饮食吐逆，上气，去来无常，有似鬼祟，身体浮肿，心闷烦痛，寒颤，梦与鬼交及狐猫作魅，卒得心痛，上攻胸膈腹胁间，痛如刀刺状，经年著状㊸不起，雄黄圆方。

雄黄（半两，细研）　川椒目（半两，微炒去汗）　鬼臼（半两，去须）　莽草（半两，微炙）　芫花（半两，醋拌，炒令干）　木香（半两）　藜芦（半两，去芦头）　白矾（半两，烧令汁尽）　獭肝（半两，微炙）　附子（半两，炮裂，去皮脐）　蜈蚣（一枚，微炙，去足）　斑蝥（十枚，糯米拌，炒令黄，去翅足）

右件药，捣罗为末，入研了药令匀，炼蜜和捣五七百杵，圆如梧桐子大。每于空心，粥饮下五圆，以利为效。

治五蛊及中恶气，心腹胀满，不得喘息，心痛积聚及疝瘕，宿食不消，吐逆呕哕，寒热瘰疬，并宜服太一追命丹方。

蜈蚣（一枚，微炙，去足）　巴豆（三十枚，去皮心研，纸裹压去油）　附子（一分，炮裂，去皮脐）　白矾（半两，烧令汁尽）　藜芦（一分，去芦头）　雄黄（一分，细研）　鬼臼（一分，去须）

右件药，捣罗为末，入研了药，更研令匀，炼蜜和捣三五百杵，圆如麻子大。每服，以温酒下二圆。

治五蛊毒，令病人唾水中，沉者，宜服此方。

巴豆（一枚，去皮心研，纸裹压去油）　豉（三粒）　釜底墨（一钱）

右件药，捣研，以软饭和，分为三圆。每服空心，以温酒下一圆。

治五种蛊毒，蛇蛊，食饮中得之，咽中如有物。咽之不下，吐之不出，闷乱不得卧，心热不能食，宜服此方。

马兜铃根（一两，捣末） 蘘荷根（半两）

右件药，以水一大盏，煎至六分，去滓。不计时候，顿服，其蛊并当吐出。

又方。

麝香（一钱，细研）

右以温水空腹调服，即吐出蛊毒。

治蜣螂蛊，得之，胸中忽然哽，怵怵如蛊行，咳而有血，咽喉多臭气方。

取猪脂半合 服即下，或吐之自消也。

治虾蟆蛊及蝌蚪蛊，得之，心腹胀满，口干思水，不能食，闷乱，大喘而气发，宜服此方。

车辖脂半升以来渐渐服之，其蛊即出。

治草蛊毒，入人咽喉，刺痛欲死，宜服此方。

桔梗（一两，去芦头） 犀角屑（一两）

右件药，捣细罗为散。每于食前，以暖酒调下三钱。

治草蛊术，在西凉更西及岭南人，多行此毒，入人咽刺痛求死方。

右服甘草蓝汁即自消。

又方。

马兜铃苗（一两）

右件药，捣细罗为散。以温水调服一钱，自消。

治蛊似蛔，宜服此方。

雄黄末（一字） 麝香末（一字）

右件药，取生羊肺如指大，以刀开，内雄黄等末，以肺裹吞之。

又方。

右以淘盐汁调甘草末三钱，服吐之效。

治食中有蛊毒，令人腹内坚痛，两目青黄㊹，淋露骨立，病变无常处，宜服此方。

炉中取铁精细研，别捣鸡肝，和圆如梧桐子大。任食，前后以暖酒下五圆。

治蛊疰诸方

夫蛊疰者，云人有造作蓄聚之者，多取虫蛇之类，以瓮^⑮器中盛，则任其自相唼食，唯有一物独在者，谓之蛊，以毒害于他，多因饮食内而行之人中者，心闷腹痛，蚀五脏尽则死矣，有缓有急，急者仓卒十数日便死，缓者延引岁月，游走腹内，常气力羸惫，骨节沉重，发则心腹烦躁，而病人所食之物，亦变化为蛊，渐侵蚀腑脏尽而死矣，死则病流注染著傍人，故为蛊疰也。

治诸蛊毒疰气，变化无常，鲛鱼皮散方。

鲛鱼皮（一分，微炙）　犀角屑（一分）　麝香（一分，细研）　白龙骨（一分）　朱砂（一分，细研）　雄黄（一分，细研）　襄荷根（一分）　鹿角屑（一分）　蜈蚣（一枚，微炙，去足）

右件药，捣细罗为散，入研了药令匀。　每于食前，以暖酒调下一钱。

治蛊疰百病，癥瘕积聚，大小便不利，卒忤，恶风胪胀满，转相注易，医所不治，宜服紫参圆方。

紫参　人参（去芦头）　半夏（汤洗，七遍，去滑）　藜芦（去芦头）　代赭（细研）　桔梗（去芦头）　白薇　肉苁蓉（酒浸一宿，刮去皱皮，炙干）　石膏（细研）　牡蛎（烧为粉）　丹参（以上各三分）　干虾蟆（一枚，烧为灰）　川乌头（一两，炮裂，去皮脐）　狼毒（一两，锉碎，醋拌，炒熟）　附子（一两，炮裂，去皮脐）　巴豆（一两，去皮心研，纸裹压去油）

右件药，捣罗为末，入研了药令匀，炼蜜和捣三五百杵，圆如小豆大。　每服，不计时候，以粥饮下一圆，日三服，老少量之。　蜂虿毒用涂之，亦良。

治蛊疰，四肢浮肿，肌肤消瘦，咳逆，腹大如水之状，死后注易人家，宜服此方。

雄黄（一两，细研，水飞过）　巴豆（一分，去皮心研，纸裹压去

油）　莽草（一两，微炙）　鬼臼（一两，去须）　蜈蚣（一枚，微炙，去足）

右件药，捣罗为末，入研了药令匀，炼蜜和捣三二百杵，密封收之。每于食前，以温酒服如小豆大一圆，增减临时，当下清水豆汁，蛊长数寸，或如坏鸡子等及恶物。

治蛊疰已蚀下部，肛尽肠穿者，宜用此方。

虾蟆（一枚青大者，烧灰，细研）　乌鸡骨（一两半，烧灰，细研）

右件药，拌令匀，以一钱内于竹筒，吹入下部中，用三五遍即差。

治卒得蛊疰，毒气往来方。

乱发灰（一分）　杏仁（一分，汤浸去皮尖双仁）　麝香（一钱，细研）

右件药，都研如脂。　每服，不计时候，以酒服如梧桐子大五圆，日三服。

治蛊疰及杂疰相连，续命方。

桃根白皮（半斤，锉）

右件药，以水三升，煎取一升半，去滓。　分为六服，两日服之。

治蛊毒吐血诸方

夫蛊害人，蚀腑脏。　其状，心中切痛，如物齿，或面目青黄，病变无常，是先伤于膈上，则吐血[46]，如不即治之，蚀脏腑伤则死矣。

治中蛊毒吐血，雄黄散方。

雄黄（一分，细研）　釜下黄土（半两，细研）　獭肝（如枣大，微炙）　斑蝥（十四枚，糯米拌，炒令黄色，去翅足）

右件药，捣细罗为散。　每服空腹，以酪浆调下二钱，或吐虾蟆及蛇等出，即效。

又方。

败鼓皮（三寸，炙微焦）　苦参（一两[47]）　蘘荷根（一两）

右件药，捣粗罗为散。　分为四服，每服，以水一大盏，煎至五分，去滓，不计时候温服，日二服。

治蛊毒吐血或下血如烂肝，宜服此方。

茜草根（半升） 蘘荷根（半升）

右件药，细锉。 以水三大盏，煎至一盏半，去滓，空腹分温三服。

又方。

苦瓠（一枚，切）

右以水二⑱大盏，煎去滓，取一盏。 空腹分温二服，当吐下蛊即效。

治中蛊吐血方。

小麦面二合，分为三服，以冷水调服之，半日令尽，当下蛊即差。

又方。

取桑木心，锉二斗，于釜中，以水五斗淹之，令上水深三寸，煮取二斗，澄清，微火煎得五升。 夜勿食，旦服五合，则吐出蛊毒即差。

治中蛊吐血方。

生桔梗捣取汁，每服一小盏，日三服。

治蛊毒下血诸方

夫蛊者，能变化为毒，有蓄事者，以毒害人，多因饮食内行人中之者。 心腹燥痛，烦毒不可忍，蚀人五脏，下血瘀黑如烂鸡肝也。

治蛊毒下血，皆如烂肉，令人心腹疼痛，如有物啮。若不即治，蚀人五脏乃死偏，宜服此方。

槲树北阴白皮（四两） 桃根白皮（四两） 蝟皮灰（一两） 乱发灰（一两） 大麻子汁（五升）

右件药，先以水五大盏，煮槲树皮、桃根皮，取浓汁二盏，和麻子汁。 每服，暖汁一中盏，调乱发等灰二钱，令患人少食，且服，须臾著一盆水，以鸡翎引吐于水中，如牛涎犊胎及诸蛊并出。

治中蛊，下血如鸭肝，腹中疼痛，急者，宜服茜根散方。

茜根（一两） 川升麻（一两） 犀角屑（一两） 地榆（二两，

锉） 白蘘荷（二两） 桔梗（半两，去芦头） 黄柏（半两，锉） 黄芩（半两）

右件药，捣粗罗为散。 每服五钱，以水一大盏，煎至五分，去滓，不计时候温服。

治蛊下血欲死，宜服此方。

蔷薇根（一两，锉） 牛膝（半两，去苗） 连翘子（一两） 蜡（一分）

右件药，捣筛。 以水三大盏，煎至二盏，去滓，不计时候，分为三服。

治蛊毒腹痛[49]血，踯躅花散方。

踯躅花（一两，酒拌，炒令干） 干姜（一分，炮裂，锉） 藜芦（一分，去芦头） 附子（一分，炮裂，去皮脐） 巴豆（一分，去皮心研，纸裹压去油） 野葛根皮（一分） 桂心（一分） 朱砂（一分，细研） 雄黄（一分，细研） 蜈蚣（一分，微炙，去足）

右件药，捣细罗为散。 每服空腹，以冷水调下一字。

治蛊毒，大便下血，日数十行，宜用此方。

巴豆（七枚，去心皮研，纸裹压去油） 藜芦（去芦头） 附子（炮裂，去皮脐） 芫青（糯米拌，炒令微黄，去翅足） 白矾（烧令汁尽，以上各一[50]分）

右件药，捣细罗为散。 以绵裹一大豆许，内下部中，日二三度易之。

治蛊毒下血方。

蝟皮（烧为灰）

右细研。 以煎水调下一钱，日三服。

治卒中蛊毒，下血如鸡肝，昼夜不止，四脏悉损，唯心未毁，宜服此方。

桔梗（去芦头） 伏龙肝（以上等分）

右捣细罗为散。 每服，以温酒调下二钱，日三服。 不能下药，以物发口开灌之，心中当须臾自定，服七日止，当食猪肝臛以补之。

治中恶诸方

夫中恶者，是人精神衰弱，为鬼邪之气卒中之也。 夫人阴阳顺理，荣卫调平，神守则强，邪不干正，若将摄尖^⑤宜，精神衰弱，便中鬼毒之气。其状，卒然心腹刺痛，闷乱欲死，又凡卒中恶，腹大而满者，诊其脉紧大而浮者死，紧细而微者生，又中恶吐血数升，脉数细者死，浮焱如疾者生，中恶者差后，余势尚滞，发作则变成疰也。

治卒中恶，客忤，飞尸入腹，鬼击及中蛊毒，吐血下血，心腹卒痛满及热毒痛，六七日，并宜服此雄黄散方。

雄黄（一两，细研）　朱砂（半两，细研）　附子（半两，炮裂，去皮脐）　桂心（一两）　藜芦（一分，去芦头）　野葛（半两，醋拌，炒令干）　川椒（半两，去目及闭口者，微炒去汗）　巴豆（二十枚，去皮心研，纸裹压去油）　芫花（一分，醋拌，炒令干）

右件药，捣细罗为散。每服，以温水调下半钱，服后或吐或汗出，即住服。

治中恶喘急，心腹胸胁疗痛，宜服此方。

东引桃枝皮^⑤（一握）　白杨皮（一握）　真珠（一两，细研）　栀子仁（十四枚）　当归（一两，锉，微炒）　吴茱萸（一两，汤浸七遍，焙干，微炒）　桂心（一两）　附子（一两，炮裂，去皮脐）

右件药，捣筛为散。每服三钱，以水一中盏，入生姜半分、豉五十粒，煎至六分，去滓，不计时候温服。

治中恶，心腹痛，胸胁短气，当归散方。

当归（二两，锉碎，微炒）　栀子仁（一两）　桃白皮（一^⑤两）　附子（一两，炮裂，去皮脐）　赤芍药（一两）　蓬莪茂（一两）　桂心（一两）　吴茱萸（一两，汤浸七遍，焙干，微炒）

右件药，捣粗罗为散。每服三钱，以水一中盏，入豉五十粒，煎至六分，去滓，不计时候温服。

治中恶客忤垂死，宜服朱砂圆方。

朱砂（一两，细研，水飞过）　雄黄（一两，细研，水飞过）　麝香（一分，别^⑤研入）　附子（一两，炮裂，去皮脐，为末）　巴豆（二十枚，去皮心研，纸裹压去油）

右件药，都细研令匀，炼蜜和捣三五百杵，圆如麻子大。每服，不计时候，以粥饮下三圆，不利更服三圆，渐加至五圆七圆，以利为度。

又方。

空青（一两，细研）　麝香（一分，细研）　朱砂（一两，细研，水飞过）　雄黄（半两，细研）

右件药相和，研令匀。　每服，以醋一合，汤一合相和，调散半钱，不计时候服之，须臾即吐为效。

治卒中恶，心腹疗刺痛，气急胀满方。

雄黄（半两）　赤小豆（半两，炒熟）　瓜蒂（半两）

右件药，捣细罗为散。　每服，不计时候，以温浆水调服一钱半，当小吐立止，不吐加至二钱。

治卒中恶，心腹刺痛烦乱方。

麝香（一分，细研）　犀角屑（半两）　木香（半两）

右件药，捣罗为散。　每服，不计时候，以温浆水调服一钱半，加至二钱，频三五服即差。

治中恶，心神烦闷，腹胁刺痛，宜服此方。

韭根（一把）　乌梅（七颗）　吴茱萸（一分，汤浸七遍，焙干微炒）

右件药，以水一大盏，煎至七分，去滓，不计时候，分温二服。

治中恶，闷乱腹痛，心膈不利，宜服此吐方。

桂心（半两，细研㉟）　生姜（一两，细研）　栀子仁（十四枚）　豉（二合）　人参芦头（一分，细锉）

右件药，都以酒二大盏，煎取一盏，去滓，不计时候，分温二服，取吐为度。

治中恶，遁尸，心腹及身体痛甚者，短气不语，不知痛处，手摸按之，即知痛处偏，宜用此方。

右以艾叶接令碎，著痛上令厚二寸，以熨斗内著灰火熨艾上，令热透，如冷即再熨之。

治中恶，心痛欲绝方。

釜底墨（半两）　盐（一钱）

右件药，和研。　以热水一盏调，顿服之。

治卒中恶方。

牛粪新者，绞取汁三合为一服。　若口不开，物㊱开口内药也，若无新者，干即加水煮之。

治卒中恶气绝方。

右以上好朱砂细研，于舌上书鬼字，额上亦书之。 吐^⑰法极效。

治尸厥诸方

治尸厥诸方

夫尸厥者，是阴阳气逆也。 此由阳脉卒下坠，阴脉卒上升，阴阳离^⑱居，荣卫不通，真气厥乱，客邪乘之，其状如死，犹微有息而不恒，脉尚动而形无知也。 听其耳内，修修有如啸声，而股间暖者是也。 耳内虽无啸声，而脉动者，故当以尸厥治之，诊其寸口脉，沉大而滑，沉即为实，滑即为气，实气相搏，身温而汗，此为入腑，虽卒厥不知人，气复则自愈。 若唇面青，身冷，此为入脏，亦卒厥不知人，即死候，其左手关上脉，阴阳俱虚者，足厥阴手少阳俱虚也。 病若恍惚，尸厥不知人，妄有所见也。

治尸厥，脉动而无气，气闭不通，故静如死。听其耳中修修有如啸声，而股内暖者是也。不治三日当死，宜服朱砂圆方。

朱砂（三分，细研）　雄黄（三分，细研）　附子（三分炮裂，去皮脐）　桂心（一两半）　巴豆（二十粒^⑲，去皮心研，纸裹压去油）

右件药，捣罗为末，入研了药令匀，炼蜜和圆如麻子大。 每服，不计时候，以粥饮下五圆，不知更下二圆，若利多即止之。

治尸厥不语，返魂丹方。

生玳瑁（一分）　朱砂（一分）　雄黄（一分）　白芥子（一分）麝香（一分^⑳）

右件药，同研如粉，于瓷器中溶安息香和圆，如绿豆大，或冲恶不语，不计时候，以小便下五圆，孩子热风只一圆。

治中恶暴死方。

菖蒲（二两）

右捣细罗为散。 取半钱著舌底，又吹入两鼻孔中及下部中，更吹入两耳内，即活矣。

又方。

捧两手莫放，须臾即活。

又方。

握两大拇指令固，即活。

又方。

右以竹管吹下部，数人更牙[61]吹之，气满即活。

又方。

吹皂荚末入鼻中令嚏，即活。

又方。

以竹管令人更牙[62]吹两耳中，不过良久即活。

又方。

酒磨桂心灌之，即活。

又方。

研麝香一钱，醋和灌之，即活。

又方。

取床下土，小便研灌之，沥入口鼻，即活。

治卒死诸方

　　夫卒死者，由三虚而遇贼风也。　所为三虚者，谓乘年之衰一也，逢月之空二也，失时之和三也。　人有此三虚，而为贼风所伤，使阴气偏竭于内，阳气阻隔于外，二气壅闭，故暴绝如死也，若脏腑气未竭者，良久乃苏，然亦有挟鬼神之气而卒者，皆有鬼邪，退乃活也。　凡中恶及卒忤，卒然气绝，其后得苏，若其邪气不尽者，即停滞心腹，令心腹痛，或身体沉重，不能饮食，而成宿疾，而变成疰也。

治卒死，但有微气，心上稍暖者，服此五神返魂丹方。

　　朱砂（半两）　牛黄（半两）　安息香（半两）　砒霜（半两）　大蜘蛛（五枚，重午日采，袋内盛通风勿令死）

右先细研四味，方入蜘蛛，又研令匀，用不蛀皂荚三寸，去黑皮，以水三合挼汁，便入少粟米饭，煮令水尽和圆，如梧桐子❽，如中恶卒死及急风者，但有微气，以新汲水研下一圆，如昏迷加一圆，立活。无疾常服一圆，至老无病。

治卒死及感忤，口噤不开者，宜服此方。

巴豆（十枚，去皮心研，纸裹压去油）　干姜（半两，炮裂，锉）川大黄（半两，锉碎，微炒）

右件药，捣罗为末，以枣瓤和圆，如绿豆大。每服，不计时候，以温水下五圆，如人行十里再服。

治卒死中恶及尸厥方。

右以葱刺其耳中鼻中，血出者，是活候也。其欲苏时，当捉两手莫放之，须臾，死人自当举手捞人，言痛乃止，男左女右，鼻内令葱入五寸为则，立效。

又方。

右以绵渍好酒，手挼汁令入鼻中，并持其手足，莫令惊动。

又方。

半夏捣为末，如大豆许，吹其鼻中。

又方。

捣韭取汁以灌口中。

又方。

取猪膏如鸡子大，以醋一合煮沸，灌喉中，良。

又方。

卒死而壮热者，用白矾半斤，以水二斗煮消，以渍脚即活。

又方。

截豚尾取血灌之，并缚豚以枕之，死人须臾活矣。

又方。

视其上唇里弦弦者，白如黍米大，以针决去之。

又方。

右用小便灌其面数，即能回语，此是扁鹊法。

又方。

以雄鸡头取血，以涂其面，干复涂之。

又方。

右以女青捣细罗为散。 用一钱，发开口内喉中，以水及醋下之，立活。

治忤打死，心田暖，宜用此方。

取葱白内于下部中及鼻中，须臾即活。

治卒忤诸方

夫卒忤者，亦名客忤，谓邪客之气，卒忤犯人精神也。 此是鬼厉之毒气，中恶之类也。 人有魂魄衰弱者，则为鬼气所犯忤，喜于道间门外得之。 其状，心腹疠痛，腹满气冲心胸，或即闷绝不识人，肉色变异，脏腑虚竭者，不即治，乃致于死，然其毒气有轻重，轻者微治而差，重者侵克脏腑，虽当时救疗，余气停滞，久后犹乃变成疰也。

治卒中忤，礜石圆方。

礜石（半两，黄泥裹烧，细研） 附子（半两，炮裂，去皮脐） 雄黄（半两，细研） 真珠（半两，细研） 巴豆（半两，去皮心研，纸裹压去油） 藜芦（半两，去芦头） 蜈蚣（一枚，微炙，去足） 麝香（一分，细研） 犀角屑（半两） 细辛（三分） 斑蝥（七枚，糯米拌，炒令黄，去翅足）

右件药，捣罗为末，入研了者药令匀，炼蜜和捣三五百杵，圆如小豆大。 每服，不计时候，以温酒下一圆，日二服。 蛇蜂蝎所中，以药磨之效。

治卒感忤，鬼击飞尸，诸奄忽气绝，无复觉知，或已死口噤，即发口下汤。汤入口不下者，捉病人发，左右摇动引之，药下复增，取尽一升，须臾立苏，还魂散方。

麻黄（一④两，去根节） 杏仁（一两，汤浸去皮尖双仁，麸炒微黄）

桂心（一两）　甘草（半两，炙微，赤锉）

右件药，捣筛为散。　每服四钱，以水一中盏，煎至六分，去滓，不计时候温服。

治客忤，有似卒死方。

右捣生菖蒲根，绞取汁二三⑯合，灌下立愈也。

治卒客忤不能言方。

桔梗末（一两）　麝香末（一分）

右二味更研令匀。　每服，以温水调下二钱服之。

又方。

腊月野狐肠烧灰，研为末，水调一钱服之。　又死鼠烧灰细研，水服一钱，亦效。

治鬼击诸方

夫鬼击者，谓鬼厉之气，击著于人也。　得之无渐，卒著，如人以刀矛刺状，胸胁腹内疗急切痛，不可抑按，或吐血，或鼻中出血，或下血，一名为鬼排，言鬼排触于人也，有气血虚弱，精魂衰微，忽与鬼神通相触突，致为其所排击，轻者因而获病，重者即多死矣。

治鬼打鬼排鬼刺，心腹痛，下血欲死，不知人及卧多魇，诸恶毒气，宜用此方。

礜石（一分，黄泥裹烧赤，研）　皂荚（一分，去皮子）　雄黄（一分，细研）　藜芦（一分，去芦头）

右件药，捣细罗为散。　每用大豆许，内竹管中吹鼻得嚏，则气通，便活。　未嚏更吹，以嚏为度。

治鬼击之病，得之无渐，卒如刀刺状，胸胁腹内疗急切痛，不可抑按，或即吐血下血，或鼻中出血，一名鬼排，宜服升麻散方。

川升麻（一两）　独活（一两）　犀角屑（半两）

右件药，捣细罗为散。　不计时候，以温酒调下二钱，立愈。

又方。

桂心（半两）　川大黄（半两，锉碎，微炒）　川升麻（半两）

右件药，捣细罗为散。　以温酒调下二钱，立差。

治卒鬼排鬼刺，下血方。

麝香　皂荚（去皮子）　雄黄（细研）　藜芦（去芦头）　瓜蒂（以上各一分）

右件药，捣细罗为散。　用大豆大，以竹管吹入鼻中，得嚏则气通，便活，若未嚏复吹之，得嚏为度。

治鬼神所击，诸术不治，吹鼻散方。

特生礜石（一分，以水和赤土裹之，炭火三斤烧两炊之^⑥，取出去赤土）　雄黄（半分）　皂荚末（一分）　藜芦（一分，去芦头）　朱砂（半分）　麝香（半分）

右件药，都研匀细。　每取少许，以细竹管吹入鼻内，得嚏即愈及重病者亦可以吹矣。

又方。

熟艾如鸭子大一枚，水一盏，煮取五分，去滓顿服。

又方。

用醇醋滴两鼻中。

又方。

取白犬血一合，热饮之。

又方。

割鸡冠血以沥口中，令入咽内，仍破此鸡以榻心下，冷乃弃之于道边，得乌鸡佳矣。

治卒中鬼击及刀兵所伤，血满肠中不出，烦闷欲死方。

雄黄（一两，细研如粉）

右以温酒调一钱服，日三服，血化为水。

又方。

鸡粪白（一两，微炒）　青花麻（一握）

右用酒三升，煮取一升。　热服，须臾汗出，若不汗，即以火炙两胁下，使热得汗出，即愈。

又方。

右服猪脂如鸡子大即差，未差再服之。

治卒魇诸方

夫卒魇者，屈也，谓梦里为鬼邪之所魇。屈人卧不悟，皆是魂魄外游，为他邪所执录，还未得致成魇也，忌灯火照，照则神魂遂不复入，乃至于死，人有于灯光前魇者，本在明处，是以不忌火也。

治虚赢，心气乏弱，多魇，宜服茯神散方。

茯神（一两）　黄芪（一两，锉）　甘草（一两，炙微赤，锉）　白芍药（一两）　干姜（一两，炮裂，锉）　远志（一两，去心）　人参（一两，去芦头）　桂心（一两）

右件药，捣筛为散。每服五钱，以水一大盏，煎至五分，去滓，不计时候温服。

治心气虚悸，恍惚多忘或梦寤惊魇，肾气不足，人参散方。

人参（去芦头）　茯神　远志（去心）　赤石脂　龙骨　干姜（炮裂，锉）　当归（锉，微炒）　甘草（炙微赤，锉）　白术　白芍药　熟干地黄　桂心　防风（去芦头）　紫菀（去苗土，以上各一两）

右件药，捣筛为散。每服四钱，以水一中盏，入枣三枚，煎至六分，去滓，不计时候温服，日三服。

治卒魇，昏昧不觉方。

右以皂荚末，用细竹管吹两鼻中，即起，三两日犹可吹之。

又方。

右以笔毛刺两鼻中，男左女右，展转即起也。

又方。

右以芦管吹两耳，取其人发二七茎作绳，纴入鼻中，又割雄鸡冠血，以管吹内鼻中。

治卒魇方。

雄黄细研，以芦管吹入两鼻中，桂心末亦得。

又方。

右以菖蒲末吹两鼻中，以桂末内于舌下，亦得。

又方。

右以麝香一脐，置枕头边佳。

又方。

右以雄黄如枣核大，系于左臂，令人终身不魇昧也。

又方。

右枕犀角枕佳。

又方。

右以木香内枕中，并带之佳。

又方。

右取韭捣，以汁滴鼻中，冬月可取根汁，灌于口中。

治鬼魅诸方

夫鬼魅者，是鬼物所魅，则好悲，或心乱如醉，如狂言惊怖，向壁悲啼，梦寐喜魇，或与鬼神交通，病苦乍寒乍热，心腹满，短气不能食，此魅之所致也。

治五脏六腑，气少，亡魂失魄，五脏不安，忽喜忽悲，恐怖如有鬼物，皆发于大惊及当风，从高坠下落水所致，悉治之，雄黄散方。

雄黄（一两，细研） 黄芩（半两） 黄连（一分，去须） 黄柏（一分，锉） 川大黄（半两，锉碎，微炒） 黄芪（半两，锉） 桂心（半两） 细辛（半两） 黄环（半两） 泽泻（半两） 山茱萸（半两） 蒲黄（一分）

右件药，捣细罗为散。每服，不计时候，以温酒调下一钱，日三服，不差，稍增至二钱服。

绝一切鬼魅魍魉，大杀鬼圆法。

虎头骨（三两⑰） 雄黄（一两，细研） 鬼臼（一两，去须） 天雄（一两，去皮脐） 皂荚（一两，去皮及子） 芜荑（一两） 藜芦（六右件药，捣罗为末，炼蜜和圆，如杏核大。 主伏尸恶痊为患者，烧一圆安室四角，热疾时气，烧一圆安床头边，牛马疫疾，烧一圆安鼻中。

治狂邪鬼魅，妄语狂走，恍惚不识人，杀鬼圆方。

朱砂（一两，细研） 雄黄（一两，细研） 白龙骨（一两） 犀角屑（半两） 鬼臼（一两，去须） 赤小豆（一两） 鬼箭羽（一两） 芫青（二十枚） 桃仁（五十枚）

右件药，捣罗为末，更研令匀，以蜡和圆，如弹圆大。 绛囊盛之，系臂上，男左女右，小儿系项颈下。 合药之时，勿令妇人鸡犬见。

又方。

虎爪 朱砂（细研） 雄黄（细研） 鳖爪（以上各一两）

右件药，捣细罗为散，以松脂消和圆，如莲子大。 每夜堂中烧一圆。

治鬼魅方。

由跋根（一分） 金牙（一分） 防葵（一分） 莨菪子（一分，水淘去浮者，水煮令出芽，曝干，炒令黄黑色）

右件药，捣细罗为散。 每服空心，以温酒调下一钱，欲令病者见其鬼，增防葵一分服之。

治患鬼气，出鬼毛方。

独颗蒜（一枚） 雄黄（一钱） 杏仁（一分，汤浸去皮尖双仁）

右件药，都研为圆，如麻子大。 每日空心，以粥饮下三圆，静坐少时，鬼毛自爪甲中出矣。

治猫鬼诸方

夫猫鬼者，云是老狸野物之精，变为鬼惑，而依附女人，人蓄事之，如事⑧蛊也，以毒害人。 其病状，结心腹刺痛，蚀人五脏，吐利血而死也。

治猫鬼，眼见猫狸及杂有所闻，相思圆方。

相思子（一枚） 蓖麻子（一枚） 巴豆（一枚，去皮心） 朱砂末

（一字）　蜡（一分）

右件药，合捣令熟，先取麻子许大含之，即以灰围患人前头，旋吐药于灰中，吐尽即止，灰上作十字，其猫鬼皆死。

治猫鬼野道病，歌哭不自由方。

右以五月五日，自死赤蛇，烧作灰，研令细。平旦用井华水服一^{⑥⑨}钱。

又方。

右腊月猪脂，小儿头发灰相和，热酒调下一钱。

治热喝诸方

夫夏月炎热，人冒涉途路，热毒入内，与五脏相并，客邪炽盛，郁瘀不宣，致阴气卒绝，阳气暴壅，经络不通，故奄然闷绝，谓之喝。然此，乃外邪所击，真脏未坏，若便遇救疗，气宣则苏也。夫热喝不得太冷将息，得冷即困，此谓外卒以冷触其热，热毒蕴积于内，不得宣发，故闷绝而死也。

治热喝心闷方。

右以温汤与饮之，亦可以橘皮、甘草等分煮饮，稍稍咽之，勿顿使多，但以热土及熬热灰土壅其脐上佳。

又方。

右浓煮蓼，取汁一大盏，分二服饮之，愈。

又方。

右生地黄汁一中盏，温暖服之。

又方。

右取面一两，以温水一中盏，搅和服之。

又方。

右服地浆一盏即愈。

又方。

黄连（半两，去须）

右以水一大盏，煎至五分，去滓，温服之。

治冻死诸方

夫人有在于途路，逢寒风苦雨，**繁霜大雪**，衣服沾濡，冷气入脏，致令阳气绝于外，荣卫结涩，不复流通，故噤绝而死，若早得救疗，血温气通，则生。 又云，冻死一日犹可治，过此则不可治也。

治冻死方。

右以大器中多熬灰，使暖囊盛，以搏其心，冷即更易，心暖气通，目则得转，口乃亦开，可与温酒服粥清⑳，稍稍咽之，即活，若不先温其心，便将火炙其身，冷气与火相搏急，即不活也。

【校注】

① 三尸：道家称在人体内作祟的神有三，叫"三尸"或"三尸神"，每于庚申日向天帝呈奏人的过恶。

② 一：日本抄本作"二"。

③ 成：日本抄本作"戒"字，义长可从。

④ 悴：日本抄本作"忤"字，义长可从。

⑤ 子：日本抄本作"了"字，义长可从。

⑥ 也：据文义当为"巳"字。

⑦ 一：日本抄本作"二"。

⑧ 曰：日本抄本作"白"字。

⑨ 皮：其下日本抄本有"心"字。

⑩ 五尸：道教谓藏于五脏中的五种邪魅。

《云笈七籤》卷八二："消除三鬼，涤荡五神。 五神一曰五尸……五尸：青尸、赤尸、黄尸、白尸、黑尸。 神祝曰：三尸、五尸，俱入黄泉，吾升清天保长生。"日本抄本作"吾"字。

⑪ 三：日本抄本作"二"。

⑫ 皮：日本抄本作"及"字。

⑬ 侧生：日本抄本作"利之"二字。

⑭ 二：日本抄本作"三"。

⑮ 黄：日本抄本作"赤"字。

⑯ 常：日本抄本作"当"字。

⑰ 大十：日本抄本作"六七"二字。

⑱ 状：日本抄本作"寒"字。

⑲ 脊：日本抄本作"痛"字。

⑳ 一：日本抄本作"二"。

㉑ 一两：日本抄本作"二两半"三字。

㉒ 当皈：即"当归"。

㉓ 二：日本抄本作"三"。

㉔ 破：日本抄本作"砒"字。

㉕ 辨：据文义当为"瓣"。

㉖ 万：日本抄本作"劳"字。

㉗ 撮：日本抄本作"极"字。

㉘ 熳：日本抄本作"慢"字。

㉙ 胀：日本抄本作"绞"字。

㉚ 牙：据文义应为"㸦"。㸦，"互"的异体
字。

㉛ 差：其下日本抄本有"之"字。

㉜ 或：日本抄本作"取"字。

㉝ 住：据文义当为"任"。

㉞ 一：日本抄本作"二"。

㉟ 三：日本抄本作"二"。

㊱ 为：日本抄本作"却"字。

㊲ 酒：日本抄本作"清"字。

㊳ 右件药：其下日本抄本有"一贴"二字。

㊴ 杵：日本抄本作"拌"字。

㊵ 一：日本抄本作"五"字。

㊶ 一：日本抄本作"二"。

㊷ 乾：日本抄本作"讫"字。

㊸ 状：日本抄本作"床"字，义长可从。

㊹ 青黄：日本抄本作"黄青"二字。

㊺ 瓮：日本抄本作"瓷"字。

㊻ 吐血：其下日本抄本有"也"字。

㊼ 一两：其下日本抄本有"锉"字。

㊽ 二：日本抄本作"一"。

㊾ 痛：据文义其下当有"下"字。

㊿ 一：日本抄本作"二"。

(51) 尖：日本抄本作"失"字，义长可从。

(52) 一握：日本抄本作"二两"。

(53) 一：日本抄本作"二"。

(54) 别：日本抄本作"锉"字。

(55) 研：日本抄本作"锉"字。

(56) 物：日本抄本作"拗"字，义长可从。

(57) 吐：日本抄本作"此"字，义长可从。

(58) 离：日本抄本作"难"字。

(59) 二十粒：日本抄本作"二枚"二字。

(60) 分：日本抄本作"钱"字。

(61) 牙：据文义当为"㸦"。㸦，"互"的异体
字。

(62) 牙：据文义当为"㸦"。㸦，"互"的异体
字。

(63) 桐子：其下日本抄本有"大"字。

(64) 一：日本抄本作"二"。

(65) 二三：日本抄本作"三二"二字。

(66) 之：日本抄本作"又"字。

(67) 三两：日本抄本作"三十两"。

(68) 事：日本抄本作"复"字。

(69) 一：日本抄本作"二"。

(70) 粥清：日本抄本作"清粥"字。

卷第五十七

治九虫及五脏长虫诸方

夫九虫者，一曰伏虫，长四分；二曰蛔虫，长一尺；三曰白虫，长一寸；四曰肉虫，状如烂李；五曰肺虫，状如蚕；六曰胃虫，状如虾蟆；七曰弱虫，状如瓜瓣；八曰赤虫，状如生肉；九曰蛲虫，至细微，形如菜虫。伏虫者，群虫之主也。蛔虫贯心则杀人，白虫相生子孙，转大至四五丈，亦能杀人，肉虫令人烦满，肺虫令人咳嗽，胃虫令人呕吐，喜哕，弱虫又名膈虫，令人多唾，赤虫令人肠鸣，蛲虫居胴肠间，多则为痔，剧则为癞，因人剧处，以生诸痈疽癣瘘瘑疥，䘌虫无所不为，人亦不必尽有，有亦不必尽多，或偏有者，或偏无者，此诸虫依肠胃之间，若腑脏气实，则不为害，若虚则能侵蚀，随其虫之动变而成诸疾也。

治九虫在肠胃，令人心烦，吐逆下虫，宜服狼牙散方。

狼牙（一两）　鹤虱（一两，纸上微炒过）　贯众（一两）　芜荑仁（一两）

右件药，捣细罗为散。每服，以粥饮调下一钱，良久再服，以虫出为度。

治九虫在脏，日久相生转多，下虫宜服槟榔散方。

槟榔（一两）　芜荑仁（半两）　狼牙（一分）　白蔹（一分）　鹤虱（一分，纸上微炒过）

右件药，捣细罗为散。每服药时，不得吃夜饭，候至四更已来，以暖水一小盏，调下三钱，其虫泻下。

治九虫，芜荑散方。

芜荑仁（半两）　狼牙（半两）　槟榔（三分）　石榴根皮（三分）

右件药，捣细罗为散。每日空心，以暖酒调下二钱。

治九虫动作诸病，贯众圆方。

贯众（一两）　石蚕（一两）　狼牙（一两）　藋芦（三分）　蜀膝（三分）　白殭蚕（三分，微炒）　雷圆（一两半）　芜荑仁（一两）

右件药，捣罗为末，炼蜜和捣三二百杵，圆如梧桐子大。每于食前，以暖浆水下七圆。

治九虫，狗脊散方。

狗脊（一①两）　芎䓖（一两）　细辛（一两）　白芜荑（一两）

右件药，捣细罗为散。三更后，先吃牛肉淡干脯三二两，五更初，以粥饮调下三钱，良久，当有虫下为度。

治九虫，麝香圆方。

麝香（半两，细研）　犀角屑（一两）　雄黄（半两，细研）　甘遂（一两，煨令黄色）　巴豆（半两，去皮心研，压去油）　朱砂（半两，细研）

右件药，捣罗为末，入巴豆及研了药，研令匀，炼蜜和圆，如梧桐子大。每服空心，以温酒下五圆。

治诸虫在胃中，渐渐羸瘦方。

鸡子白（二枚）　蜡（三分）　蜜（一合）　干漆（一两半，捣研炒令烟出，捣为末用）

右件药，于铜器中，以慢火煎令可圆，即圆如梧桐子大。每服空腹，以粥饮下七圆，渐加至十圆，当下诸虫，变为黄水。

治肝劳生长虫为病，恐畏不安，眼中赤，宜服此方。

鸡子（五枚，去壳）　东行吴茱萸根（三两，锉）　蜡（三两）　粳米粉（一两）

右件药，捣罗茱萸根为末，都入于铜器内，以慢火熬，候可圆，即圆如小豆大，隔宿勿食，早晨以粥饮下四十圆，相次服至二服，虫即尽出。

治心劳热汤②，心有长虫，其虫长一尺，绕心为痛，雷圆圆方。

雷圆（一两）　陈橘皮（一两，汤浸去白瓤，焙）　狼牙（一两半）　贯众（一两）　桃仁（一两，汤浸去皮尖双仁，麸炒微黄）　芜荑仁（一

两）　青葙子（一两）　乱发（一两，烧灰）　干漆（一两，捣碎，炒令烟出）

右件药，捣罗为末，炼蜜和捣三二百杵，圆如梧桐子大。每于食前，以粥饮及温酒下三十圆。

治脾劳热，有白虫长一尺，在脾为病，令人时时呕吐不出，前胡散方。

前胡（一两，去芦头）　白术（一两）　赤茯苓（一两）　枳壳（一两，麸炒微黄，去瓤）　细辛（半两）　旋覆花（半两）　龙胆（半两，去芦头）　杏仁（半两，汤浸去皮尖双仁，麸炒微黄）

右件药，捣粗罗为散。每服三钱，以水一中盏，入生姜半分，煎至六分，去滓，每于食前温服。

治白虫在脾中为病，令人好呕吐，宜服吴茱萸酒方。

东引吴茱萸根（粗大者，长一尺，锉）　大麻子（一升，焙）　陈橘皮（三两，汤浸去白瓤，焙）

右件药，都捣令烂。以酒五升，煎取三升，去滓，每于食前，暖一小盏服之。合药时，勿言作药，虫当闻，便不食，切须记之，甚验矣。

治肺劳热损肺生虫，在肺生虫在肺为病，令人咳逆气喘，或谓忧恚气隔寒热，皆从劳之所生，针灸不著，宜服含化麦门冬圆方。

麦门冬（二两，去心，焙）　川椒（一两，去目及闭口者，微炒去汗）　远志（一两，去心）　附子（一两，炮裂，去皮脐）　干姜（一两，炮裂，锉）　甘草（一两，炙微赤，锉）　人参（一两，去芦头）　细辛（一两）　桂心（一两）　百部（一两）　黄芪（一两，锉）　杏仁（一两，汤浸去皮尖双仁，麸炒微黄）

右件药，捣罗为末，炼蜜和圆，如弹子大。常含一圆，稍稍咽津。

治肺劳热生虫，在肺为病，宜服此方。

东引桑根白皮（锉，一升）　东引吴茱萸根（五合，锉）

右件药，相和令匀，分为五服，每服，以酒二大盏，煎至半盏，去滓，平旦顿服。

治肾热，四肢肿急，有蛲虫如菜中虫，生于肾中为病，宜服贯众散方。

贯众（三分）　干漆（二两，捣碎，炒令烟出）　吴茱萸（一两，汤浸七遍，焙干微炒）　杏仁（一两，汤浸去皮尖双仁，麸炒微黄）　芜荑仁（一两）　胡粉（一两，炒微黄）　槐白皮（一两，锉）

右件药，捣细罗为散。平旦，以井华水调下一钱，增之至二钱，以差为度。

治蛔虫诸方

夫蛔虫者，是九虫内一虫也，长一尺，亦有长五寸，或因腑脏虚弱而动，或因甘肥而动，则腹中痛，发作肿聚行上下，痛无休息，亦攻心痛，喜吐涎及清水，贯伤心者则死。诊其脉，腹中痛当沉弱而弦，今反脉洪而大，则是蛔虫也。

治蛔虫攻心，吐如醋水，痛不能止，宜服贯众散方。

贯众（一两）　鹤虱（一两，纸上微炒）　狼牙（一两）　麝香（一钱，细研）　芜荑仁（一两）　龙胆（一两，去芦头）

右件药，捣细罗为散。每于食前，以淡醋汤调下二钱。

治蛔虫，或攻心，吐清水，宜服狼牙散方。

狼牙（一两）　芜荑仁（一③两）

右件药，捣细罗为散。每欲服药，空心先吃少淡羊肉干脯，即以温酒调散二钱服之，不过三四服永差。

又方。

绿豆（一升，水三升煮取汁一升）　大麻子（一升，水研取汁半升）

右以麻子豆汁各半盏，暖令温，虫正发时，先炙淡羊肉脯令熟，嚼含咽汁，三五咽即服之，须臾或吐或利，其虫当自出，如未尽，再服。

又方。

酸石榴根东引者（锉，三合）　槟榔（一两半）

右件药细锉，分为二服，每服，以水二大盏，煎至一大盏二分，去滓，空腹分温一服，虫当自下。

治蛔虫在胃中，渐渐羸瘦方。

淳酒（一中盏）　白蜜（一合）　好漆（一两）

右件药，相和，于铫子内，以慢火熬，令可圆即圆，如樱桃大。每服一圆，温酒中化破，夜勿食，旦服之，良久即虫下，未下即更服。

治蛔虫攻心,腹痛方。

薏苡仁根（二④两,锉）

右以水二大盏,煎取一盏,去滓,于空腹时顿服之。

治蛔虫,或攻心如刺,口中吐清水者方。

龙胆（一两,去芦头,锉）

右以水二大盏,煮取一盏,去滓,隔宿不食,平旦顿服之。

又方。

石榴根（半斤,锉,净洗）

右以水三大盏,煎至一盏半,去滓空腹,分温三服。

治蛔虫咬心楚痛,宛转欲死方。

右浓捣地黄汁,和面煮作冷淘,不用著盐醋,尽意食之,如一顿虫不出,即再食。

治蛔虫日夜咬人,腹内痛不可忍方。

苦楝树白皮（二斤,去粗者,锉）

右以水一斗,煎至三升,去滓,于银器内,以慢火熬成膏。每日于五更初,以温酒调下半匙,以虫下为度。

治寸白虫诸方

夫寸白虫者,九虫内之一虫也,长一寸而色白,形小褊。肉⑤腑脏虚弱,而能发动,或云饮白酒,以桑树枝贯牛肉炙食,并生粟所成,又云食虫鱼⑥后,即饮乳酪,亦令生之。其发动则损人精气,腰脚疼弱,又云此虫生长一尺,则令人死。

治寸白虫为病,令人眼无光泽,脚膝少力,白蔹散方。

白蔹（一两） 芜荑仁（一两） 狼牙（一两）

右件药,捣细罗为散。每于食前,以浆水调下二钱。

治寸白虫,每以月一日二日三日服之,余日勿服,槟榔散方。

槟榔（二两） 桑根白皮（三分,锉） 芜荑仁（半两） 陈橘皮

（三分，汤浸去白瓤，焙）

右件药，捣细罗为散，又取醋石榴东引根一⑦握，锉碎，以浆水一中盏，煎至五分，去滓，令温调下三钱，五更初服药，至明未有所下，即便再服，当日旦宜吃粥，未服药前，宜先嚼淡肉干脯咽汁，引动虫后，即服药，甚效。

治寸白虫，令化为水方。

萆薢（一两，锉）　甘草（三两，炙微赤，锉）　狗脊（三两）

右件药，捣细罗为散。　每于食前，以粥饮调下二钱。

又方。

狗脊（一两）　贯众（一两）　白芜荑（一两）　醋石榴根（一两，锉）

右件药，捣筛为散。　每服半两，以浆水一大盏，煎至五分，去滓，四更初温水先于，晚间不得吃夜饮。

又方。

狼牙（一两）　白及（一两）　白蔹（一两）　白芜荑（一两）

右件药，捣细罗为散。　每日空心，以温酒调下二钱。

又方。

槟榔（二⑧枚，一半生一半煨）　杏仁（七枚，汤浸去皮尖双仁，麸炒微黄色）　醋石榴根（一握，锉）

右件药细锉，以水二大盏，煎取一大盏，去滓，空腹，分温二服，凡欲出虫时，先坐暖物兼食少淡羊肉干脯，微烧过，烂嚼咽汁，待引得虫聚，即服药，良久，又候腹内似不安，甚即转动，以快利为度，后服芜荑汤一小碗子补之，永差。

又方。

麝香（一钱，细研）　芜荑仁（三分）　狗脊（半两）

右件药，捣细罗为散，入麝香研令匀，于月朔日，以淡浆水空心调下二钱，良久再服，从早至食时，可三数服，当以下虫为度。

又方。

狗脊（一两）　萆薢（半两，锉）　贯众（半两）

右件药，捣细罗为散。　每服空心，以芜荑汤调下二钱，以虫出尽即止。

又方。

桑根白皮（一两，锉）　　槟榔（半两，捣碎）　　桃根白皮（一两，锉）

右件药，以水三中盏，煎取二盏，去滓，隔宿勿食，空心分温二服，虫立下。

又方。

槟榔末（半两）

右以水一大盏，煎至七分，去滓，空腹，分温二服。

又方。

胡麻（半两，细研）　　胡粉（一两，细研）

右件药，都研令匀。每于食前，以脂朣汁中调下二钱。

又方。

右捣生艾取汁，隔宿勿食，先取好淡羊肉干脯一二两，嚼咽汁，令虫闻⑨香，然后饮艾汁一小盏，其虫当下。

又方。

楝根（五两，锉）　　粳米（二合）

右件药，以水二大盏，煎楝根取汁二盏，去滓，入米煮作粥，宿勿食，早朝先吃淡羊肉干脯，令虫举头，便食其粥，其虫尽下。

又方。

藿芦（一两）

右捣罗为末，以羊肉作朣和之，宿不食，明旦先吃香脯，令虫举头，便服其药。

又方。

右熟煮猪血，以芜荑盐醋，早晨饱唉，虫出尽即止。

又方。

右熬饧令燥，末之，平旦于生肉内服二钱，朣汁中服之，亦得，虫出尽即止。

又方。

狗脊（三两）

右捣细罗为散。 每于空心,芜荑汤调下二钱。

治蛲虫诸方

夫蛲虫者,犹是九虫内一虫也,形甚小,如今之蜗虫状。 亦因腑脏虚弱,而致发动,甚者则能成痔瘘、疥癣、癞、疽、痾诸疮、齿虫,此是人体虚热,极重者故为蛲虫,动作无所不为也。

治蛲虫,芜花散方。

芜花(三分,醋拌炒令干) 狼牙(三分) 雷圆(三分) 桃仁(三分,汤浸去皮尖双仁,生用) 白芜荑(三分)

右件药,捣细罗为散。 隔宿勿食,平旦以粥饮调下一钱。

又方。

贯众(一两) 狗脊(一两) 白芜荑(一两) 桃花(半两) 麝香(一分,研入)

右件药,捣细罗为散。 每服空心,以温酒调下二钱,良久再服。

又方。

醋石榴根(一两,锉) 干漆(一两,捣碎,微炒) 狼牙(一两) 鹤虱(一两) 槟榔(一两)

右件药,捣细罗为散。 每服空心,以温酒调下二钱,良久更再服,虫当下。

又方。

巴豆(一枚,去皮膜研,压出油) 桃仁(四枚,汤浸去皮尖双仁,生用)

右件药,都研令烂,圆如绿豆大,大人平旦以温浆水下二圆,小儿服一圆,若不下,再服之。

治蛲虫在胃中,渐渐羸瘦方。

淳酒(一升) 白蜜(半斤) 好盐(半斤末)

右件药合和,于铜器中,微火煎之可圆,即圆如梧桐子大。 空心,以温酒下二十圆,晚食前再服。

治三虫诸方

夫三虫者，长虫、赤虫、蛲虫也，为三虫，犹是九虫之数也。 长虫蛔虫长一尺，动则吐清水，则令心痛，贯心则死。 赤虫状如生肉，动则肠鸣，蛲虫至细微，形如菜虫也，居胴肠间，多则为痔，剧则为癞，因人剧处，以生痈疽癣瘘痫疥龋虫，无所不为，此既是九虫内之三者，而今别立名者，雷⑩以其三种偏发动成病，故谓之三虫也。

治三虫，白蔹圆方。

白蔹（三分）　狼牙（三分）　藋芦（三分）　桃花（三分）　贯众（三分）　陈橘皮（三分，汤浸，去白瓤，焙）　芜荑仁（三分）

右件药，捣罗为末，炼蜜和捣三二百杵，圆如梧桐子大。 宿勿食，旦以温浆水下三十圆。

又方。

竹节（烧灰，三分）　雷圆（三分）　饧（半两，炒焦为末）　陈橘皮（三两，汤浸去白瓤，焙）

右件药，捣罗为末，炼蜜和圆，如梧桐子大。 每于食前，以温水下二十圆。

又方。

芎䓖（一两）　雷圆（一两）　桔梗（一两，去芦头）　白芷（一两）

右件药，捣细罗为散。 每于食前，以蜜水或粥饮调服二钱。

又方。

吴茱萸根（东引者，长一尺）　栝楼根（四两）

右件药，都细锉，以酒一升，渍之一宿，明旦去滓。 先嚼少淡干脯咽汁，然后顿服为妙。

又方。

藋芦（四两）　干漆（三两，捣碎炒令烟出）　吴茱萸（一分，汤浸七遍，焙干微炒用）

右件药，捣细罗为散。 每于空心，先嚼淡干脯咽汁，便以粥饮调服一钱。

又方。

茱萸根（东引者长一尺）　大麻子（一升）

右件药，细锉茱萸根，捣麻子。 以酒二升，和渍一宿，布绞去滓，空腹暖令温，顿服之，虫当自下。

又方。

右捣桃叶绞取汁，空心服一小盏。

又方。

朱砂末（一分）　乱发如鸡子大（烧灰，细研）

右件药，都研令匀，以醋半盏调，平旦顿服之。

又方。

鹤虱（一两，纸上微炒）

右捣细罗为散。 每于食前，以猪羊肉汁调下二钱，以虫下为度。

治马咬及踏⑪伤人诸方

凡人被马咬踏及马骨所伤刺，并马缰绊勒所伤，皆为毒疮。 若肿痛致烦闷，是毒入腹亦能毙人也。

治马咬人损方。

马鞭稍（五寸，烧灰）　猪脂（二两）　雄鼠粪（二七枚）　白僵蚕（半两）

右件药三味，捣细罗为散。 以猪脂调涂咬处，日二换方。

治马咬人，阴卵⑫脱出方。

右推内之，以桑皮细作线缝之，取乌鸡肝细锉以封之，初伤时，勿小便。

治马咬人，毒入心方。

右煮马齿菜并汤食之，即差。

又方。

马齿菜子

右捣细罗为散。　每服，不计时候，以暖酒调下一钱。

又方。

蓼蓝汁（三大盏）

右以水二大盏，同煎取一大盏。　不计时候，温服二合，兼用洗疮良。

又方。

疮上涂鸡血甚良。

治马咬人及踏[13]人，疮有毒，肿热痛方。

灸疮中及肿上差。

又方。

右割鸡冠血，沥著疮中三五滴，若大马用雌鸡，小马用雄鸡。

治马汗入疮诸方

夫人先有疮，而乘汗马，若马毛垢及马屎尿，及坐马皮鞯[14]，并能有毒，毒气入疮，致焮肿疼痛烦热，毒入腹，亦能害人也。

治人体先有疮，而乘汗马，若马毛入疮中，或但为马气所蒸，皆致肿痛烦热，入腹则杀人方。

右烧马鞭稍为末，以猪脂和敷之。

治人先有疮，若马汗，或马毛入疮中，肿痛者方。

右饮醇酒取醉即愈。

治马汗入人疮，疼痛方。

右烧鸡毛末，水服一钱，日三服，差。

又方。

右煮豉作汤，及热渍之，冷复易之。

治乘汗马，先因灸疮，遂著马汗气，令人偏[15]身痛方。

右切赤苋菜水煮汁淋之，立愈。　五月五日，预采收良。

忽骤乘骑来，恐马汗所伤方。

右于衣上带葱白一茎，自无所害。

治马汗马毛入人疮中，肿痛欲死方。

右以水渍疮，数易水便愈。

又方。

右以石灰末敷之即差。

治马骨伤人及血入疮诸方

治马骨所伤，毒气攻人欲死方。

右以马粪绞饮其汁，即效，兼烧末水服二钱，日四五服。

治马骨所刺及马血入人体，故疮中毒，疼痛欲死者，宜用此方。

右以热灰汁，更番渍之，常令热，终日为之，冷即辄易，数日乃愈，若心痛而疮肿不消者，炙石熨之。

又方。

大麻仁研绞取汁，饮一中盏，日四五服。

治马骨刺入肉成疮者方。

人粪（干者，烧灰）

右研为末，以敷疮，兼以马粪汁洗疮，甚佳。

又方。

右用小便洗之差，兼捣马齿苋汁饮之，并洗疮上即愈。

又方。

雄黄（半两）　干姜（半两，锉）

右件药，捣罗为末，贴疮上良。

又方。

右用小蒜捣炒暖，用敷疮上，兼以汤淋，取汁灌疮良。

又方。

右取驴耳中垢敷之，兼治马血入疮效。

治虎咬诸方

治虎咬疮方。

右煮葛根汁令浓，以洗之十遍，兼饮其汁，及捣细罗为散。 温水服三钱，日五服，甚者夜加二服。

又方。

嚼粟米涂之即差。

又方。

右以青布急卷，烧一头，内竹筒中，注疮口，熏疮妙。

又方。

右以水煮生铁令浓，洗疮上差。

凡人入山辟虫方。

水牛角　羖羊角

右件药，若人入山，将此药烧之，辟虎狼虫蛇皆走。

又方。

鼠（一枚）

右烧为灰，细研，先用浆水洗身，后敷之甚良。

治蛇螫诸方

凡中蛇不应言蛇，皆言虫，及云地⑯索，勿正言其名也。 恶蛇之类甚多，而毒有差剧，时四月、五月中，青蛙三角，苍虺，白头大蝎；六月、七月中，竹狩，艾蝮，黑甲赤目，黄口及⑰钩，白蛙三角，此皆蛇毒之猛者，中人不即治多死。 又有赤连黄颔之类，复有六七种，而方不尽记其名，水中黑色者名公蛎，山中一种亦相似，不常闻螫人。 又有钩蛇尾如钩，能倒牵人兽，入水没而食之，又南方有呴蛇，人忽伤之不死，终身伺觅其主，虽百人众中，亦直来取之，唯远出百里，乃可免耳。 又有舵蛇，长七八尺，如船舵状，毒人必死，即削取船舵煮汁渍之，便差。 但蛇例虽多，今皆以青条、矫尾、白颈、艾蝮，其毒尤剧大者，中人若不即治，一日间举体洪肿，皮肉坼烂，中者尚可，得二三日也。 凡被蛇螫，第一禁，第二药，无此二者，有全剂雄黄、麝香可预辨，故山居者，宜令知禁法也。 又恶蛇螫著人，即头解散，言此蛇名黑帝，其疮冷如冻凌，此大毒恶，不治一日即死，若头不散，此蛇名赤帝，其毒小而轻，疮上冷不治，故得七日死。 凡蛇疮未愈，禁热食，热食便发，治之依初被螫法也。

治蛇螫疼痛，宜敷此方。

合口椒（二两） 苍耳苗（五两） 生姜汁（二合） 硫黄（半两）

右件药，相和，烂捣，敷螫处良。

又方。

地龙（五枚） 蜈蚣（一枚，端午日收赤足者）

右件药，相和，烂捣，敷被螫处。

又方。

麝香（一分，细研） 雄黄（一分，细研） 半夏末（一分，生用）

右件药，都研令匀，敷之即愈。

又方。

白矾（一两） 甘草（一两生用）

右件药，捣细罗为散。 如蛇螫著之时，心头热躁，眼前暗黑，用新汲水服一钱即止。 如有些小肿气，用白矾盐浆水、莴苣根，煎三五沸淋之，即除如大叚蛇螫着，未及修事药物，用耳寒⑱少许，入在螫著疮口内，以酽醋一滴，滴在疮口上，即止。

又方。

白矾（二两，研） 大麻叶（五两，锉） 苍耳⑲茎叶（五两，锉）

右件药，以水一斗，煮至六升，去滓，下白矾末，温温浸之。

又方。

猫儿粪（三两，烧灰） 干姜（二两，锉） 牛角䚡 （二两，烧灰） 臭黄（一两）

右件药，捣细罗为散，以津唾调，敷于被螫处。

又方。

右取独颗蒜，薄切，安螫处，以艾炷安在其上，炙令热彻即愈。

治蛇螫人，疮已合，而余毒在内，或淫淫痛痒方。

大蒜（一升）　小蒜（一升）

右件药，合捣，煎汤淋，及取汁灌于疮中，即愈。

又方。

右取甲煎涂之神验，蝎蜇同用。

又方。

右以硇砂一两，研令细，以园内生姜葱，就上取却葱角尖，倾入硇砂末，却以角尖覆⑳，一七日掘出葱，倾硇砂汁于一张紧薄纸上，阴干。　每有伤处，取钱孔大纸贴之，立愈。

又方。

右用大蒜，烂捣敷疮上，日三四度即差。

又方。

右用桑树白汁涂疮上，日三四度涂之。

又方。

右用黑豆叶细锉，捣敷疮上，日四五度用之。

又方。

右用水蓼一大握，捣敷螫处，干即更㉑换。

又方。

右用暖酒淋洗疮上，日三四度用之。

又方。

右烧刀子头令赤，以白矾置上，候成汁，便热滴于螫处，立愈。

又方。

右以头醋煮青竹筒，合于螫处，须臾黄水沫出，即差。

又方。

右以远志嚼令烂以敷之，并内一片子于所螫疮孔中，数数易之。

又方。

右取黑豆五升，砺碎，分为二份，于盆中，以水浸过三四寸深，令浸所螫处，良久，去旧豆，著新豆，复浸，不过三两易便差，兼以豆为末，水调服之，亦妙。

又方。

苦葫芦根烂捣，封疮口上立差。

又方。

右取鸡子打破头作孔，合著螫处，逡巡鸡子黑，又换，以可为度。

又方。

猪脂和鹿角灰涂之，即愈。

又方。

右捣绞紫苋取汁，饮一中盏，以滓封疮上，用水少许灌之，即愈。

又方。

右用梳头梳中垢，封之差。

又方。

右用合口椒及蒜叶，熟捣敷之差。

入山辟众蛇方。

雄黄　麝香　干姜（等分为^㉒末）

右件药，都细研，以袋盛带之，男左女右，蛇螫毒，即涂疮良。

又方。

右恒烧羖^㉓羊角，便^㉔烟出，蛇则去矣。

治因热逐凉睡，有蛇入口中，挽不出方。

右以刀破蛇尾，内生椒三两粒裹著，须臾即出。

治蛇入口，并入七孔中方。

右剖母猪尾头沥血，著口中出。

治蛇骨刺人毒痛方。

右用铁粉如大豆许，内管中，吹疮中良。

又方。

鸡粪白（二两，烧为灰）

右细研如粉，每服，以温酒调下一钱，以差为度。

治蝮蛇螫诸方

蝮蛇者，形不甚长，头褊，口尖，头斑，身赤纹斑色，亦有青色、黑色者，人犯之，头腹贴著地者是也。 东间诸山甚多，其毒最烈，草中行，不可不慎。 又有一种，状如蝮而短，有四脚能跳来啮人，东名为千岁蝮，中此必死，然其啮人，竟即跳上树，作声云斫木斫木者，但营棺具判其不救，若云博叔博叔者，犹可急疗，吴音，呼药云叔故也。

治蝮蛇螫方。

豉（四两）　椒（三两，去目）　薰陆香（三两）　白矾（三两，烧灰）

右件药，相和烂捣，以唾调敷被咬处。

又方。

生椒（三两，去目）　好豉（四两）

右件药，以唾和捣令烂熟，用敷伤处，须臾即差。

又方。

蜈蚣草　臭黄　石灰（各等分）

右件药，捣罗为末，敷于螫处。

又方。

右取狼牙草叶，六月以前收之，已后用根，并捣令烂，以槲叶裹煻火煨令热，用敷疮上，以帛裹，冷即易之。

又方。

生虾蟆一枚，烂捣敷疮上。

又方。

桂心　栝楼根（各等分）

右件药，捣罗为末，以小竹筒中盛，蜜塞之，以带行，卒为蝮蛇所中，即敷之，此药凉[85]诸蛇毒最效。

又方。

盐二斤，以水六升，煮十沸，温温浸之，冷即再暖。

又方。

用猪耳垢著疮中，牛耳垢亦可用之。

又方。

生麻叶、楮叶合捣，以水挼汁，去滓渍之。

治青蛙蛇螫诸方

青蛙蛇者，正绿色，喜绿树及竹上，自树^㉖与竹树色一种，人多不觉。若入林中行，有落人项背上者，然自不甚啮人，啮人必死。此蛇无正形，极大者不过四五寸，世人皆呼为青条蛇，言其与枝条同色，乍看难觉，其尾二三寸，色黑者名蝎尾，毒最猛烈，中人立死也。

治中青蛙蛇螫人方。

雄黄　干姜（等分）

右件药，捣罗为末，以射肉和之，小竹管中，带将行。有伤者，便用敷疮上，兼治众蛇虺毒，甚效。

又方。

独根草　腊月猪脂（等分）

右件药，相和，捣熟敷毒上，立差。

又方。

取荆叶烂捣，帛裹薄肿处，大良。

又方。

地龙（三条）　盐（半两，炒）

右件药，相和，研令烂，以面围毒处，敷药于上，须臾化为水，不过三两度差。

又方。

白矾灰（半两）　羖羊角（半两，烧灰）　射肉（一分）　雄黄（一两）　麝香（一两）　干姜（一两）

右件药，捣罗为末，用敷疮上。凡蛇毒畏雄黄，疑有蛇处，于舍下，微火烧雄黄，令其气及蛇并散走。

又方。

右取慈孤草根捣令烂，敷之即差，其草燕尾者是，大效。

又方。

右以射肉涂肿上，血出即差。

又方。

先以唾涂咬处，熟嚼生黑豆叶敷之。

又方。

消黄蜡注疮上，不差，更消注之，以差为度也。

又方。

雄黄末敷疮上，亦用铜青敷疮中。

又方。

捣大蒜和胡粉，敷螫处立差。

治犬咬诸方

凡春末夏初，犬多狂恶伤人，即须以杖预防，而不免者，莫出于疮上炙之，百日之中，一日不阙者，方得免难。若初见疮差痛定，自言平复者，其祸必至，死在旦夕。又凡狂犬咬著人讫，即令人狂乱，精神已别，何以得知，但炙时，一度火下，即觉心神醒然，方知咬著处，是以深须明之，此病虽重，时人皆轻，不以为意，坐至死者。凡被狗咬疮，忌食落葵及狗肉，云虽得差，经一二年误食此者，必重发，与被初咬不殊也。

治犬咬方。

右熬杏仁令黑，研成膏敷之。

又方。

右以沸汤和灰，雍疮上良。

又方。

右以热牛粪涂之佳。

又方。

右以醋和石灰，用涂疮上。

又方。

右鼠粪为末，以腊月猪脂和敷之。

又方。

右取地龙烂捣，封被咬处，当有毛出，或收得干者，捣末，油调封之。

又方。

右烧虎肉为灰，以醋调涂之。

又方。

右取生姜炙热，熨之甚佳。

又方。

右用枸杞叶并盐少许，捣熟后，敷于上即差。

治狗咬人，伤处毒痛心闷方。

杏仁（半两，汤浸去皮尖双仁，生用） 桃白皮（一两，锉）

右件药，以水一大盏半，煎至八分，去滓，分温二服，良久再服，当吐狗毒，即差。

又方。

右以火炙疮中肿上，捣韭汁饮三合，日四五服，疮差即止。

又方。

右用地龙粪封之，当出狗毛神效。

治猘犬㉗咬诸方

凡猘犬咬人，其疮七日一发，过三七日不发，则免也，若过百日不发，乃为善尔，每到七日，当捣韭汁五合温饮之，当终身禁食大肉蚕蛹，食此重发必死，不可救治，疮未愈之间，禁食猪鱼及肥腻，过一年乃佳，若于饭下蒸鱼及肥腻器中，食著便发，若人曾食落㉘葵，中犬啮者必难治，若疮已差十数年后，食落葵便发也。

治猘犬咬人，毒气入腹，心头闷乱，腹内疗痛，宜服此方。

桃白皮（三两）　甘草（半两，炙微赤，锉）　桂心（一两）　杏仁（三十枚，汤浸去皮尖双仁，麸炒微黄，研成膏）

右件药，细锉，以水三大盏，煎取一盏，去滓，入杏仁膏搅匀，分为二服，良久再服。

治猘犬咬人疼痛不止方。

豉（一合）　雄鼠粪（一两）　杏仁（一两）　韭根（一两）

右件药，以上相和，烂研，敷被咬处良。

治狂犬咬伤损，疼痛方。

白矾（一两，烧灰）　硫黄（半两）　栀子灰（半两）

右件药，都研为末。敷咬损处，即差。

又方。

右烧虎骨作末，敷疮上，又微熬杏仁，捣研取汁服之，即差。

又方。

右烧大尾毛为末敷之。

又方。

右烧自死蛇一条令焦，作末，内孔中。

又方。

右取地榆根锉，捣末敷疮上良。

又方。

右地榆锉捣为散。水调二钱，服之良。

又方。

右以头发、猬皮，各烧灰等分末，水和服二钱，口噤者，拗齿内之，药下即差。

又方。

右以豆酱汁涂之，日三四度，干即易。

又方。

右以虎牙及骨，捣罗为散。水调服二钱，即差。

治猘犬啮，重发方。

右用干姜末，以水调下二钱良。

又方。

韭根（一两，切）　故木梳（一枚，锉）

右件药，以水一大盏，煎至五分，去滓，顿服良。

又方。

右取虾蟆一枚，烧灰。　粥饮服之，即愈。

又方。

桃南枝白皮（一两，锉）

右以水一大盏，煎至六分，去滓，温温顿服，当吐为效。

又方。

莨菪子七枚，以水服之，又取其猘狗脑上毛烧灰，敷疮上，不发。

又方。

右以梅子为末，以酒服二钱，即差。

治狂犬咬，毒入心，闷绝不识人方。

右取黑豆煮汁服之，甚良。

又方。

右以杏仁去皮尖，研作汤，频服之良。

治狂犬啮人方。

干蛇㉙（一条，酒浸炙令黄色）

右捣罗为末，水调服三钱，日四五服。

又方。

右以莨菪烂捣，和盐敷之。

治蜈蚣咬诸方

蜈蚣者，则是百足虫也，虽复有毒，而不甚螫人，人误触之者，故时有中其毒尔。

治蜈蚣咬方。

腻粉（一分）　生姜汁

右件药相和，调涂咬处，立效。

又方。

胡葱（一握，捣如泥）　椒（一合）

右件药，以水煮椒汁洗之，后封胡葱泥于咬处，即差。

又方。

右取蜗牛捺取汁，滴入咬处，须臾白㉚差，此方神验。

又方。

以雄鸡冠血涂之，立效。

又方。

右以桑根白皮汁涂之，立差。

又方。

右取蜡少许，将笔管坐所咬处，熔蜡滴向管内，令到疮上，三四滴便止。

又方。

右取生附子一颗，以头醋磨涂之良。

治蜘蛛咬诸方

治蜘蛛咬，遍身生丝方。

右羊乳一味饮之愈。　贞元十二年，刘禹锡偶至奚吏部宅，坐中有客刑部崔从质，因话此方云，目击有人为蜘蛛所咬，腹胀大如有娠，遍体生丝，其家弃之，乞食于道，后遇僧，教饮羊乳，未几而平复矣，此方极妙。

治蜘蛛咬，遍身成疮，立效方。

右以上好春酒，任意饮之，取醉，使人翻转身，勿令一面卧，恐酒毒腐入肠，斯须，蜘蛛儿于疮中，小如粟米，自出尽即差。

又方。

白芜荑（一分）　皂荚（半挺）　青盐（半分）

右件药，捣罗为末，炼蜜和圆，如皂荚子大。　每有伤著处，用蜜调一圆，敷在疮上，即效。

又方。

雄黄（一分）　麝香（一钱）　蓝汁（一大盏）

右件药，细研，投于蓝汁中，以涂咬处，立差。若是毒蜘蛛咬，即更细细服其蓝汁，神异之效。

又方。

右以青葱叶一茎，去尖头，作孔子，以地龙一枚，置葱叶中，紧捏两头，勿令通气，动捏㉛之，候化为水，涂所咬处便差，神验。

又方。

右捣枣叶一合，入麝香末半钱，麻油调涂之，立效。

又方。

右嚼薤白敷之，立效。

又方。

右以井华水研鹏㉜砂涂之，甚良。

又方。

右以韭根一握，去土，入麝香末一钱，同研敷之。

又方。

右以蝙蝠粪，生油研涂之。

治蜘蛛咬作疮，诸治不差方。

右取萝藦草捣如泥，封上，日三易，毒化作脓出，即差。

又方。

枣叶　柏叶　晚蚕砂（等分）

右件药，捣罗为末，以生油和泥，先炙咬处，然后用药涂之良。

又方。

柳白皮（一两）　半夏（一两）

右件药，并烧为灰，细研，以水调涂之。

又方。

生油（少许）　豉（一合）

右件药，先将油涂咬处，即以豉捣作团拭之，若见丝入豉中，即效。

又方。

右虾蟆头，炙令黄，为末，油调涂之，立效。

又方。

右盐和油调涂之，数揩之，神验。

又方。

右猕猴粪为末，油调涂之差。

又方。

右取竹筒子，长三寸许，笼于咬处，煎酽浆泻于筒中，冷即易之，以差为度，仍取桃枝叶锉，煮汤洗之，尤验。

又方。

右嚼续随子敷之，立差。

又方。

右以面围咬处，羊乳于上，丝出即差。

又方。

右以驴马脚底臭尿㉝泥涂咬处，不过三两度差。

治蝎螫诸方

凡蝎，五月六月毒最盛时，云有八节九节者，毒气弥甚。螫人，毒势流行，牵引四肢皆痛，过一周时方始定也。

治蝎螫方。

藜芦（去芦头）　猪牙皂荚　母丁香　麝香　蜀葵花蕊　荜茇（各等分）

右件药，捣罗为末。螫著左，即以一字吹右鼻中，右即吹左鼻中。

又方。

荜茇　腻粉　蕡仁　木鳖子（各等分）

右件药，取五月五日午时，面南捣罗为末。修合之时，不可令妇人孝子见。螫著右边，以少许点左眼，左边点右眼。

又方。

腻粉（一钱）　香墨（少许）　荜茇（少许）

右件药，捣细罗为散。每用半麦许大，点于眼中大眦角，男左女右，其痛立止。

又方。

雄黄（半两）　白矾（烧灰，半两）

右件药，细研，消蜡入药，调令匀，待冷，即圆如弹子大，以蜡纸收之。　有人被蜇，取药火上炙热，熨痛处，冷即更炙，不过三度差。　此药不限年岁，长收用之。

又方。

虎头骨（炙）　板蓝子　荜茇（各一分）

右件药，于五月五日午时，捣罗为末，用灯心点药少许，于眼大眦，男左女右，点之神效。

又方。

右以猪脂涂之。

又方。

右取射肉汁涂之。

又方。

右取硇砂，以水研涂之，立愈。

又方。

右以石榴叶及皮，烂捣，炒令热，封上，冷即换之。

又方。

右以井底泥涂，温则易之。

又方。

右以生乌头末，唾调封之。

又方。

右以黑角梳掌热，炙熨之。

又方。

右以龙葵捣绞取汁涂之。

治蝎蜇著手足方。

右热煎酽醋，浸蜇㉛处即止。

又方。

右半夏以水磨涂之。

又方。

右以桂心，以醋磨涂之。

又方。

右嚼干姜敷之。

又方。

五月五日，取蜗牛壳黄色者，三七枚。

右捣罗为末，要用时，以醋调涂之，甚妙。

又方。

右以雄黄末少许，醋调涂之。

又方。

右以驴耳中垢敷之，立效。

又方。

四月八日五更时，取苍耳阴干。

右捣罗为末，每用，以醋调敷之。

治蜂螫人诸方

蜂类甚多，而方家不具显其名，唯地中大土蜂，最有毒，一螫中人，便即倒闷，举体洪肿，诸药治之，皆不能卒止，旧方都无其法，虽然不至杀人，有禁术封唾，亦颇微效，又有瓠瓤蜂，抑亦其次，余者犹善尔。

治蜂螫方。

蜜（五合）　蜡（二两）　猪脂（五合）

右件药和煎，稍稍食之。

又方。

右烧牛粪灰，细研，以醋调涂之。

又方。

右以酥涂之立愈。

又方。

右以醇醋沃地，取起泥涂之。

又方。

右嚼盐涂之。

又方。

右以小便洗之，立效。

又方。

右挼蓝青叶及捣茎实涂之。

又方。

右以蜂房煮汁洗之。

又方。

右取苍耳挼取汁涂之。

治蠼螋^㉟尿疮诸方

凡蠼螋虫尿人影，著处便令人体患疮。 其状如粟粒，累累一聚，瘙痛，身中忽有处，燥痛如芒刺，虫所螫后，细癗癗作聚，如茱萸子状也，四边赤，中央有白脓，亦令人皮内急，举体恶寒壮热，剧者连起遍腰胁胸前，治之法，初得，摩犀牛角涂之，止其毒，治如火丹法，胸^㊱有人得此疾，经五六日，觉心闷，不住以他法治，皆不能愈，勿有人教云画地作蠼螋形，以刀子取画蠼螋腹中土，就其中以唾和成泥涂于疮上，再涂即愈，天下万物相感，莫能晓其由矣。

治蠼螋尿方。

右以羖羊髭烧灰，以腊月猪脂和封之。

又方。

右以白矾滴醋于锈生铁上磨并铁绣刮下，涂之。

又方。

槐白皮（半斤，锉）

右以醋二升，浸半日洗之，日五六度差。

又方。

右以醋调胡粉涂之。

又方。

右捣豉封之。

又方。

右嚼大麦敷之。

又方。

右取燕巢中土，细研，以猪脂及醋调涂之妙。

又方。

右以马鞭草熟捣以敷之，燥则易之。

又方。

右以吴茱萸东引根为末，醋调涂之。

又方。

右嚼梨叶涂之。

又方。

右捣韭汁涂之。

又方。

右以生甘草煎汤洗之。

又方。

右嚼桂心涂之。

又方。

右嚼大麻子涂之。

又方。

右取众人尿处烂泥，涂之。

又方。

右取扁豆叶，捣汁涂之。

又方。

右烧鹿角为末，醋调涂之。

又方。

右烧故蒲席为灰，油调涂之，煮汁洗亦佳。

治蟞蟱疮,浸淫多年不差方。

右取秋间树上猪牙皂荚，炙令脂出，热涂之。

又方。

右以赤小豆末，用酒和涂之。

又方。

右用盐一斤㊲，以热汤二升相和，用绵浸，榻于疮上。

又方。

右取楝枝皮烧为灰，以猪脂和涂之。

治射工中人疮诸方

　　江南有射工毒虫，一名短狐，一名蜮，常在山涧水内。　此虫口内有横骨，状如弓弩，其虫形正黑，状如大蜚，而有雌雄。　雄者口边有两横角，角能屈伸，冬月并在土中蛰，其上气蒸怵怵然，有雪其上不凝，夏月则在水内，人行水，及以水洗浴，皆中其毒，或因大雨潦时，仍逐水，便流入人家，或遇道上牛马等迹内，便即停住，其含沙射人影便病，初得时，或如伤寒，或似中恶，或口不能语，或身体苦强，或恶寒寒热，四肢拘急，头痛骨痛，屈伸张口欠欹㊳，或清朝小差，晡夕则剧，剧者不过三日，则齿间有血出，不即治，杀人也。　又云，初时证候，先寒热恶冷，欠欹筋急，头痛目痛，状如伤寒，亦如中尸，便不能语，朝晏小稣，晡夕辄剧，寒热闷乱是也。　始得三四日可治，急者七日皆死，缓者至二七日，远不过三七日皆死。　其中毒人，初未有疮，但恶风，寒热，或如针刺，及其成疮，初如豆粒黑子，或如火烧，或如蝼蝈尿，皆肉有穿空，如大针孔也。　其射工中人头面尤急，腰以上去人心近者，多死。　中人腰以下者，小宽，不治亦死，虽不死，皆百日内不可保差。　又云，疮有数种，其一中人疮正黑，如靥子状，周遍悉赤，衣被犯之，如有芒刺痛，其一种作疮久，即穿陷，或常寒热。　其一种如火炙人肉，烟起作疮，此者最急，数日杀人。　其一种突起如石疖状，俱能杀人，自有迟速，大都此病，多令人寒热，屈伸张口闭目也。

　　凡人入山行草中，常以腊月猪脂和盐，涂脚胫及足指间跌上，乃著鞋，蛭及射工不得著人也。

治射工毒肿生疮，甲香散方。

甲香　犀角屑　射干　木香　薰陆香　丁香　黄连　川升麻　鳖甲
（涂醋炙令黄，去裙襕）　　牡蛎（烧为粉）　　羚羊角屑　甘草（炙微赤，
锉）　黄芩（已上各一两）　　黄柏（一两，锉）　吴茱萸（一分，汤浸七
遍，焙干，微炒）

右件药，捣细罗为散。　中射工毒及诸毒，皆水服一钱，日三服，兼以
鸡子白调散涂之，良。

**治射工中人，疮有三种，一种疮正黑如黡子状，周遍悉赤，如有刺痛；一种
作疮，经久乃穿，晡间寒热；一种如火灼烟起，此者最急，数日杀人，此病令人
寒热方。**

射干（二两）　川升麻（二两）

右件药，锉，以水三大盏，煎至一盏，去滓，适寒温尽服，其滓敷于
疮上。

又方。

犀角屑（二两）　川升麻（一两）　射干（一两）

右件药，捣粗罗为散。　每服四钱，以水一中盏，煎至六分，去滓，不
计时候温服。

又方。

右取生茱萸树茎叶一握，切断，去前后，余者熟捣，以水二盏，煮取
一盏，去滓，顿服之。

又方。

凡山中草木上，亦有此，著人则穿啮肌肤，行人肉中，浸淫溃起，炙
断其道即愈。

又方。

皂荚（一挺，长一尺二寸者）

右捶碎，以醋一升，煎如饧，去滓，以敷疮上妙。

又方。

马齿苋（不限多少）

右捣绞取汁，饮一盏，又烂捣薄疮上，日四五度换之。

治射工中人，寒热，或发疮，偏在一处，有异于常，宜服此方。

右取赤苋并茎叶，捣绞取汁，一服三合，日四五服良。

治射工初未有疮，但恶寒瘭瘆，及其成疮，似蝼蛄尿，亦似飚疽方。

右取芥子捣令熟，醋和厚涂于疮上，半日其痛便止。

又方。

右取狼牙叶，冬取根，捣之令熟，敷所中处，又饮四五合汁佳也。

治射工中人，寒热，或发疮方。

右取鬼臼叶一握，熟捣，内一升醋中渍之，绞取汁，分三服。

治射工毒方。

右以胡葱烂捣，以拓疮上，灸十壮即差。

治射工中人，已有疮方。

右取蜈蚣大者一枚，烧之，捣罗为末，用醋和，以敷疮上。

治射工毒，若见身中有此种疮处，便急治之方。

右急于疮周围一寸，用艾作细条子围著，齐发火灸之，疮上亦可，灸百壮良。

又方。

右取水浮走蚇母虫一枚，置口中便愈，已死者皆起，此虫正黑，如大豆浮水相逐，中国名蚇母虫。今以白梅皮裹吞之，须臾即效。

治沙虱毒诸方

夫山内水间，有沙虱者，其虫甚细，不可得见，人入水浴，及汲水澡浴，此虫着身，及阴雨日行草间，亦著于人，便钻入皮里。其验法，初得时，皮上正赤，如小豆黍粟，以手摩于赤上，痛如锥刺，过三日之后，百节强疼，寒热，赤上发疮，此虫渐入至骨则杀人，在山间中洗浴了，以巾拭，烦熳㉒如芒毛针刺，熟㉓看之如见处，则以竹簪挑拂之，已深者，用针挑取虫子，正如疥虫，著爪上，映光方见行动，挑不得，即于上灸三七壮，其虫则死，病除。三两处不能为害，多处不可尽挑灸也。挑灸其上，而觉昏昏，是其已太深也，便应须依土俗作方术，拂出之，并诸药汤浴，皆得一二升出，出都尽乃止，此七日内差。不尔则续有飞蛊来入，攻散㊶心藏便死，飞蛊白色如薤叶大，长四五寸，初著腹胁，肿痛如刺，则破鸡擒之尽出，食鸡或得三四过擒之，取尽乃止，兼服麝香、犀角护其内，作此治可差，勿谓小小，不速治则杀人，若人行得沙虱，还至本处，则以火自炙燎其身，令遍，其虫皆坠地也。

治初中沙虱，有赤点如米，良久，即如刺在肉中者方。

右以竹叶刮之，令血出，仍断大蒜摩之，即差。

治沙虱毒方。

右用斑蝥二枚，一枚熬作末，水服之，一枚烧令烟绝，作末以置疮中，立愈。

又方。

右用麝香大蒜合捣，以羊脂和，用小竹管中带之，将行，有中者涂之，大良。

又方。

盐（五合）

右以水五升，煎三两沸，取汁渍疮差。

治诸虫咬人诸方

治蜈蚣、蠼螋、蟢子咬人方。

右以腻粉、生姜汁调涂之。

又方。

右以鸡粪敷之。

治鼠咬人方。

右取麝香封咬上，以帛系之。

治壁宫咬方。

右取青麻叶心七枚，以手挼令汁出，涂之差。

又方。

右以硇砂、雄黄各半两，同细研，挑破疮，内药在疮中。

治蚝虫螫方。

右用母猪牙中垢敷之。

治蚰蜒、蜘蛛、蚁子咬方。

右取油麻研之，涂疮立效。

治蚕咬方。

甜葶苈　蛇床子　菟丝子　盐（各一两）

右件药，捣细罗为散，以酽醋调如膏，日三度涂之。

又方。

右以麝香细研，蜜调涂之。

治蚰蟮咬方。

右以鸡鸭粪涂之，又以葱白敷之。

治桑蝎咬方。

右以丁香末，蜜调涂之。

治蚰蜒咬方。

右以木鳖子末，醋调涂之。

治蝼蛄咬方。

右以石灰醋和涂之。

治恶虫咬方。

右取酥和盐涂之。

又方。

右以马肠根，生油磨涂之。

又方。

右以蛇蜕皮煮汤，洗三两度。

又方。

右以油浸紫草涂之。

辟蚊虫及诸虫等方。

苦楝花　柏子　菖蒲（各一两）

右件药，捣筛为散。慢火烧，闻气自去。

又方。

臭樗皮　鳗鲡鱼　阿魏　芫花　（以上各一两）

右件药，捣罗为末，用乳香煎汁和圆，如鸡头大。 烧之，是虫皆去。

又方。

鳗鲡鱼干者，于室中烧之，即蚊子化为水矣。

解水毒诸方

自三吴巴东及南诸山郡县，有山谷溪源处，有水毒病。 春秋转得，一名中水，一名中溪，一名中洒苏骇。 乃东人所呼，一名水病，亦名溪温。今人中溪，以其病与射工相似，通呼溪毒，其实有异有疮则是，射工无疮是溪病。 初得恶寒，头微痛，目眶疼，心内烦懊，四肢振焮，腰背骨节皆强，两膝俱疼，或翕翕热，但欲睡，暮剧，手足指逆冷至肘膝，二三日则复生虫，蚀下部，肛内有疮，不痒不痛，令人不觉，视之乃知，不即治，六七日下部便脓溃。 虫上行至五脏，热盛烦毒注下不禁，八九日死，一云十九日死。 水毒有阴阳，觉得之，急视下部，若有疮，正赤如截肉者，阳毒，最急。 若疮如鳢鱼齿者，为阴毒，犹小缓也，皆能杀人，不过二十日。 又云水毒有雌雄，脉缓大而数者，为阳，是雄溪易治，宜先发汗及浴。 脉沉细迟者为阴，是雌溪难治，欲知审是。 中水者，手足指冷即是，若不冷非也。 其冷或一寸，或至腕，或至肘膝，冷至二寸为微，至肘膝为剧。 又云，作汤数斗，用蒜四升，捣碎，投于汤内良，绞去滓，适寒温，以自洽^㊷。 若身体发赤斑文者是也。 又云，发疮处，但如黑点绕四边赤，状如鸡眼，在高处难治，下处则易治。 无复余异，其候但觉寒热头痛，腰背急强，手脚冷，久咳欲眠，朝差暮剧。 然则溪病，不假蒜汤及视下部疮也，此证者至困时，亦皆洞利及齿间血出，其热势渐猛者，则心腹烦乱，不食而狂语，或有下血物如烂肝，十余日至二十日则死不测，是虫蚀五脏肛伤故也。 又云，溪病不差，乃飞虫来入，或在皮肤腹胁之间，突起如烧，痛如针刺，则破生鸡擒上辄得白虫，状似蛆，长四五寸及六七寸，其数自多少不定，此即应是所云虫唼蚀五脏及下部之事。 若攻唼五脏便死。 被^㊸土辟却之法，略与射工相似也。

治水毒方。

右以五加根烧研为末。 以酒或水调下二钱，研叶饮汁亦佳。

又方。

右烧鲛鱼皮，以水调下二钱。

又方。

右捣七姑草，以涂腰背诸处即差，七姑生冬间，细叶如酸莓。

又方。

右以乌蒜一枚，烂捣，酒半盏和服，当差。 一名乌韭，山中甚多。

又方。

右捣苍耳取汁一大盏，分二服。

又方。

右取蓼捣汁一小盏，渐渐饮之，兼以涂身令周匝，立差。

又方。

右取雄牛膝一把，水酒共一杯，渍绞取汁饮之，日三。 雄牛膝茎紫，白者是雌。

又方。

桃叶　梅叶

右件药等分，水捣绞取汁一大盏，分为二④服，冷饮之。

又方。

蓝一把，捣水解以涂面目身体，甚良。

又方。

右用大莓根捣末饮之，并导下部，生者用汁，夏月行常多赍，此药末入水，以一钱投水上流，无所畏，又辟射工。 凡洗浴以少许投水盆中，即无复中毒也。

治溺水诸方

治溺水死方。

凡溺水，急解去死人衣，炙脐中即差。

又方。

右以灶中灰，布地令厚五寸，以甄侧安著灰上，令溺人伏于甄上，使头小垂。下抄盐二钱，内小竹内吹入下部中，即当吐水，去甄扶下溺人著灰中，以灰壅身，水恒出鼻口中，即活矣。

又方。

右掘地作坑，熬数斛热灰内坑中，下溺人，灰覆，湿彻即易之，灰勿大热，灰冷更易，半日即活也。

又方。

右取大甄倾之，扶溺人伏其上，口临甄口，燃苇火二七把，烧甄中，当溺人心下，令烟出，小入溺人鼻口中，水出尽则活。火尽复益之，令人足得暖，卒无甄者，于岸侧掘地如甄，空下如灶，烧令暖，以人著上，勿隐人腹，令溺人低头，令水得出妙矣。

又方。

右但埋溺人暖灰口^㊺，头足俱没，唯开七孔，水出即活。

又方。

右倒悬溺人，以好酒灌鼻，又灌下部。

又方。

右绵裹皂荚内下部中，须臾水出。

又方。

右绵裹石灰，内下部中，水尽即活。

又方。

右倒悬，解去衣，去脐中垢，极吹两耳，起乃止，即活。

又方。

右熬沙覆溺人上下，但出鼻口耳，沙湿即易。

又方。

右屈溺人两脚，著别人两肩上，溺人背向别人背，倒负，持走行，吐水出便活。

治冬月落水，冻，四肢直，口噤，尚有气方。

右熬灰使暖，盛以囊，薄其心上，冷即易之。心暖气通转，口乃开，温小便粥，稍稍与之，人即活。若不温，不得持火灸身，冷气与火相争则死。

【校注】

① 一：日本抄本作"二"。

② 汤：日本抄本作"渴"字，义长可从。

③ 一：日本抄本作"二"。

④ 二：日本抄本作"一"。

⑤ 肉：日本抄本作"因"字，义长可从。

⑥ 虫鱼：日本抄本作"生鱼"二字。

⑦ 一：日本抄本作"二"。

⑧ 二：日本抄本作"三"。

⑨ 间：日本抄本作"闻"字，义长可从。

⑩ 雷：日本抄本作"当"字，义长可从。

⑪ 踏：日本抄本作"蹈"字。

⑫ 卯：据文义当为"卵"。

⑬ 踏：日本抄本作"蹈"字。

⑭ 韉（jiān 笺）：同"鞯"。鞯，垫马鞍的东西。

⑮ 偏：日本抄本作"遍"字，义长可从。

⑯ 地：日本抄本作"蛇"字。

⑰ 及：日本抄本作"反"字。

⑱ 寒：据文义当为"塞"。

⑲ 耳：日本抄本作"茸"字。

⑳ 覆：日本抄本作"处"字。

㉑ 更：日本抄本作"立"字。

㉒ 为：日本抄本作"捣"字。

㉓ 羖（gǔ 古）：黑色的公羊。

㉔ 便：日本抄本作"使"字，义长可从。

㉕ 凉：日本抄本作"治"字。

㉖ 树：日本抄本作"掛"字。

㉗ 猘犬：狂犬，疯狗。

㉘ 落：日本抄本作"蒢"字。

㉙ 蛇：日本抄本作"地龙"二字。

㉚ 白：日本抄本作"自"字，义长可从。

㉛ 捏：日本抄本作"摇"字，义长可从。

㉜ 鹏：日本抄本作"砌"字。

㉝ 尿：日本抄本作"尸"字。

㉞ 蜇：日本抄本作"螫"字。

㉟ 蠷螋（qúsōu 渠搜）：昆虫，体扁平狭长，黑褐色，前翅较短较硬，后翅较大较圆，折在前翅下，有些种类无翅，尾端有角质的尾铗，多生活在潮湿的地方。

㊱ 胸：日本抄本作"曾"字。义长可从。

㊲ 一斤：日本抄本作"二升"。

㊳ 欠㰦（qù 去）：张口运气谓之欠㰦。

㊴ 爍：日本抄本作"爁爍"二字。

㊵ 熟：日本抄本作"热"字。

㊶ 散：日本抄本作"啖"字。

㊷ 洽：日本抄本作"浴"字。

㊸ 被：日本抄本作"彼"字。

㊹ 二：日本抄本作"三"。

㊺ 口：日本抄本作"中"字。

卷第五十八

诸淋论

夫诸淋者，由肾虚而膀胱热故也。 膀胱与肾为表里，俱主水，入小肠下于胞，行于阴为小便也，肾气通于阴，津液下流之道也。 若饮食不节，喜怒无恒，虚实不调，则脏腑不和，致肾虚而膀胱热也。 膀胱津液之腑，热则津液内溢，而水道不通，水不上不下，停积于胞，肾虚则小便数，膀胱热，则水下少，数而且涩，致淋沥不宣，故谓之为淋。 其状，小便出少，起数，小腹弦急，痛引于脐。 又有石淋、劳淋、血淋、气淋、膏淋诸形证，各随其证，说于后章。

治石淋诸方

夫石淋者，淋而出石也。 肾主水，水结则化为石，故肾容砂石。 肾虚为热所乘，热则成淋，其病之状，小便则茎里痛，尿不能卒出，痛引小便，膀胱里急，砂石从小便道出，甚者塞痛，令人闷绝也。

治石淋及血淋，下砂石兼碎血片，小腹结痛闷绝，王不留行散方。

王不留行（一两） 甘遂（三分，煨令微黄） 石韦（一两，去毛） 葵子（一两半） 木通（二两半，锉） 车前子（二两） 滑石（一两） 蒲黄（一两） 赤芍药（一两半） 当归（一两半，锉，微炒） 桂心

（一两）

右件药，捣筛为散。每服三钱，以水一中盏，煎至六分，去滓，不计时候温服，以利为度。

治石淋涩痛，木通散方。

木通（三两，锉）　葵根（一①握，锉）　葳蕤（二两）　大青（一两）　桔梗（二两，去芦头）　栀子仁（半两）　白茅根（一握，锉）

右件药，捣粗罗为散。每服三钱，以水一中盏，煎至六分，去滓，不计时候温服，以利为度。

治石淋，小便涩，下如砂石者，宜服此方。

桑根白皮（一两半）　陈橘皮（一两，汤浸去白瓤，焙）　葱白（二七寸）　川芒硝（三②分）

右件药，都锉。以水二大盏，煎取一盏三分，去滓，食前分温三服。宜吃葱葵羹及煮冬瓜等物食之。

治石淋水道涩痛，频下砂石，宜服神效琥珀散方。

琥珀（半两）　磁石（半两，烧酒淬七遍，细研水飞过）　桂心（半两）　滑石（半两）　葵子（半两）　川大黄（半两，锉碎，微炒）　腻粉（半两）　木通（半两，锉）　木香（半两）

右件药，捣细罗为散。每于食前，以葱白灯心汤，调下二钱。

又方。

石韦（一两，去毛）　滑石（二两）

右件药，捣细罗为散。食前，粥饮调下二钱。

又方。

赤柳根（半两）　滑石（二两）

右件药，捣碎。以水三大盏，煎取一盏半，食前分为三服。

又方。

车前草（二两）　榆白皮（一两，锉）　乱发（如鸡子大，烧灰）

右件药，细锉。以水二大盏，煮取一盏半，去滓，入乱发灰，更煎三二沸，食前分为三服。

治石淋，脐下妨痛方。

白茅根（三两，锉）　露蜂房（一两，微炙）　葛花（一两）

右件药，捣碎。 以水二大盏，煮取一盏半，去滓，食前分为三服，当下石出。

治石淋，小便涩痛不可忍，宜服此方。

蓬麦（一两） 车前子（一两半） 葳蕤（一两） 滑石（一两半）

右件药，捣粗罗为散。 每服四钱，以水一中盏，煎至六分，去滓，每于食前温服。

治膀胱虚热，下砂石涩痛，利水道，宜服滑石膏方。

滑石（二两，细研） 木通（一两，锉） 灯心（十枭③，锉） 大麦（半两） 小麦（半两） 酥（半斤） 葱白（二七茎） 桑根白皮（半两，锉）

右件药，以酥和诸药，慢火煎，候葱白黄色，绵滤去滓，次入滑石末，更煎五七沸，收于瓷盒中。 每于食前，以温水调下半匙服之。

又方。

鸡粪白（一两，微炒） 雄鸡胆（半两，干者）

右件药，同研令细。 每于食前，以温酒调下一钱，以利为度。

又方。

右取故甑箪，烧灰细研。 每于食前，以温酒调下一钱。

又方。

右取滑石，以水一小盏，浓磨服之。

又方。

右用鸡粪炒，细研为末。 每服以冷水调下一钱，旦服至食时，当下石出。

又方。

右鳖甲烧为灰，细研。 每于食前，以温酒调下一钱，当下石出。

又方。

右取燕粪细研。 每服以冷水调下二钱。 旦服至晓④，当下石出。

又方。

右用五月五日葵子，微炒，捣罗为末。 每于食前，以温酒调下一钱，当下石出。

又方。

右用车前子二合，绵裹。 以水二大盏，煎至一盏，去滓，空腹，分温二服。

治气淋诸方

夫气淋者，由肾虚，膀胱热，气胀所为也。 膀胱与肾为表里，膀胱热，热气流入于胞。 热则生实，令胞内气胀，则小腹满，肾虚不能制其小便，故成淋。 其状，膀胱小腹皆满，尿涩，当⑤有馀淋是也，亦曰气癃也。

治气淋，腹胀不通，吴茱萸散方。

吴茱萸（半两，汤浸七遍，焙干微炒） 干姜（半两，炮裂，锉） 赤芍药（半两） 桂心（半两） 当归（半两，锉，微炒） 桃白皮（半两，锉） 人参（半两，去芦头） 细辛（半两） 真珠（一分） 雄黄（一分，细研）

右件药，捣筛为散。 每服五钱，以水一⑥盏，煎至五分，去滓，入真珠、雄黄末各一字，搅令匀，更入酒半小盏，煎三两沸，放温，食前服之。

治气淋，小肠疼痛，木香散方。

木香（一两） 木通（三分，锉） 细辛（三分） 鸡苏（一两） 槟榔（一两） 人参（半两，去芦头） 赤茯苓（三分） 当归（半两，锉，微炒） 桃仁（半两，汤浸去皮尖双仁，麸炒微黄）

右件药，捣粗罗为散。 每服三钱，以水一中盏，煎至六分，去滓，食前温服。

治气淋，小腹胀闷，脐下时时切痛，宜服茯苓散方。

赤茯苓（三两） 白术（一两） 葵子（一合） 赤芍药（一两） 木通（二两，锉） 榆皮（三两，锉） 白茅根（一握，锉）

右件药，捣粗罗为散。 每服三钱，以水一中盏，入葱白三茎，煎至六分，去滓，每于食前温服。 以利为度。

治气淋，腹胁胀满，脐下气结，小肠疼痛，滑石散方。

滑石（一两） 葵子（一两） 蘧麦（半两） 石韦（半两，去毛）

陈橘皮（一两，汤浸去白瓤，焙）　蒲黄（半两）　川芒硝（一两）　子芩（半两）　赤茯苓（半两）　赤芍药（半两）

右件药，捣细罗为散。　每于食前，以粥饮调下二钱。

又方。

桑根白皮（一两，锉）　木通（一两，锉）　百合（一两）　白茅根（一两，锉）　鸡苏（一两）　赤芍药（一两）

右件药，捣筛为散。　每服四钱，以水一中盏，煎至六分，去滓，每于食前温服。

治气壅不通，小便淋结，脐下妨闷，疼痛，石韦散方。

石韦（半两，去毛）　赤芍药（半两）　白茅根（一两，锉）　木通（一两，锉）　蘧麦（一两）　滑石（二两）　葵子（一两）　川芒硝（一两）　木香（一两）

右件药，捣粗罗为散。　每服四钱，以水一中盏，煎至六分，去滓，每于食前温服。

又方。

葵子（一合）　生茅根（二两，锉）　青橘皮（一两，汤浸去白瓤，焙）

右件药，捣筛。　以水二大盏，入葱白五茎，煎取一盏三分，去滓，食前分为三服。

治气淋，小腹胀满闷方。

石韦（一两，去毛）　鸡肠草（一两）

右件药，捣碎。　以水三⑦大盏，煎取一盏半，去滓，食前分为三服。

治气淋涩痛，宜服此方。

香墨（半两，末）　腻粉（一分）

右件药，同研令匀，以软饭和圆，如小豆大。　每于食前，以冷水下五圆。

治气淋寒淋，小腹满及手脚冷方。

山荆根（二两，锉）　苣藤（一两，为末）

右以水三大盏，先煎山荆根，取一大盏半，去滓，下苣藤末，搅滤取白汁，食前分为三服。

又方。

榆白皮（半两）　　当归（半两）

右件药，细锉。　以水一大盏，煎至六分，去滓，磨入石燕一枚，顿服。

又方。

石燕（三枚，捣碎，研为末）　　榆枝（细锉，一合）

右以水二⑧大盏，煎取一盏三分，去滓，食前分为三服。

治气淋，脐下切痛方。

右用盐和豉，捣作饼子。　填在脐中，向盐上灸二七壮差。

治膏淋诸方

夫膏淋者，由阴阳不调，劳倦所致，小便下，下而肥似膏，故谓之膏淋，亦曰肉淋。　此皆肾虚，不能制于肥液，故与小便俱出也。

治膏淋而有肥状，似膏与小便俱出，车前子散方。

车前子（一两）　　贝齿（一两，烧赤）　　赤茯苓（一两）　　白术（一两）　　木通（一两，锉）　　赤芍药（一两）

右件药，捣细罗为散。　每于食前，以温酒调下二钱。

治膏淋，脐下妨闷，不得快利，沉香散方。

沉香（三分）　　黄芪（三分，锉）　　陈橘皮（三分，汤浸去白瓤，焙）　　滑石（一两）　　黄芩（半两）　　榆白皮（一两，锉）　　蘧麦（三两）　　韭子（一两，微炒）　　甘草（半两，炙微赤，锉）

右件药，捣细罗为散。　每于食前，以清粥饮调下二钱。

又方。

荸草（汁，二合）　　醋（三合）

右三⑨味相和，微暖，食前分为三服，当下如豆汁。

又方。

榆白皮（三两，锉）　　牡蛎粉（一⑩两）　　肉苁蓉（一两，末）

右件二^⑪味，相和令匀。 以水三大盏，煎榆白皮取二大盏，去滓，每于食前，调下散药二钱。

又方。

右以羊骨烧灰，捣细罗为散。 每于食前，以榆白皮汤，调下二钱。

治劳淋诸方

夫劳淋者，谓劳伤肾气，而生热成淋也。 肾气通于阴，其候尿留于茎内，数起不出，引小腹痛，小便不利，劳倦即发也。

治劳淋，小便涩滞，脬中满，急痛，宜服木通散方。

木通（一两，锉） 石韦（一两，去毛） 王不留行（一两） 滑石（一两） 白术（一两） 蘧麦（一两） 鸡苏（一两） 葵子（一两）赤茯苓（一两） 木香（一两） 当归（一两，锉，微炒） 赤芍药（一两）

右件药，捣粗罗为散。 每服三钱，以水一中盏，煎至六分，去滓，每于食前温服。

治劳淋，每小便，茎中痛，卒不能出，引小肠急胀，淋沥痛不止，柴胡散方。

柴胡（一两，去苗） 葵根（三分） 甘草（一分，炙微赤，锉）当归（三分，锉，微炒） 白茅根（三分，锉） 石韦（三分，去毛）木香（三分） 榆白皮（三分，锉） 木通（三分，锉）

右件药，捣筛为散。 每服四钱，以水一中盏，煎至六分，去滓，每于食前温服。

治劳淋，心腹烦壅，脐下妨闷，宜服此方。

葵子（一合） 滑石（三分） 川芒硝（三分） 桂心（一分） 旱莲子（三分） 白茅根（三分，锉） 川大黄（三分，锉碎，微炒）

右件药，捣筛为散。 每服三钱，以水一中盏，煎至六分，去滓，每于食前温服。

治劳淋，膀胱热盛，津液结涩，小肠胀满，便溺不通，宜服鸡苏饮子方。

鸡苏（一两半） 木通（一两） 葵子（一两） 白茅根（一两）

蘧麦（一两）　木香（半两）

右件药，细锉，拌和令匀。 每服半两，以水一大盏，煎至五分，去滓，每于食前温服。

治劳淋涩，脬中痛，不得小便，滑石散方。

滑石（一两）　葵子（一两）　钟乳粉（一两）　桂心（半两）　木通（半两，锉）　王不留行（半两）

右件药，捣细罗为散。 每于食前，以温酒调下二钱。

治劳淋，小便恒不利，阴中痛，日夜数起，此皆劳损虚热所致，宜服此方。

石韦（一两，去毛）　滑石（一两）　蘧麦（一两）　王不留行（一两）　葵子（一两）

右件药，捣细罗为散。 每于食前，以葱白汤调下二钱。

治五劳，七伤，八风，十二痹，结为劳淋，小便不通，小腹急痛不可忍者，宜服此方。

滑石（一两）　王不留行（三分）　葵子（三分）　桂心（三分）车前子（三分）　甘遂（三分，煨令黄）　木通（三分，锉）　石韦（三分，去毛）

右件药，捣细罗为散。 不计时候，以大麻子研绞取汁，调下二钱。

治热淋诸方

夫热淋者，由三焦有热，气搏于肾，流入于脬而成淋也。 其状，小便赤涩，亦有夙病淋，今得热而发者，其热甚则变尿血也。

治心热气壅，涩滞成淋，脐下妨胀，宜服麦门冬散方。

麦门冬（一两，去心）　滑石（二两）　木通（一两，锉）　赤芍药（一两）　葵子（一两）　川芒硝（一两半）

右件药，捣粗罗为散。 每服四钱，以水一中盏，入葱白二茎、生姜半分，煎至六分，去滓，每于食前温服。

治心脏烦热，脐下妨胀，小便淋涩，宜服此方。

葵子（一两）　滑石（一两）　木通（一两，锉）　蘧麦（一两）

白茅根（一两）　甘草（半两，炙微赤，锉）

右件药，捣粗罗为散。　每服四钱，以水一中盏，煎至六分，去滓，每于食前温服。

治热淋，小腹胀满，数于⑫疼痛，榆白皮散方。

榆白皮（半两，锉）　甘遂（半两，煨令黄）　蘧麦（半两）　犀角屑（半两）　赤茯苓（三两）　木通（半两，锉）　山栀子（半两）　川芒硝（一两）　子芩（半两）　滑石（半两）

右件药，捣筛为散。　每服三钱，以水一中盏，煎至五分，去滓，每于食前温服。

治热淋涩痛，热极不解，蘧麦散方。

蘧麦（一两）　桑根白皮（一两，锉）　木通（一两，锉）　滑石（一两）　赤芍药（一两）　子芩（一两）　甘草（一两，炙微赤，锉）　榆白皮（一两，锉）　川芒硝（一两）

右件药，捣粗罗为散。　每服四钱，以水一中盏，煎至六分，去滓，不计时候温服。

又方。

滑石（半两）　芭蕉根（半两）　莲子草（一两）　白茅根（一两半，锉）

右件药，捣粗罗为散。　每服四钱，以水一中盏，煎至六分，去滓，每于食前温服。　以利为度。

治热淋，小腹疼痛不可忍，宜服此方。

黄连（半两，去须）　苦参（半两，锉）　麦门冬（一两，去心，焙）　龙胆（半两，去芦头）　土瓜根（半两）

右件药，捣罗为末，炼蜜和圆，如梧桐子大。　不计时候，以熟水下三十圆。

治热淋，小便涩痛，宜服滑石散方。

滑石（二两）　石韦（一两，去毛）　榆白皮（一两，锉）

右件药，捣粗罗为散。　每服三钱，以水一中盏，入葱白七寸、生姜半分，煎至六分，去滓，每于食前温服。

治热淋，心神烦闷，小腹满胀，石韦散方。

石韦（一两，去毛）　蓬麦（一两）　滑石（二两）　车前子（一两）　葵子（一两）　甘草（三分，炙微赤，锉）

右件药，捣细罗为散。　每于食前，以粥饮调下二钱。

治热淋，小腹胀满急痛方。

麻皮（一两）　甘草（三分，炙微赤）

右件药，细锉。　以水二大盏，煎取一盏三分，去滓，食前分为三服。

治热淋，小肠不利，茎中急痛，木通散方。

木通（一两，锉）　甜葶苈（一两，隔纸炒令紫色）　赤茯苓（一两）

右件药，捣细罗为散。　每于食前，以温葱白汤调下二钱。

又方。

滑石（二两）　木通（一两，锉）　葵子（一两）

右件药，捣细罗为散。　每于食前，以葱白汤调下一钱，以利为度。

又方。

乌麻子（五合）　蔓青子（五合）

右件药，同炒令黄色，一处研用，绯绢袋盛。　以井华水三升浸，每于食前，温一小盏服之。

又方。

车前子（一合）　葵根（一两半，锉用）

右件药，以水一大盏半，煎至一盏，去滓，食前分为二^⑬服。

治血淋诸方

夫血淋者，是热淋之甚者则尿血，故谓之血淋。　心主血，血之行通身，遍行经络，环腑脏，劳热者则散火^⑭其常经络，渗入胞而成血淋也。

治血淋，小便中痛不可忍，白茅根散方。

白茅根（一两，锉）　赤芍药（三分）　滑石（一两）　木通（三分，锉）　子芩（三分）　葵子（一两）　车前子（三分）　乱发灰（一

分）

右件药，捣粗罗为散。每服三钱，以水一中盏，煎至六分，去滓，温服，如人行十里再服，以差为度。

治血淋及尿血，水道中涩，痛遍经络腑脏，热甚则散失其常经而成血淋，宜⑮蘧麦散方。

蘧麦（二两）　车前子（半升⑯）　滑石（二两）　郁金（一两）　乱发灰（半两）　川大黄（一两，锉碎，微炒）　生干地黄（二两）

右件药，捣细罗为散。每于食前，煎葱白汤调下二钱。

治血淋及尿血，水道涩痛，郁金散方。

郁金（一两）　蘧麦（一两）　生干地黄（一两）　车前叶（一两）　滑石（一两）　川芒硝（一两）

右件药，捣粗罗为散。每服四钱，以水一中盏，煎至六分，去滓，温服，如人行十里再服，以差为度。

治血淋涩痛，宜服此方。

榆白皮（三两，锉）　葵子（一合）　滑石（三两）　石韦（一两，去毛）　蘧麦（一两）　生干地黄（一两）

右件药，捣筛为散。每服五钱，以水一大盏，煎至五分，去滓，入笔头灰二枚，搅匀，每于食前温服。

治血淋，小便疼痛不可忍，黄芩散方。

黄芩（一两）　鸡苏（一两）　滑石（一两）　小蓟根（一两）　生干地黄（一两）　木通（一两，锉）

右件药，捣粗罗为散。每服三钱，以水一中盏，煎至六分，去滓，每于食前温服。

治血淋不绝，鸡苏散方。

鸡苏（二两）　葵子（二两）　石膏（二两）　生干地黄（三两）

右件药，捣粗罗为散。每服四钱，以水一中盏，入竹叶二七片，煎至六分，去滓，每于食前温服。

治血淋疼痛不止，王不留行散方。

王不留行（一两）　甘遂（半两，煨微黄）　葵子（一两半）　车前子（一两）　木通（一两，锉）　滑石（一两半）　赤芍药（半两）　桂

心（半两）　蒲黄（半两）　当归（半两，锉，微炒）

右件药，捣细罗为散。　每于食前，以粥饮调下一钱。

治血淋，心神烦躁，水道中涩痛，不得眠卧，龙脑散方。

龙脑（一钱，细研）　腻粉（一钱）　寒水石（半两）　白茅根（半两，锉）　黄连（半两，去须）　马牙消（半两）　滑石（半两）　木通（半两，锉）　伏龙肝（半两，细研）

右件药，捣细罗为散。　每服，煎竹叶汤调下一钱，人行十里再服。

治血淋，烦热涩痛，眠卧不安，地龙散方。

地龙（一两，微炒）　滑石（一两）　腻粉（一钱）　麝香（一钱，细研）　自然铜（半两）　绿豆粉（三分）

右件药，捣研令匀细。　不计时候，煎甘草汤调下一钱。

治血淋心烦，水道中涩痛，宜服此方。

石燕（半两）　赤小豆（半两）　商陆子（半两）　红蓝花（半两）

右件药，捣细罗为散。　每于食前，煎葱白汤调下一钱。

又方。

石韦（一两，去毛）　当归（一两，锉，微炒）　蒲黄（一两）　赤芍药（一两）

右件药，捣细罗为散。　每于食前，以暖酒调下三钱。

又方。

生干地黄（二两）　郁金（一两）　蒲黄（一两）

右件药，捣细罗为散。　每于食前，煎车前子叶汤，调下一钱。

又方。

旱莲子（一两）　芭蕉根（一两）

右细锉，以水二大盏，煎取一盏三分，去滓，食前分为三服。

治血淋，脐腹及阴茎涩痛方。

岗谷树根皮（一两半）　桑黄（一两半，微炙）

右件药，捣粗罗为散。　每服三钱，以水一中盏，煎至六分，去滓，不计时候温服。

又方。

金灯花（一两）　地蘖花⑰

右件药，阴干，捣粗罗为散。 每服三钱，以水一中盏，煎至六分，去滓，每于食前温服之。

又方。

薜荔藤（一握）　甘草（一分，炙微赤）

右件药，细锉。 以水一大盏，煎至七分，去滓，食前分为二服。

又方。

右用乌贼鱼骨，捣细罗为散。 每于食前，以地黄汁调下一钱。

又方。

右用天灵盖，炙令黄色，捣细罗为散。 每于食前，以新汲水调下一钱。

又方。

右用麻根十枚，捣碎。 以水二大盏，煎取一大盏，去滓，分为二服，如人行十里再服。

又方。

右用晚蚕蛾，研为末。 每于食前，以热酒调下二钱。

治冷淋诸方

夫冷淋者，由脏腑虚冷，其状，先寒颤然后尿是也。 此皆肾气虚弱，下焦受于冷气入胞，与正气交争，寒气胜则寒颤而成淋，正气胜则寒颤解，故得小便也。

治冷淋，脐下妨闷，小便疼不可忍，沉香散方。

沉香（半两）　石韦（半两，去毛）　滑石（半两）　当归（半两，锉，微炒）　蘧麦（半两）　白术（三分）　甘草（一分，炙微赤，锉）葵子（三分）　赤芍药（三分）　王不留行（半两）

右件药，捣细罗为散。 每于食前，煎大麦饮调下二钱，以通利为度。

治冷淋，小腹气满，不得宣通，木香散方。

木香（三分）　桂心（三分）　大麻仁（一⑱两）　葵子（一两）　蘧麦（一两）　泽泻（一两）　萆藤（一两）　青橘皮（一两，汤浸去白

瓢，焙）

右件药，捣粗罗为散。每服四钱，以水一中盏，入葱白七寸，煎至六分，去滓，每于食前温服。

治冷淋，小便数，恒不利，葵子散方。

葵子（一两）　赤茯苓（一两）　白术（一两）　当归（一两，锉，微炒）　木香（半两）　泽泻（一两）

右件药，捣筛为散。每服三钱，以水一中盏，煎至六分，去滓，每于食前温服。

治冷淋，腹胁胀满，小肠急痛，槟榔散方。

槟榔（半两）　丁香母（一分）　桂心（一分）　木香（半两）　龙脑（一钱，细研）　猪苓（一两，去黑皮）　当归（半两，锉，微炒）

右件药，捣细罗为散。不计时候，煎生姜葱汤调下一钱。

治冷淋，小便不通，涩痛胀满，泽泻散方。

泽泻（一两）　鸡苏（一两）　赤茯苓（一两）　石韦（一两，去毛）　当归（一两，锉，微炒）　桂心（三分）　槟榔（一两）　桑螵蛸（半两，微炒）　枳壳（半两，麸炒微黄，去瓤）　琥珀（一两）

右件药，捣细罗为散。不计时候，煎葵子汤调下二钱，木通调服亦得。

治冷淋，小肠不利，茎中急痛，木通散方。

木通（半两，锉）　甜葶苈（半两，隔纸炒令紫色）　木香（半两）青橘皮（三分，汤浸去白瓤，焙）　当归（半两，锉，微炒）　赤茯苓（一两）

右件药，捣细罗为散。每于食前，煎紫苏汤调下二钱。

又方。

槲树叶

右捣筛为散。每服三钱，以水一中盏，入葱白七寸，煎至六分，去滓，每于食前温服之。

治卒淋涩痛诸方

夫卒淋涩者，由膀胱有热故也。膀胱为津液之府，与肾俱主于水，水入小肠，下于脬为溲便，今脏腑有热，则津液内溢，水道不利，故卒成淋涩也。

治卒淋沥，小便痛涩，当归散方。

当归（三分，锉，微炒）　乱发灰（一分）　猪苓（三分，去黑皮）　海蛤（三分，细研）　汉防己（二^⑲分）　甘遂（三分，煨令黄）　蒲黄（三分）　赤芍药（三分）

右件药，捣细罗为散。　每于食前，煎木通葱白汤调下一钱。

治卒淋沥，秘涩不通，宜服此方。

木通（一两，锉）　子芩（一两）　滑石（一两）　甘草（一分，炙微赤，锉）　漏芦（三分）　甜葶苈（一分，隔纸炒令紫色）

右件药，捣粗罗为散。　每服三钱，以水一中盏，煎至六分，去滓，每于食前温服。

治心热，小便卒淋涩赤痛，蘧麦散方。

蘧麦（一两）　葵子（半两）　木通（半两，锉）　冬瓜仁（一两半）　子芩（一两）　白茅根（一握，锉）　滑石（一两）

右件药，捣粗罗为散。　每服三钱，以水一中盏，入竹叶二七片，煎至六分，去滓，每于食前温服，以利为度。

治小便卒淋，水道中涩痛，赤茯苓散方。

赤茯苓（一两）　滑石（二两）　石韦（一两，去毛）　蘧麦（一两）　蒲黄（一两）　葵子（一两）　榆白皮（一两，锉）

右件药，捣粗罗为散。　每服四钱，以水一中盏，煎至六分，去滓，每于食前温服。

治小便卒淋涩不通，宜服此方。

蘧麦（一两）　葵子（一合）　石韦（一两，去毛）　白茅根（一两）　桑白皮（一两）

右件药，细锉和匀。　每服半两，以水一大盏，煎至五分，去滓，每于食前温服。

治卒淋，小便不通，疼痛烦闷，坐卧不得，宜服麻根散方。

麻根（一两）　大麻子（一两）　子芩（一两）　乱发灰（半两）

右件药，捣粗罗为散。　每服四钱，以水一中盏，煎至六分，去滓，每于食前温服。

又方。

蘧麦（一两）　石韦（一两，去毛）　滑石（二两）　葵子（一两）
石燕（一两）　车前子（一两）

右件药，捣细罗为散。　每于食前，以粥饮调下二钱。

治小便卒淋涩，水道热痛，葵子散方。

葵子（一两）　蘧麦（一两）　木通（一两，锉）　滑石（二⑳两）
榆白皮（一两，锉）

右件药，捣粗罗为散。　每服四钱，以水一中盏，入葱白二茎，煎至六
分，去滓，每于食前温服。

又方。

石韦（一两，去毛）　蘧麦（一两）　滑石（二两）　车前子（一
两）　象牙屑（半两）

右件药，捣筛为散。　每服半两，以水一大盏，入灯心一枭煎至七分，
去滓，食前分为二服。

治卒小便淋涩不通，桑白皮散方。

桑根白皮（三分，锉）　子芩（一两）　蘧麦（半两）　陈橘皮（半
两，汤浸，去白瓤，焙）　葵子（一两）　牵牛子（一两，微炒）

右件药，捣细罗为散。　每于食前，煎生姜灯心汤调下二钱。

又方。

栝楼根（一两）　滑石（一㉑两）　石韦（一两，去毛）

右件药，捣细罗为散。　每于食前，煮大麦汤调下二㉒钱。

又方。

车前叶（一握，研绞取汁）　蜜（一合）

右件药相和令匀，空腹顿服。

又方。

葱（十四茎并根，碎切）　滑石（三钱）

右件药，将葱置碗中，以汤八分烹之，合㉓却少时间，待通口，调滑石
末分为二服。

又方。

郁金末（一两）　大麻根（二两，锉）　葱白（一握）

右件药，以水二大盏，煎取一盏三分，去滓，食前分为三服。

治卒小便淋涩痛，宜服此方。

大麦（三两）

右以水二大盏，煎取一盏三分，去滓，入生姜汁半合、蜜半合相和。食前分为三服服之。

又方。

石燕（七枚）　桑根白皮（三两，锉）

右件药，以水二大盏，煎取一盏半，去滓，食前分为三服。

又方。

葵子（一合，末）　朴硝（一两）

右件药，以水二大盏，煎取一盏三分，去滓，食前分为三服。

又方。

芭蕉根（四两，切）　葳蕤（一两，锉）

右件药，以水二大盏，煎至一盏三分，去滓，入滑石末二钱，搅令匀。食前分为三服服之。

又方。

紫草（一两，锉）

右捣细罗为散。每于食前，以井华水调下二钱。

又方。

钱（三百文）

右以水五升，煮取三升，去钱。每于食前，适寒温，饮一小盏。

又方。

鸡肠草（五两）

右以水二大盏，煮取一盏三分，去滓，食前分为三服。

又方。

鱼头中石子（二两）

右捣细罗为散。每于食前，以冷水调下一钱。

又方。

右用牛耳中毛一撮，烧灰细研。 水调，食前服之。

治小便难诸方

夫小便难者，此是肾与膀胱热故也。 此二经为表里，俱主水，水行于小肠，入脬为小便，热气在于脏腑，水气则涩，其热势微，但小便难也，诊其尺脉浮，小便难，尺脉濡小便难，尺脉缓小便难，有馀涩也。

治心热，小便难赤涩痛，蘧麦散方。

蘧麦（一两） 葵子（半合㉔） 木通（一两，锉） 黄连（一两，去须） 防风（一两，去芦头） 茯神（一㉕两） 冬瓜仁（一两） 甘菊花（半两） 葳蕤（一两） 川升麻（一两） 地骨皮（一两）

右件药，捣细罗为散。 每服四钱，以水一中盏，煎至六分，去滓，每于食前温服。

治小便难涩痛，所出不多，令身体壮热，木通散方。

木通（一两，锉） 车前子（一两） 石韦（一两，去毛） 蘧麦（一两） 赤茯苓（一两） 石燕（一两，细研）

右件药，捣细罗为散。 每于食前，以葱汤调下二钱。

治膀胱积热，小便涩难，犀角散方。

犀角屑（半两） 灯心（半两） 榆白皮（一两，锉） 赤茯苓（一两） 子芩（一两） 车前子（一两） 川芒硝（一两） 木通（一两，锉） 滑石（二两）

右件药，捣粗罗为散。 每服四钱，以水一中盏，煎至六分，去滓，每于食前温服，以快利为度。

治小便难，脬中有热，水道中痛，宜服石韦散方。

石韦（一两，去毛） 蘧麦（一两） 赤芍药（一两） 葵子（一两） 麻子（二合） 榆白皮（一两，锉） 白茅根（二两，锉） 陈橘皮（二两，汤浸去白瓤，焙）

右件药，捣粗罗为散。 每服四钱，以水一中盏，煎至六分，去滓，每于食前温服。

治小便难，水道中痛，小肠急，宜服此方。

木通（一两，锉）　赤茯苓（一两）　甜葶苈（一两，隔纸炒令紫色）

右件药，捣粗罗为散。　每于食前，以温葱汤调下一钱，以利为度。

治小便难，胀满闷，不急疗之杀人，宜服此方救之。

葱白（三斤）　盐（一斤）

右相和，烂研，炒令㉖，以帛子裹，分作二包，更互熨脐下，小便立出。

又方。

秦艽（一两，去苗）

右以水一大盏，煎取七分，去滓，食前分为二服。

又方。

蒲黄（一分）　滑石（一分）

右件药，捣细罗为散。　每于食前，以温酒调下二钱。

治小便不通诸方

夫小便不通者，是膀胱与肾俱有热故也。　肾主水，膀月㉗为津液之府，此二经为表里，而水行于小肠，流入胞者，为小便，肾与膀胱既热，热入于胞，热气大盛，故结涩，令小便不通少也，腹胀满气急，甚者，水气上逆，令人心急腹满，乃至于死。　诊其脉紧而滑直者，不得小便也。

治小便不通，肠腹急满，透水散方。

蘧麦（一两）　石韦（一两，去毛）　木通（三分，锉）　川大黄（一两，锉碎，微炒）　陈橘皮（三分，汤浸去白瓤，焙）　川消（一两）　牵牛子（半两，微炒）　槟榔（一两）　滑石（半两）

右件药，捣粗罗为散。　每服四钱，以水一中盏，煎至六分，去滓，食前温服。

治小便不通，数日欲死，神验方。

桃枝（一两）　柳枝（一两）　葱白（一握）　木通（一两，锉）
灯心（一枭）　汉椒（一两，去目）　旱莲子（一两）　白矾（一两，烧令
汁尽）

右件药，并细锉。以水三斗，煎至一斗五升，用瓷瓶一所，热盛一半
药汁熏外肾，周回以被围绕，辄不得外风，食㉘久便通，如赤小豆汁，若冷
即换之，其功甚大。

治小肠结涩不通，心烦闷乱，坐卧不安，宜服此方。

小豆蘖（一分）　苦竹髭（一分）　粟奴（一分）　甘草（一分，炙
微赤，锉）　灯心（一枭）　铜钱（七文）　葱白（五寸）

右件药，以水一㉙大盏，煎至一盏三分，去滓，食前分为三服。

治小肠壅热，小便赤涩淋沥，疼痛不通，海蛤散方。

海蛤（一两半）　石燕（半两）　白盐（一分，炒）　鱼脑中石子
（半两）

右件药，捣细罗为散，入乳钵中研令极细。每服，以葱白五茎切，甘
草二寸生用，锉，用水一中盏，煎至六分，去滓，调下散子一钱，食前频
服即通。

治小肠热结胀满，小便不通，大黄圆方。

川大黄（二两，锉碎，微炒）　大戟（一两，锉碎，微炒）　赤芍药
（一两）　川朴硝（一两）　甜葶苈（一两，隔纸炒令紫色）　杏仁（五
十枚，汤浸去皮尖双仁，麸炒微黄）

右件药，捣罗为末，炼蜜和捣三二百杵，圆如梧桐子大。每于食前，
以葱白汤下二十圆。

治小便不通，脐间窘急，三焦积热气不通，宜服海蛤圆方。

海蛤（二两，细研）　木通（半两，锉）　葵子（一两）　滑石（二
两）　蒲黄（一两）　车前子（一两）　赤茯苓（半两）　赤芍药（半两）

右件药，捣罗为末，炼蜜和捣三二百杵，圆如梧桐子大。每于食前，
以葱白汤下二十圆。

治小便不通，心腹妨闷，上气喘急，坐卧不安，鸡苏散方。

鸡苏（一两）　甘遂（半两，煨令黄）　滑石（一两）　葵子（一

两） 蘧麦（一两） 防葵（一两） 桑根白皮（一两，锉） 榆白皮
（一两，锉）

右件药，捣粗罗为散。 每服三㉚钱，以水一中盏，煎至六分，去滓，
每于食前温服。

又方。

木通（一两，锉） 猪苓（一两，去黑皮） 桑根白皮（一两，锉）

右件药，捣粗罗为散。 每服四钱，以水一中盏，煎至六分，去滓，每
于食前温服。

治小便不通，立效方。

灯心（二秃） 生姜（半两） 黑铅（半两，错㉛为末）

右件药，用井华水一大盏，煎取五分，去滓，以葱一枝，慢火烧令
热，拍破，先安在脐内，后顿服其药。

又方。

蛤粉（半两） 麻根（半两）

右件药，捣细罗为散。 每于空心，以新汲水调下二钱。

又方。

秦艽（一两，去苗） 冬瓜子（二两）

右件药，捣细罗为散。 每于食前，以温酒调下二钱。

治小便不通，腹胀气急闷方。

滑石（一两，捣碎） 自己脚手爪甲（烧灰，细研）

右件药，以水一大盏，煎滑石至五分，去滓，调指甲灰服之。

又方。

小麦（二合） 滑石（三分，捣罗为末） 生姜（半两，切）

右件药，以水一大盏半，煎小麦、生姜取一盏，去滓，分为三服，调
滑石末服之。

又方。

甘草（一两半㉜，炙微赤，锉） 木通（一两半，锉）

右件药，以水一大盏半，煎小麦、生姜取一盏，去滓，分为三服，调
滑石末服之。

又方。

蘧麦（一两，锉）　甜葶苈（半两，令锉）　甘草（一分，炙微赤，锉）

右件药，以水一大盏半，煎至一盏，去滓，食前分为三服。

又方。

车前草[33]汁（五合）　冬瓜汁（二合）

右件药，相和，分为二服，食前服之。

又方。

葵根（一两，锉）　滑石（一两，捣为末）

右件药，以水二大盏，煎至一盏三分，去滓，食前分为三服。

又方。

蝼蛄（三枚，微炒）　苦瓠子（三十粒，微炒）

右件药，捣细罗为散。　每服，以冷水调下一钱。

治小便数多诸方

夫小便数者，由膀胱与肾俱虚，而有客热乘之故也。　肾与膀胱为表里，俱主水，肾气下通于阴，此二经既虚，致[34]受于客热，虚则不能制水，小便热则水行涩，涩则小便不快，故令数起也。　诊其附阳脉数，胃中热即消谷食，大便必燥，小便即数也。

治肾虚客热，小便数多，菝葜散方。

菝葜（一两，锉）　土瓜根（一两）　黄芪（一两，锉）　地骨皮（一两）　五味子（一两）　人参（一两，去芦头）　石膏（三两）　牡蛎（一两，烧为粉）

右件药，捣粗罗为散。　每服四钱，以水一中盏，煎至六分，去滓，每于食前温服。

治肾中虚热，虽能食，小便数多，渐加瘦弱，宜服地骨皮饮子方。

地骨皮（三[35]两）　生干地黄（一两）　人参（一两，去芦头）　麦门冬（二两，去心）　白龙骨（一两）　黄芪（一两，锉）

右件药，细锉和匀。 每服半两^㉛，以水一大盏，入生姜半分、小麦半合，煎至五分，去滓，每于食前温服。

治小便数，日夜无时，山茱萸散方。

山茱萸（一两） 赤石脂（二两） 萆薢（一两，锉） 牛膝（一两，去苗） 肉苁蓉（二两，酒浸一宿，刮去粗皮，炙干） 狗脊（一两） 牡蛎（一两，烧^㉜） 黄芪（一两，锉） 土瓜根（一两）

右件药，捣粗罗为散。 每服四钱，以水一中盏，煎至六分，去滓，每于食前温服。

治下虚，小便滑数，黄芪圆^㉝方。

黄芪（一两，锉） 黄连（一两，去须） 土瓜根（一两） 苦参（半两，锉） 玄参（半两） 栝楼根（一两） 龙骨（一两） 菝葜（一两，锉） 地骨皮（一两） 牡蛎（一两，烧为粉） 鹿茸（一两，去毛涂酥，炙令微黄） 人参（三分，去芦头） 桑螵蛸（一两，微炒） 五味子（一两）

右件药，捣罗为末，炼蜜和捣三二百杵，圆如梧桐子大。 每于食前，以竹根煎汤下三十圆。

治小便数，饮水多，熟干地黄圆方。

熟干地黄（一两） 土瓜根（一两） 黄芪（一两，锉） 菝葜（一两，锉） 漏芦（一两） 地骨皮（一两，锉） 栝楼根（一^㉞两） 桑螵蛸（一两，微炒） 龙骨（二两）

右件药，捣罗为末，炼蜜和捣三二百杵，圆如梧桐子大。 每于食前，以蜜水下三十圆，亦宜常服牛马乳，妙。

治小便数而多，鸡肶胵圆方。

鸡肶胵（二两，微炙） 黄芪（二两，锉） 龙骨（一两） 黄连（半两，去须） 麦门冬（一两，去心，焙） 土瓜根（半两） 熟干地黄（一两）

右件药，捣罗为末，炼蜜和捣三二百杵，圆如梧桐子大。 每于食前，以粥饮下三十圆。

又方。

龙骨（一两） 桑螵蛸（一两） 熟干地黄（一两） 栝楼根（一

两） 黄连（一两，去须）

右件药，捣细罗为散。 每于食前，以粥饮调下二钱。

治小便不禁诸方

夫小便不禁者，由肾气虚，下焦受冷故也。 肾主水，其气下通于阴，肾虚，下焦冷，不能温制其水液，故小便不禁也。

治小便多或不禁，菟丝子散方。

菟丝子（二两，酒浸三日，曝干，别捣为末） 牡蛎（一两，烧为粉） 肉苁蓉（二两，酒浸一宿，刮去粗皮炙干用） 附子（一两，炮裂，去皮脐） 五味子（一两） 鸡肶胵中黄皮（三两，微炙）

右件药，捣细罗为散。 每于食前，以粥饮调下二钱。

治小便不禁，日夜不止方。

白茯苓（一两） 熟干地黄（二[40]两） 龙骨（一两） 甘草（一两，炙微赤，锉） 干姜（一两，炮裂，锉） 桂心（一两） 续断（一两）附子（一两，炮裂，去皮脐） 桑螵蛸（二两，微炒）

右件药，捣粗罗为散。 每服四钱，以水一中盏，煎至六分，去滓，每于食前温服。

治小便不禁，阴痿脚弱，鹿茸散方。

鹿茸（二两，去毛，涂酥炙令微黄） 羊踯躅（一两，酒拌炒令干）韭子（一两，微炒） 附子（一两，炮裂，去皮脐） 桂心（一两） 泽泻（一两）

右件药，捣细罗为散。 每于食前，以粥饮调下二钱。

治小便失禁，白薇散方。

白薇（一两） 白蔹（一两） 白芍药（一两）

右件药，捣细罗为散。 每于食前，以粥饮调下二钱。

又方。

柏白皮（三两，锉） 石榴（一[41]颗，烧为灰，细研）

右件药，以水三大盏，煮柏皮取汁二大盏，去滓。 每于食前，以汁一小盏，调石榴灰二钱服之。

又方。

蔷薇根（五两，锉）　鹊巢中草（烧为灰，细研）

右以水三大盏，先煮蔷薇根取汁一盏半，去滓，每于食前，取汁一小盏，调下鹊巢灰二钱。

治尿血诸方

夫尿血者，是膀胱有客热，血渗于脬故也。 血得热而妄行，故因热流散，渗于脬内而尿血也。

治小便出血，心神烦热，口干，眠卧不安，柏叶散方。

柏叶（二两，微炙）　黄芩（二两）　车前子（二两）　甘草（二两，炙微赤，锉）　阿胶（二两，捣碎，炒令黄燥）

右件药，捣粗罗为散。 每服四钱，以水一中盏，入生地黄半两、竹叶二七片，煎至六分，去滓，每于食前温服。

治尿血，水道中痛不可忍，茅根散方。

白茅根（三两，锉）　赤芍药（一两）　滑石（二两）　木通（二两，锉）　子芩（二两半）　葵子（二合㊷）　乱发灰（一两半）

右件药，捣粗罗为散。 每服四钱，以水一中盏，煎至六分，去滓，每于食前温服。

治小便尿血，皆因膀胱有虚热所致，宜服此方。

柏叶（一两，微炙）　黄芩（一两）　甘草（一两，炙微赤，锉）阿胶（一两，捣碎，炒令黄燥）

右件药，捣细罗为散。 每于食前，暖生地黄汁一小盏，调下二钱。

治因劳损，尿血不止方。

生地黄汁（五合）　车前叶汁（五合）　鹿角胶（三两，捣碎，炒令黄燥）

右件药，将二味汁相和，每服食前，暖一小盏，调下胶末二钱。

治虚损,膀胱有热,尿血不止,宜服蒲黄圆方。

蒲黄（一两）　生干地黄（二两）　葵子（一两）　黄芪（一两,锉）　麦门冬（二两,去心,焙）　荆实（三分）　当归（三分,锉,微炒）　赤茯苓（一两）　车前子（三分）

右件药,捣罗为末,炼蜜和捣三二百杵,圆如梧桐子大。每于食前,以粥饮下二[43]十圆。

又方。

大麻子根（三两,锉）　乱发灰（研,令细）

右以水二大盏,煎麻根取一盏三分,去滓。每于食前,暖一小盏,调下发灰一钱。

又方。

蒲黄（二两）　郁金（二两）

右件药,捣细罗为散。每于食前,以粥饮调下二钱。

又方。

生地黄汁（五合）　生藕汁（五合）　蜜（一合）

右三味相和,暖令温,食前分为三服。

治小便色赤如血诸方

夫小便色赤如血者,此由忧愁惊恐,心气虚热,客邪邪气,与客热搏于心,所以小便色赤也。心主南方火,在四月、五月、六月其色赤,因惊恐动于心,心不受邪,邪热即傅于小肠,入胇中,所以小便色赤如血也。

治肾热胇囊涩,小便色赤如血,宜服榆皮散方。

榆白皮（四两,锉）　葵子（四两）　车前子（四两）　木通（四两,锉）　滑石（四两）　蜜（六两）

右件药,都捣。以水一斗,煮取二升,绵滤去滓,下蜜更煎五七沸,每于食前,暖一小盏服之。

治小便色赤如血，心神烦躁，水道中痛，宜服此方。

生干地黄（二两）　黄芩（一两）　甘草（一两，炙微赤，锉）　车前子（一两）　当归（一两，锉，微炒）　川芒硝（一两）

右件药，捣粗罗为散。每服四钱，以水一中盏，煎至六分，去滓，每于食前温服。

治小便如血色，小腹胀满疼痛，宜服麦门冬圆方。

麦门冬（二两，去心，焙）　黄芪（一两，锉）　茯神（半两）　栝楼根（一两）　子芩（一两）　人参（半两，去芦头）　赤芍药（半两）　蒲黄（一两）　甘草（半两，炙微赤，锉）　车前子（一两）　木通（一两，锉）　生干地黄（一两）　滑石（二两）　石韦（一两，去毛）　当归（一两，锉，微炒）

右件药，捣罗为末，炼蜜和捣三五百杵，圆如梧桐子大。每于食前，以粥饮下三十圆。

治小便赤色，涩痛，茅根饮子方。

白茅根（二两）　赤茯苓（一两）　人参（一两，去芦头）　生干地黄（二两）　木通（二两，锉）　葵子（一两）

右件药，细锉和匀。每服半两，以水一大盏，煎至五分，去滓，每于食前温服。

治小肠壅热，小便如红花汁，宜服此方。

木通（二两，锉）　葵子（一两）　滑石（二两）　石韦（一两，去毛）　子芩（一两）　甘草（一两，炙微赤，锉）

右件药，捣粗罗为散。每服四钱，以水一中盏，煎至六分，去滓，每于食前温服。

治脬转诸方

夫脬转者，是脬屈辟，小便不通，名为脬转，其病状脐下急痛，小便不通是也。此病或由小便应下，便强忍之，或为寒热所迫，此二者俱令水气还上，气迫于胕中，屈辟不得充张^㊹，外水应入不得其入，内溲应出不得其出，致内外相壅塞，故令不通也。 此病至四五日乃有致死者，饱食讫，应小便而忍之，或饱食讫而走马，或小便急因疾走，或忍尿入房，皆亦令胕转，或胕落，并至于死矣。

治胕转，不得小便，鬼箭散方。

鬼箭羽（三两） 蘧麦（一两） 葵子（一两） 石韦（一两，去毛） 滑石（二^㊺两） 木通（一两，锉） 榆白皮（二两，锉）

右件药，捣筛为散。 每服四钱，以水一中盏，煎至六分，去滓，不计时候温服。

又方。

川大黄（一两，锉碎，微炒） 琥珀（一两，细研） 车前叶（二两）

右件药，捣粗罗为散。 每服四钱，以水一中盏，入葱白三茎，煎至六分，去滓，不计时候温服。

又方。

车前子（一两） 雀粪（半两，微炒） 滑石（一两） 赤芍药（一两） 木通（一两，锉）

右件药，捣粗罗为散。 每服四钱，以水一中盏，煎至六分，去滓，不计时候温服。

又方。

乱发（半两，烧灰） 滑石（二两） 鲤鱼齿（一两）

右件药，捣细罗为散。 不计时候，以温水调下二钱。

又方。

琥珀（一两，细研） 葱白（五茎，切）

右件药，以水二大盏，煎取一盏半，去葱。 分为三服，不计时候服。

又方。

乱发（三两，烧灰） 滑石（二两） 川芒硝（一两）

右件药，细研令匀，用桃白皮一斤，捣，以水绞取汁二升。 不计时候，以汁一小盏，调下二钱。

又方。

梁上尘（一钱）　蒲黄（一钱）

右件药，同研匀。　都为一服，食前，以温水调下。

又方。

鸡子（一枚，敲破取黄）

右以温水调服之，不过三服。

又方。

浮萍草（曝干）

右捣细罗为散。　不计时候，以冷水调下二钱。　若小便不通利，流脓，服之亦佳。

治脬转，小便不得，经三四日困笃欲死方。

滑石（二两）　蒲黄（一两）

右捣细罗为散。　不计时候，以温水调下二钱。

又方。

盐（半斤，熬令热）

右以囊盛，熨小腹，须臾热彻便通。

又方。

车前草（一握，锉）

右以水一大盏，煎至七分，去滓，分为二服。

治遗尿诸方

　　夫遗尿者，此由膀胱虚冷，不能制约于水故也。　膀胱为足太阳，肾为足少阴，二经为表里，肾主水，肾气下通于阴，小便者水液之余也，膀胱为津液之腑，腑既虚冷，阳气衰弱，不能制约于水，故令遗尿也。　诊其脉，来过寸口入鱼者，遗尿，肝脉微滑者，遗尿，左手关上脉沉为阴，阴绝者，无肝脉也，若遗尿，尺脉实，腹牢痛，小便不禁，尺中虚，小便不禁，痛病，小便不禁，脉当沉滑而久[46]浮大，其色当黑而反黄者，此土之克水，为逆不可治也。

治遗尿恒涩，戎盐散方。

戎盐（三分）　甘草（半两，炙微赤，锉）　蒲黄（一两）　白矾（三分，烧令汁尽）　龙骨（一两）　鹿角胶（二两，捣碎，炒令黄燥）

右件药，捣细罗为散。　每于食前，煎枣汤调下二钱。

治遗尿，尿血，宜服此方。

牡蛎（二两，烧为粉）　鹿茸（二两，去毛，涂酥，炙微黄色）　阿胶（二两，捣碎，炒令黄燥）　桑木耳（一两，微炙）

右件药，捣细罗为散。　每于食前，以粥饮调下二钱。

治遗尿，小便涩，泽泻散方。

泽泻（一两）　牡丹（一两）　牡蛎（一两，烧为粉）　鹿茸（一两，去毛，涂酥炙微黄）　桑螵蛸（一两，微炒）　阿胶（一两，捣碎，炒令黄燥）　赤茯苓（一两）

右件药，捣细罗为散。　每于食前，以酒调下二钱。

又方。

桑耳（一两，微炙）　牡蛎（一两，烧为粉）　白矾（一两，烧令汁尽）

右件药，捣细罗为散。　每于食前，以温酒调下二钱。

又方。

汉防己（一两）　葵子（一两）　防风（一两）

右件药，捣筛为散。　每服三^㊼钱，以水一中盏，煎至六分，去滓，每于食前温服。

治遗尿不禁方。

右用羊肚系盛水令满，急系两头，煮烂，开，取水顿服。

又方。

鸡肶胵（十枚，炙令微黄）

右捣细罗为散。　每于食前，以温酒调下二钱。

又方。

雄鸡肠（一具，炙黄）

右捣细罗为散。　每于食前，以温浆水调下一钱，云向北斗服之更良。

又方。

右用小豆叶，捣取汁，空腹温服一小盏。

又方。

当归（一两，锉）

右以酒二大盏，煎取汁一盏，顿服。

治大便不通诸方

夫大便不通者，是三焦五脏不和，冷热不调，热气遍入肠胃，津液竭燥，故令糟粕否结，壅塞不通也。

治大便不通，下焦伤热壅闷，大黄散方。

川大黄（一两，锉碎，微炒）　槟榔（一两）　木香（半两）　川芒硝（一两）　枳壳（一两，麸炒微黄，去瓤）　子芩（半两）

右件药，捣筛为散。　每服四钱，以水一中盏，入生姜半分、葱白七寸，煎至六分，去滓，空腹温服，如未通晚再服。

治肠胃积滞，大便不通，气壅上奔，宜服大戟圆方。

大戟（一两，锉碎，微炒）　川大黄（二两，锉碎，微炒）　木香（半两）　羌活（一两）　陈橘皮（一两，汤浸去白瓤，焙）　桑根白皮（一两，锉）　牵牛子（四两，微炒，别捣罗取末二两）

右件药，捣罗为末，入牵牛子末，同研令匀，炼蜜和圆，如梧桐子大。　每于空心，以生姜汤下二十圆。

治大便不通，脐腹妨闷，不下饮食，偏[48]**宜服此方。**

乌巢子（二两）　木香（一两）　芎䓖（一两）　青橘皮（一两，汤浸去白瓤，焙）　川大黄（三[49]两，锉碎，微炒）

右件药，捣罗为末，炼蜜和捣百余杵，圆如梧桐子大。　食前，煎葱白生姜汤下二十圆。

治大便不通，腹内壅闷，喘息促，宜服此方。

川大黄（二两，锉碎，微炒）　川芒硝（一两）　桑根白皮（一两，锉）　大麻仁（一两，别研）

右件药，捣罗为末，入麻仁令匀，炼蜜和捣一二百杵，圆如梧桐子大。　每于食前，以温生姜汤下三十圆，以利为度。

治大肠结实，枳壳圆方。

枳壳（一两，麸炒微黄，去瓤）　川大黄（一两，锉碎，微炒）　川芒硝（一两）

右件药，捣罗为末，炼蜜和圆，如梧桐子大。　每于食前，以生姜汤下三十圆。

治干粪塞肠，癥肠胀痛不通方。

毛桃花（一两，湿者）　面（三两）

右件药，和面作馄饨，熟煮。　空腹食之，至日午后，腹中如雷鸣，当下恶物为效。

治大便不通，十日秘者方。

枣（一枚，去核）　腻粉（一钱）

右以腻粉，内于枣中，和白面裹之，于火上炙令熟，碾罗为末。　以煎汤调顿服之，立效。

治大便旬日不通方。

鼠粪（二枚）　白胶香（半枣大）

右件药，细研，入水少许，和圆如枣核大，以油涂，内谷道中，良久便通，神妙。

又方。

腻粉（一分）　黄丹（一钱）

右件药，同研令匀。　每服，以粥饮调下一钱，不过三服效。

治大便秘涩不通方。

右用大麻子烂研，以米相和，煮粥食之良。

又方。

蜣螂（微炒，去翅足）

右捣罗为末，以热酒调下一钱。

又方。

牵牛子（二两，一半微炒，一半生用）

右捣细罗为散。　每服，以生姜汤调下二钱，良久，以热茶投。

又方。

皂荚（二挺，去黑皮，微炙黄）

右捣罗为末，炼蜜和圆，如梧桐子大。 每服空心，以温水下三十圆。

又方。

巴豆（一枚，去皮，以油烧焦去心膜）

右以粳米饭二十粒同研熟，圆如绿豆大。 每服，以温水下三圆，如人行十里当通，未通即再服。

又方。

右用瓜蒂五枚，捣罗为末，以绵裹，内下部中，即通。

又方。

槟榔（半两）

右捣罗为末。 以童子小便一大盏，煎至六分，入葱白二[50]寸，盖定良久，去葱顿服。

治大便难诸方

夫大便难者，由五脏不调，阴阳偏有虚实，谓二焦不和，则冷热并结故也。 胃为水谷之海，水谷之精化为荣卫，其糟粕，行之于大肠以出也。五脏三焦既不调和，冷热壅涩，结在肠胃之间，其肠胃本实，而又为冷热之气所并，结聚不宣，故令大便难也。

治身有大热，热毒流于四肢，骨节急痛不可忍，腹中烦满，大便涩难， 大黄饮子方。

川大黄（一两，锉碎，微炒） 杏仁（一两，汤浸去皮尖双仁，麸炒微黄） 栀子仁（一两） 川升麻（一两） 枳实（一两，麸炒微黄）黄芩（一两） 生地黄（二两） 人参（半两，去芦头） 甘草（半两，炙微赤，锉）

右件药，细锉和匀。 每服半两，以水一大盏，入生姜半分、豉半合，煎至五分，去滓，空腹温服。

治五实病，大便难，宜服此方。

川大黄（二两，锉碎，微炒） 郁李仁（一两，汤浸去皮，微炒）

川朴硝（二^㉛两半）　吴茱萸（半两，汤浸七遍，焙干微炒）

右件药，捣细罗为散。　每于食前，以蜜水调下三钱，以利为度。

治大便难，五脏气壅，三焦不和，热结秘涩，麻仁圆方。

大麻仁（二两）　川大黄（一两，锉碎，微炒）　枳壳（一两，麸炒微黄，去瓤）　赤芍药（一两）　郁李仁（一两，汤浸去皮，微炒）　川芒硝（一两）　槟榔（一两）

右件药，捣罗为末，炼蜜和捣三二百杵，圆如梧桐子大。　每服空心，以生姜汤下三十圆，晚再服之。

治宿食不消，大便难，宜服此方。

川大黄（二两，锉碎，微炒）　甜葶苈（一两，隔纸炒令紫色）　川芒硝（一两）　杏仁（一两，汤浸去皮尖双仁，麸炒微黄）　青橘皮（一两，汤浸去白瓤，微炒^㉜）

右件药，捣罗为末，炼蜜和圆，如梧桐子大。　每服空心，以生姜汤下三十圆，晚再服之。

治肠胃冷热不和，大便难秘，食饮不消，心腹妨闷，槟榔圆方。

槟榔（一两）　诃黎勒皮（一两）　柴胡（三分去苗）　桂心（一两）　草豆蔻（半两，去皮）　木香（半两）　郁李仁（一两，汤浸七遍，微炒）　川大黄（一两，锉碎，微炒）　吴茱萸（半两，汤浸七遍，微炒）

右件药，捣罗为末，炼蜜和圆，如梧桐子大。　每服食前，以生姜汤下二十圆。

治脾胃不和，常患大便坚难，宜服此方。

川大黄（二两，锉碎，微炒）　枳实（一两，麸炒微黄）　大麻仁（二两，锉^㉝，捣如膏）　赤芍药（二两）　厚朴（二两，去粗皮，涂生姜汁，炙令香熟）

右件药，捣罗为末，研入麻仁令匀，炼蜜和捣三二百杵，圆如梧桐子大。　每服空心，以生姜汤下三十圆，晚食前再服，以利为度，强羸临时加减。

治大便卒不通诸方

夫大便卒不通者，由五脏气不调，阴阳偏，有虚实，三焦不和，冷热并结故也。胃为水谷之海，化谷精之气，流行荣卫，其糟粕传行大肠出焉，五脏三焦既不调和，冷热壅涩，结在[59]肠胃，其肠胃本实，而又冷热气相并，津液枯竭，肠胃中干涩，故令大便卒不通也。

治大便卒不通，心神烦闷，坐卧不安，宜服牵牛子圆方。

牵牛子（二两，微炒）　川朴硝（一两）　大麻仁（一两）　川大黄（一两，锉碎，微炒）　甘遂（半两，煨令黄）　木香（一两）

右件药，捣罗为末，炼蜜和捣三二百杵，圆如梧桐子大。每服空心，以生姜汤下二十圆，如人行十里当通，如未通，即再服。强羸人加减服之。

治大便卒不通，心腹气满闷，木香圆方。

木香（一两）　槟榔（一两）　川大黄（一两，锉碎，微炒）　桂心（半两）　巴豆霜（一分）　川乌头（半两，炮裂，去皮脐）

右件药，捣罗为末，研入巴豆霜令匀，炼蜜和圆，如梧桐子大。每服空心，以橘皮汤下三圆，未效，加至五圆。

治大肠卒不通，腹胁胀满，气上冲心膈，宜服槟榔散方。

槟榔（一两）　枳壳（一两，麸炒微黄，去瓤）　牵牛子（一两，微炒）　桑根白皮（一两，锉）　川大黄（一两，锉碎，微炒）　郁李仁（一两，汤浸去皮尖，微炒）　陈橘皮（一两，汤浸去白瓤，焙）

右件药，捣粗罗为散。每服四钱，以水一中盏，煎至六分，去滓，温服，如人行十里再服。

治大便卒不通，气上奔心膈，宜服此方。

皂荚（一两，去黑皮涂酥，炙黄焦，去子）　巴豆霜（一分）　阿魏（半两，面裹煨令面熟为度）　五灵脂（一两）

右件药，捣罗为末，研入巴豆霜令匀，炼蜜和圆，如绿豆大。每服空心，以温生姜汤下五圆，良久未效，再服七圆。

治大便卒不通，气闷绝方。

川大黄（半两，锉碎，微炒）　川朴硝（半两）

右件药，捣细罗为散。　每服，以温蜜水调下二钱。

治大便卒涩结不通方。

猪脂（一两）　葵子末（一两半）

右件药相和，圆如梧桐子大。　不计时候，以温水下三十圆，以通利为度。

又方。

羊蹄根（一两，锉）

右以水一大盏，煎取六分，去滓，温温顿服之。

又方。

大麻仁（一两）

右以熟汤一大盏，研滤取汁，分为二服。

又方。

吴茱萸（五十粒，生用）　栀子（十四枚）　川朴硝（一两）

右以水一大盏，煎取六分，去滓，下朴硝，空心，分为二服。

治关格大小便不通诸方

夫关格者，是大小便不通也，大便不通谓之内关，小便不通谓之外格，二便俱不通，故为关格也。　由阴阳不和，荣卫不通也。　阴气大盛，阳气不得营之，故曰关，阳气大盛，阴气不得营之，故曰格，阴阳俱盛，不得相营，曰关格，则阴阳气结，腹内胀满，气不行于大小肠，故关格，而大小便不通也。　又风邪在于三焦，三焦约痛，则小腹病，内闭，大小便不通，一日手足寒者，为三阴俱逆，三日死也。　诊其脉，来浮牢且滑直者，不得大小便也。

治风冷气入小肠，忽痛坚急，如吹状，大小便不通，或小肠有气结如升大，胀起，名为关格大小便不通，大黄散方。

川大黄（一两，锉碎，微炒）　苦参（一两，锉）　贝齿（一两，烧

为灰） 滑石（一两）

右件药，捣细罗为散。 不计时候，煮葵根汤调下二钱。

治大小便，气壅不利，胀满，关格不通，吴茱萸圆方。

吴茱萸（一分，汤浸七遍，焙干，微炒） 桂心（半两） 干姜（一分，炮裂，锉） 川大黄（一两，锉碎，微炒） 当归（半两，锉，微炒） 赤芍药（半两） 甘草（半两，炙微赤，锉） 芎䓖（半两） 人参（三分，去芦头） 细辛（三分） 真珠（三分，细研） 桃白皮（一两，锉）

右件药，捣罗为末，炼蜜和捣三二百杵，圆如梧桐子大。 每服，以生姜橘皮汤下三十圆，日三服，以通利为度。

又方。

木通（一两，锉） 川朴硝（一两） 郁李仁（一两，汤浸去皮，微炒） 黄芩（半两） 车前子（一两） 蘧麦花（半两）

右件药，捣粗罗为散。 每服四钱，以水一中盏，煎至六分，去滓，温服，日三四服。

治大小便关格不通，腹胀喘急，立效方。

水银（一分） 腻粉（一分） 滑石（一分）

右件药，一处研令水银星尽。 每服，以葱白汤调下一钱。

又方。

甘遂（半钱，煨令黄） 贝齿（一枚，烧为灰）

右件药，捣细罗为散。 都为一⑤服，用暖浆水一小盏调服，立效。

又方。

胡椒（二十颗，捣碎） 川朴硝（半两）

右件药，先以水一大盏，煎胡椒至六分，去滓，入硝更煎一两沸，放温，顿服神效。

又方。

腻粉（一钱） 生麻油（一合）

右件药相和，空腹服之。

治大小便，关格闭塞方。

右用蔓青子油一合，空腹服之即通，通后汗出勿怪。

治大小便关格不通，肚胀气筑心闷绝方。

右用乌臼树东面白皮，阴干，捣罗为末。 如五七日不通，以熟水调下二钱。 如急用，火上焙干为妙。

又方。

蜀葵花（一两，烂捣）　麝香（半钱，细研）

右相和，以水一大盏，煎至五分，去滓，服之，如无花，即取根拍破用之。

治大小便关格不通，经三五日方。

右用无蚛皂荚烧灰，细研。 以粥饮调下三钱，立通。

治大小便难诸方

夫大小便难者，由冷热不调，大小肠有游气，游气在于肠间，搏于糟粕，小便不得通流，故大小便难也。 诊其尺脉，滑而浮大，此为阳干于阴，其人若小腹痛满，不能尿，尿即阴中痛，大便亦然也。

治大小便难，心腹满闷，不能可过^⑯，宜服大黄散方。

川大黄（二两，锉碎，微炒）　川芒硝（二两）　赤芍药（半两）大麻仁（二两）　桑根白皮（一两，锉）　蘧麦（一两）　防葵（一两）榆白皮（一两，锉）

右件药，捣粗罗为散。 每服四钱，以水一中盏，煎至六分，去滓，空腹温服，如人行十里再服，以大小便利为度。

治大小便难，腹胁胀满，气急，白术散方。

白术（一两）　牵牛子（一两，微炒）　木通（一两，锉）　川大黄（一两，锉碎，微炒）　陈橘皮（半两，汤浸去白瓤，焙）　槟榔（一两）　川朴硝（一两）

右件药，捣粗罗为散。 每服四钱，以水一中盏，煎至六分，去滓，空腹温服，如人行十里再服，以利为度。

治大小便难，宜服此方。

木通（一两，锉）　川朴硝（一两）　车前子（一两）　黄芩（一

两）　郁李仁（一两，汤浸去皮，微炒）

右件药，捣粗罗为散。　每服四钱，以水一中盏，煎至六分，去滓，每于食前温服。

治大小便难，脐腹妨闷，赤芍药圆方。

赤芍药（半两）　桂心（半两）　羌活（半两）　川大黄（一两，锉碎，微炒）　郁李仁（一两，汤浸去皮，微炒）　川芒硝（一两）　槟榔（一两）　大麻仁（二两）

右件药，捣罗为末，炼蜜和捣三二百杵，圆如梧桐子大。　每服空腹，以温水下三十圆，晚再服。

治大小便难，腹肚胀满，短气，宜服此方。

荆芥（一两）　䗪虫（三十枚，微炒）　川大黄（二两，锉碎，微炒）芎䓖（一两）　蒲黄（一两）　当归（一两，锉，微炒）　桂心（一两）甘草（半两，炙微赤，锉）　桃仁（四十枚，汤浸去皮尖双仁，麸炒微黄）

右件药，捣罗为末，炼蜜和捣百余杵，圆如梧桐子大。　不计时候，煎生姜葱白汤下三十圆。

治大小便难，腹中有燥粪，寒热烦迫，短气汗出，腹满，宜服此方。

葛根（一两，锉）　猪膏（一两）　川大黄（一两，锉碎，微炒）

右件药，以水二大盏，煎葛根、大黄，取汁一盏半，去滓，下猪膏，煎取一盏，分为二服。

治大小便难，神效方。

木香（半两）　青黛（半两）　麻油（二合）

右件药，以水一大盏，同煎令水尽，唯有油，去滓，分为二服，如人^①十里服尽。

又方。

茺实末（半两）

右分二服，以新汲水调下。

【校注】

① 一：日本抄本作“二”。　　② 三：日本抄本作“二”。

③ 𪊦（xiàn 现）：小束也。

④ 晓：日本抄本作"晚"字。义长可从。

⑤ 当：日本抄本作"常"字。

⑥ 一：其下日本抄本作"中"字。

⑦ 三：日本抄本作"二"。

⑧ 二：日本抄本作"三"。

⑨ 三：据文义当为"二"。

⑩ 一：日本抄本作"二"。

⑪ 二：据文义当为"三"。

⑫ 于：日本抄本作"涩"字。

⑬ 二：日本抄本作"三"。

⑭ 火：日本抄本作"失"字。义长可以。

⑮ 宜：其下日本抄本有"服"二字。

⑯ 升：日本抄本作"斤"字。

⑰ 地蘤花：各版本均无剂量，待考。

⑱ 一：日本抄本作"二"。

⑲ 二：日本抄本作"三"。

⑳ 二：日本抄本作"三"。

㉑ 一：日本抄本作"二"。

㉒ 二：日本抄本作"三"。

㉓ 合：日本抄本作"令"字。

㉔ 合：日本抄本作"两"字。

㉕ 一：日本抄本作"二"。

㉖ 炒令：其下日本抄本有"热"字。

㉗ 月：据文义应为"胱"。

㉘ 食：据文义当为"良"。

㉙ 一：日本抄本作"二"。

㉚ 三：日本抄本作"四"。

㉛ 错：据文义当为"锉"。

㉜ 一两半：日本抄本作"一两"。

㉝ 草：日本抄本作"叶"字。

㉞ 致：日本抄本作"故"。

㉟ 三：日本抄本作"二"。

㊱ 两：日本抄本作"钱"字。

㊲ 烧：其下日本抄本有"为粉"二字。

㊳ 圆：日本抄本作"散"字。

㊴ 一：日本抄本作"二"。

㊵ 二：日本抄本作"一"。

㊶ 一：日本抄本作"二"。

㊷ 合：日本抄本作"两"字。

㊸ 二：日本抄本作"三"。

㊹ 张：据上下文义疑为"胀"。

㊺ 二：日本抄本作"三"。

㊻ 久：据文义应为"反"。

㊼ 三：日本抄本作"二"。

㊽ 偏：日本抄本作"徧"字。

㊾ 三：日本抄本作"二"。

㊿ 二：日本抄本作"三"。

51 二：日本抄本作"一"。

52 微炒：日本抄本作"焙"字。

53 铧：日本抄本作"别"字。

54 在：日本抄本作"有"字。

55 一：日本抄本作"二"。

56 过：日本抄本作"遍"字。

57 人：其下日本抄本有"行"字。

卷第五十九

治水谷痢诸方

夫水谷痢者，由体虚，腠理开，血气虚，春伤于风邪之气，留在肌肉之内，后遇脾胃大肠虚弱，而邪气乘之，故为水谷痢也。胃者，脾之腑也，为水谷之海，脾者，胃之脏也，其候身之肌肉，而脾气主消水谷，水谷消，其精化为荣卫，以养脏腑，充实肌肤。大肠肺之腑也，为传导之府，化物出焉，水谷之精，化为血气，行于经脉，其糟粕行于大肠也，肺与大肠为表里，而肺主气，其候身之皮毛，春阳气虽在表，而血气尚弱，其饮食居处，运动劳役，血气虚者，则为风邪所伤，客在肌肉之间，后因脾胃气虚，风邪又乘虚而进入肠胃，其脾气虚弱者，不能化于水谷，故糟粕不结聚，而变为水谷痢也。

治水谷痢，腹内疼痛，两胁虚胀，不思饮食，厚朴散方。

厚朴（一①两，去粗皮，涂生姜汁，炙令香熟）　木香（半两）　人参（半两，去芦头）　诃黎勒（三分，煨用皮）　干姜（半两，炮裂，锉）　陈橘皮（一两，汤浸，去白瓤，焙）　当归（半两，锉，微炒）　地榆（三分，锉）　附子（一两，炮裂，去皮脐）

右件药，捣筛为散。每服三钱，以水一中盏，煎至五分，去滓，不计时候稍热服。

治水谷痢，心腹胀满，不能饮食，宜服肉豆蔻散方。

肉豆蔻（一两，去壳）　木香（一两）　甘草（半两，炙微赤，锉）　干姜（一两，炮裂，锉）　厚朴（一两，去粗皮，涂生姜汁，炙令香熟）

右件药,捣筛为散。每服三钱,用水一中盏,入枣三枚,煎至六分,去滓,不计时候稍热服。

治水谷痢不止,腹内疼痛,草豆蔻散方。

草豆蔻(一两,去皮) 白石脂(一两) 当归(一两,锉,微炒) 干姜(一两,炮裂,锉)

右件药,捣细罗为散。每服,不计时候,以粥饮调下二钱。

治水谷痢,无问老小^②,日夜百余行,神妙橡实散方。

橡实(二两) 干楮叶(一两,炙)

右件药,捣细罗为散。每服,不计时候,煎乌梅汤调下一钱。

治水谷痢,日夜百度,马蔺散方。

马蔺子(一两,微炒) 干姜(一两,炮裂,锉) 黄连(一两,去须,锉,微炒)

右件药,捣细罗为散。不计时候,以粥饮调下二钱。

又方。

橡斗(五枚,盛莨菪子总^③满,炒黑) 龙骨(半两) 柿蒂(七枚)

右件药,捣细罗为散。不计时候,以粥饮调下一钱。

治水谷痢,腹胁虚胀,时复疼痛,不欲饮食,诃黎勒圆方。

诃黎勒(一两,煨,用皮) 干姜(三分,炮裂,锉) 当归(一两,锉,微炒) 黄连(一两,去须,微炒) 白术(一两) 木香(三分,锉) 厚朴(一两,去粗皮,涂生姜汁,炙令香熟)

右件药,捣罗为末,炼蜜和捣三二百杵,圆如梧桐子大。每服,不计时候,以粥饮下三十圆。

治水谷痢,脐腹冷痛,日夜数行,四白圆方。

白石脂(二两) 白矾^④(一^⑤两,烧灰) 白龙骨(二两) 胡粉(二^⑥两,炒黄)

右件药,捣研为末,用粳米饭,和捣一二^⑦百杵,圆如梧桐子大。每于食前,以粥饮下三十圆。

治水谷痢,日夜数^⑧,腹内疼痛,龙骨圆方。

龙骨(三分) 艾叶(一两,微炒) 赤石脂(三分) 白矾(二两,烧令汁尽) 黄连(三分,去须,微炒) 当归(三分,锉碎,微炒) 附子(一两,炮裂,去皮脐)

右件药，捣罗为末，炼蜜和捣三二百杵，圆如梧桐子大。 每于食前，以粥饮下三十圆。

治水谷痢及冷气，腹肚虚鸣，菖蒲圆方。

菖蒲（三两） 干姜（一两半，炮裂，锉）

右件药，捣罗为末，用粳米饭和圆，如梧桐子大。 每于食前，以粥饮下三十圆。

又方。

龙骨末（三两） 巴豆（二七粒，去心皮研，压去油）

右以粟米稠粥和圆，如麻子大。 每服，以陈米粥饮下三圆，如或微转，即以井华水下。

治水谷痢久不止，腹胁妨闷，不欲饮食方。

诃黎勒（二两，煨用皮） 草豆蔻（二两，去皮）

右件药，捣筛为散。 每服三钱，以水一中盏，煎至五分，去滓，不计时候温服。

治水谷痢，久不止方。

胡粉⑨

右以枣肉和捣，作饼子，急火中烧令赤，即出置地上，以碗合之，勿令风入，待冷细研。 食前，以粥饮调下半钱。

又方。

黄牛角䚡（用白矾填满，烧为灰，细研）

右件药，每于食前，以粥饮调下二钱。

治赤痢诸方

夫赤痢者，由肠胃虚弱，风邪所伤，则夹热，热乘于血，则流渗入肠，与痢相杂下，故为赤痢也。

治赤痢，腹中疼痛，小便涩，口干烦热，犀角散方。

犀角屑（三分） 木香（半两） 黄芩（一两半） 地榆（三分，锉） 黄连（一两，去须，微炒） 当归（一两，锉，微炒）

右件药，捣筛为散。 每服三钱，以水一中盏，煎至五分，去滓，不计时候稍热服。

治赤痢多，腹痛不可忍，赤芍药散方。

赤芍药（二两） 黄柏（二两，以蜜半合涂，炙令尽，锉）

右件药，捣筛为散。 每服三钱，以淡浆水一中盏，煎至五分，去滓，不计时候稍热服。

治赤痢烦渴，腹痛不欲饮食，龙骨散方。

龙骨（一两） 黄连（一两，去须，微炒） 地榆（一两，锉） 当归（一两，锉，微炒） 犀角屑（半两） 黄芩（一两） 阿胶（一两，捣碎，炒令黄燥）

右件药，捣细罗为散。 每服，不计时候，以粥饮调下二钱。

治赤痢，远年不差方。

地榆（一两，锉） 鼠尾草（一两）

右件药，捣细罗为散。 每于食前，以粥饮调下二钱。

又方。

鼠尾草（一两） 秦皮（一两） 蔷薇根（一两，锉） 槲树皮（一两，炙黄）

右件药，捣细罗为散。 每于食前，以粥饮调下二钱。

治赤痢，腹痛不可忍，艾叶圆方。

艾叶（一两，微炒） 黄连（一两，去须，微炒） 木香（一两） 地榆（一两，锉） 伏龙肝（一两） 阿胶（一两，捣碎，炒令黄燥） 当归（一两，锉，微炒） 赤芍药（一两） 黄芩（一两）

右件药，捣罗为末，炼蜜和捣三二百杵，圆如梧桐子大。 每服，不计时候，以粥饮下三十圆。

又方。

寒水石（一分） 砒霜（半分）

右件药，细研如粉，以软粟米饭和圆，如绿豆大。 每于食前，以冷甘草汤下三圆。 忌食热物。

又方。

右用牛角䚡烧为灰，细研。 每于食前，以粥饮调下二钱。

又方。

黄连（二两，去须，锉，微炒）　当归（一两，锉，微炒）

右以水酒共三大盏，煎取一大盏半，去滓。食前分温三服。

治白痢诸方

夫白痢者，由肠虚而冷气客之，搏于肠间，津液凝滞成白，故为白痢也。

治白痢腹痛不止，当归散方。

当归（一两，锉，微炒）　乌梅肉（二两，微炒）　阿胶（一两，捣碎，炒令黄燥）　干姜（一两，炮裂，锉）　甘草（半两，炙微赤，锉）白术（一两）　赤芍药（一两）　附子（一两，炮裂，去皮脐）　厚朴（一两半，去粗皮，涂生姜汁，炙令香熟）

右件药，捣筛为散。每服四钱，以水一中盏，煎取六分，去滓，不计时候稍热服。

治白痢，四肢不和，腹内疠痛，厚朴散方。

厚朴（二⑩两，去粗皮，涂生姜汁，炙令香熟）　地榆（一两，锉）当归（一两，锉，微炒）　黄连（一两，去须，微炒）　赤芍药（半两）赤石脂（二两）　禹余粮（二两，烧醋淬三遍）　干姜（一两，炮裂，锉）　吴茱萸（半两，汤浸七遍，焙干微炒）

右件药，捣细罗为散。每服，不计时候，以粥饮调下二钱。

治白痢，腹内疠痛，行数极多，色白如泔淀，不欲饮食，马蔺子散方。

马蔺子（二两，微炒）　地榆（一两）　厚朴（一两半，去粗皮，涂生姜汁，炙令香熟）　艾叶（一两，微炒）　赤石脂（二两）　龙骨（二两）　当归（一两，锉，微炒）　肉豆蔻（一两，去壳）　白术（一两）

右件药，捣细罗为散。每服，不计时候，以粥饮调下二钱。

治白痢腹痛，胸膈痞满，不能饮食，诃黎勒散方。

诃黎勒（一两半，煨用皮）　木香（三两）　附子（一两，炮裂，去皮脐） 干姜（一两，炮裂，锉） 厚朴（二两，去粗皮，涂生姜汁，炙令香熟） 枳实（一两，麸炒微黄） 白茯苓（一两） 甘草（半两，炙微赤，锉） 当归（一两，锉，微炒）

右件药，捣细罗为散。 每服，不计时候，以粥饮调下二钱。

治白痢，心腹胀满，不能饮食，肉豆蔻散方。

肉豆蔻（一两，去壳） 厚朴（三两，去粗皮，涂生姜汁，炙令香熟） 甘草（半两，炙微赤，锉） 诃黎勒（一两半，煨用皮） 干姜（一两，炮裂，锉） 陈橘皮（一两，汤浸去白瓤，焙）

右件药，捣细罗为散。 每服，不计时候，以粥饮调下二钱。

治白痢，腹痛不能饮食，龙骨散方。

龙骨（一两） 厚朴（二两，去粗皮，涂生姜汁，炙令香熟） 赤石脂（一两） 当归（二两，锉碎，微炒） 白术（一两） 吴茱萸（三分，汤浸七遍，焙干微炒）

右件药，捣细罗为散。 每服，不计时候，以粥饮调下二钱。

治白脓痢，昼夜无数，牡蛎散方。

牡蛎（一两，烧为粉） 龙骨（一两） 乌梅肉（半两） 白头翁（半两） 女萎（半两） 黄连（半两，去须，微炒） 当归（半两，锉碎，微炒） 甘草（半两，炙微赤，锉）

右件药，捣细罗为散。 每于食前，以粥饮调下二钱。

治白痢腹痛，不思饮食，瘦瘁骨立，宜服黄连圆方。

黄连（一两，去须，微炒） 干姜（一两，炮裂，锉） 厚朴（一两，去粗皮，涂生姜汁，炙令香熟） 神曲（一两，炒令微黄） 禹余粮（一两，烧醋粹三遍） 赤石脂（二两） 当归（一两，锉碎，微炒） 酸石榴皮（一两） 川乌头（一两，炮裂，去皮脐）

右件药，捣罗为末，以醋煮曲糊和圆，如梧桐子大。 每服，不计时候，以艾汤下三十圆。

治白痢，食不消化，乌梅圆。

乌梅肉（二两，微炒） 艾叶（二两，微炒） 黄柏（二两，微炙，锉） 甘草（一两，炙微赤，锉）

右件药，捣罗为末，炼蜜和圆，如梧桐子大。 每于食前，以粥饮下三十圆。

治赤白痢诸方

夫痢者，皆由荣卫不足，肠胃虚弱，冷热之气，乘虚入客于肠间，虚则泄，故为痢也。 然其痢而有赤白者，是热乘于血，血渗肠内则赤也。冷气入肠，搏于肠间，津液凝滞则白也。 冷热相交，故赤白相杂，重者状如脓涕，而血杂之，轻者白脓上有赤脉薄血，状如鱼之脑，世谓之鱼脑痢也。

治赤白痢，腹中疼痛，口干，或作寒热，黄连散方。

黄连（三分，去须，微炒） 白术（半两） 黄芩（半两） 当归（三分，锉，微炒） 乌梅肉（半两，微炒） 干姜（半两，炮裂，锉）阿胶（一两，捣碎，炒令黄燥） 甘草（半两，炙微赤，锉）

右件药，捣筛为散。 每服三钱，以水一中盏，煎至五分，去滓，不计时候稍热服。

治赤白痢，腹中疠痛，时作寒热，阿胶散方。

阿胶（半两，捣碎，炒令黄燥） 甘草（半两，炙微赤，锉） 附子（一两，炮裂，去皮脐） 黄连（一两，去须，微炒） 当归（半两，锉，微炒）

右件药，捣筛为散。 每服三钱，以水一中盏，煎至五分，去滓，不计时候稍热服。

治赤白痢，地榆散方。

地榆（一两半，锉） 樗树白皮（一两，炙微黄，锉） 白术（三分） 当归（三分，锉，微炒）

右件药，捣筛为散。 每服三钱，以水一中盏，煎至五分，去滓，不计时候稍热服。

治赤白痢，无问日数，老小并宜，服此干姜散方。

干姜（二两，炮裂，锉） 栀子仁（十四枚）

右件药，捣筛为散。每服三钱，以水一中盏，入薤白七茎、豉半合，煎至五分，去滓，不计时候稍热服。

治赤白痢，日夜不绝，赤石脂散方。

赤石脂（一两）　龙骨（一两）　阿胶（一两，捣碎，炒令黄燥）地榆（一两）　厚朴（一两，去粗皮，涂生姜汁，炙令香熟）　诃黎勒（一两，煨用皮）　当归（一两，锉，微炒）　干姜（一两，炮裂，锉）黄连（一两，去须，微炒）

右件药，捣细罗为散。每服，不计时候，以粥饮调下二钱。

治赤白痢，内补散方。

黄连（一两，去须，微炒）　甘草（半两，炙微赤，锉）　干姜（半两，炮裂，锉）　紫笋茶（半两，微炒）

右件药，捣细罗为散。每服，不计时候，以粥饮调下二钱。

治赤白痢，日夜行数不减，宜服此石榴皮散方。

醋石榴皮（一两）　龙骨（一两，烧过）　诃黎勒（一两，煨用皮）

右件药，捣细罗为散。每服，不计时候，以粥饮调下二钱。

治赤白痢不止，多渴，附子散方。

附子（一枚，生，去皮脐）　乌梅（二枚）

右件二味，各烧令半生半熟，捣细罗为散。每于食前，以粥饮调下一钱。

治赤白痢，日夜不禁，宜服橡实散方。

橡实（一两）　醋石榴皮（一两，微炒）　黄牛角䚡（一两，烧灰）

右件药，捣细罗为散。不计时候，以粥饮调下二钱。

治赤白痢，冷热未调，下痢不止，枳壳散方。

枳壳（三分，麸炒，去瓤）　厚朴（三分，去粗皮，涂生姜汁，炙令香熟）　甘草（三分，炙微赤，锉）　臭椿根（三分，炙黄，锉）　地榆（三分，锉）　紫草（三分）

右件药，捣细罗为散。每服，不计时候，以粥饮调下二钱。

治痢，白多赤少，没石子散方。

没石子（半两）　黄连（一两，去须，微炒）　干姜（一两，炮裂，锉）　白茯苓（半两）　厚朴（一两，去粗皮，涂生姜汁，炙令香熟）

当归（一两，锉，微炒）

右件药，捣细罗为散。每服，不计时候，用粥饮调下二钱。

治赤白痢及水谷冷热气痢并主之，白术圆方。

白术（三分） 赤石脂（三分） 犀角屑（三分） 干姜（半两，炮裂，锉） 厚朴（一两，去粗皮，涂生姜汁，炙令香熟） 龙骨（三分） 黄连（一两，去须，锉炒过） 乌梅肉（三分，微炒） 当归（三分，锉，微炒） 甘草（半两，炙微赤，锉）

右件药，捣罗为末，炼蜜和捣五七百杵，圆如梧桐子大。每于食前，以粥饮下三十圆。

治赤白痢，行数不减，时或口干发渴，乌梅散方。

乌梅肉（半两，微炒） 黄连（三分，去须，微炒） 干姜（半两，炮裂，锉） 诃黎勒（三分，煨用皮） 白矾（半两，烧灰）

右件药，捣细罗为散。每服，不计时候，以粥饮调下二钱。

治赤白痢，冷热相攻，腹中疞痛，宜服此方。

黄连（半两，去须，微炒） 芜荑（半两） 干姜（半两，炮裂，锉） 甘草（一分，炙微赤，锉）

右件药，捣细罗为散。每服，不计时候，以粥饮调下二钱。

治赤白痢，服诸药不效，宜服此麝香圆方。

麝香（一分） 绿豆粉（一分） 朱砂（半分） 巴豆（一分⑪，去皮心研，纸裹压去油用）

右件药，都细研，以粟米饭和圆，如绿豆大。空心，以冷粥饮下二圆子。当日忌食热物。

又方。

粉霜（二⑫钱） 腻粉（一⑬钱） 砒霜（一钱）

右件药，同研，以烧饭和圆，如黍米大。空心，以冷水下三圆。忌食热物。

又方。

黄丹（一两，炒令微紫色） 白面（半两） 巴豆（九枚，去心皮研，纸裹压去油）

右件药，以水一大盏，调搅候澄清，倾却上面者，用底下稠者，圆如绿豆大。 每服，以冷水下三圆。

又方。

干姜（半两，炮裂，锉）　雀粪（半两，微炒）

右件药，捣罗为末，用软饭和圆，如梧桐子大。 每服，不计时候，以粥饮下十圆。

又方。

川乌头（六枚，炮裂，去皮脐，为末）　巴豆（十四枚）

右件药，以巴豆于热油内煠⑭黄焦，去皮心，入乌头末，相和为末，用米醋一升，于铫子内，以慢火熬成膏，用寒食面，衬手⑮圆如绿豆大。 每服，以二宣汤下三圆。

又方。

定⑯粉（一两，炒令黄）　砒霜（一分）

右都研如粉，以饭和圆，如黍米大。 每服，以新汲水下二圆。 忌食热物。

治赤白痢神效方。

砒霜（半两）　附子（半两，去皮脐）　寒水石（一两）　定粉（一两）

右件药，并生用，同研令细，以水浸蒸饼和圆，如绿豆大。 每服，以冷水下三圆。 忌食热物。

又方。

川乌头末（一两）　黑豆末（一两）

右件药，用新汲水和圆，如绿豆大，朱砂末内滚过。 每服，以冷水下七圆。

又方。

黄丹（一两，炒令紫色）　黄连（一两，去须，微炒）

右件药，捣罗为末，以面糊和圆，如麻子大。 每服，煎生姜甘草汤下五圆。

治赤白痢，服药过度，未得痊减，宜服此方。

砒霜（半两）　粉霜（半两）　巴豆（一分，去心皮⑰研，纸裹压去油）

右件药，同研令细，以糯米粥和圆，如粟米大。 空心，以冷粥饮下一圆。 忌食热物。

治赤白痢，所下不多，遍数不减，宜服此方。

黄丹（一两，炒令紫色）　附子（一两，炮裂，去皮脐捣末）

右件药，用煮枣肉和圆，如梧桐子大。 每服，不计时候，以粥饮下十圆。

又方。

密陀僧（三两，烧令黄色）

右细研如粉。 每服一钱，以醋茶调下，日三服。

又方。

定粉（一钱，细研）

右以鸡子清和作饼子，用焙⑱灰火烧熟，碾为末。 空心，以冷水调下半钱。

治久赤白痢诸方

夫久赤白痢者，由冷热乘血，血渗于肠间，与肠间津液相杂而下，甚者肠虚不复，故赤白连滞，日久不差，脾胃虚弱，则变呕哕。 胃弱气逆故呕也，气逆，而外有冷折之，不通故哕，亦变为蟨虫，食人五脏也。

治久赤白痢不止，脐腹疙痛，木香散方。

木香（三分）　附子（一两半，炮裂，去皮脐）　黄连（一两，去须，微炒）　当归（一两，锉，微炒）　吴茱萸（半两，汤浸七遍，焙干微炒）　厚朴（三两，去粗皮，涂生姜汁，炙令香熟）

右件药，捣筛为散。 每服三钱，以水一中盏，煎至五分，去滓，不计时候稍热服。

治久赤白痢不止，樗树皮散方。

樗树皮（一两，炙黄，锉）　甘草（一分，炙微赤，锉）　川椒（五十粒，去目及闭口者，微炒去汗）

右件药，以水二大盏，浸一宿，煎至中盏内七分，去滓，食前分温二服。

治久赤白痢,腹痛不止,附子散方。

附子（一两，炮裂，去皮脐）　黄连（一两，去须，微炒）　诃黎勒（一两，煨用皮）　干姜（一两，炮裂，锉）　甘草（一两，炙微赤，锉）　密陀僧（一两，烧细研）

右件药，捣细罗为散。　每服，以粥饮调下二钱，日三四服。

治久赤白痢不止,腹中疼痛,白术散方。

白术（一两）　附子（一两，炮裂，去皮脐）　龙骨（二两）　黄连（一两，去须，微炒）　阿胶（二两，捣碎，炒令黄燥）　干姜（一两，炮裂，锉）　赤石脂（三两）　地榆（一两，锉）　当归（一两，锉，微炒）

右件药，捣细罗为散。　每服，不计时候，以粥饮调下二钱。

治久赤白痢,日夜无数,腹痛不可忍,乌贼鱼骨圆方。

乌贼鱼骨（三两，微炙，碎细）　樗根皮（二两，炙黄）　乱发灰（一两）　雀儿粪（一两，炒黄）　代赭（二两）　龙骨（二两）　白石脂（二两）

右件药，捣罗为末，用醋煮面糊和圆，如梧桐子大。　每服，不计时候，以粥饮下二十圆。

治久赤白痢不差,紫笋[19]茶散方。

紫笋茶（一两，捣为末）　腊月狗头骨（一两半，烧灰）

右件药，同细研令匀。　每服，不计时候，以粥饮调下二钱。

治久赤白痢,日夜不止,橡实散方。

橡实（一两）　干姜（一两，炮裂，锉）

右件药，捣细罗为散。　每服，不计时候，以粥饮调下二钱。

治久赤白痢,累医不效,肉豆蔻散方。

肉豆蔻（一两，去壳）　鹿角屑（一两，用酥炒令焦）　定粉（二分，炒令黄色）　密陀僧（三分，烧黄，细研）

右件药，捣细罗为散。　每服，不计时候，以粥饮调下一钱。

治久赤白痢,腹内冷痛,白多赤少,宜服厚朴散方。

厚朴(二两,去粗皮,涂生姜汁,炙令香熟)　木香(三分)　黄连(一两,去须,微炒)　吴茱萸(半两,汤浸七遍焙干,微炒)　干姜(半两,炮裂,锉)　当归(三分,锉,微炒)

右件药,捣细罗为散。　每服,不计时候,以粥饮调下二钱。

治久赤白痢不止,腹痛,不食,龙骨圆方。

龙骨(三分)　地榆(一两,锉)　赤石脂(三分)　没石子(三分)　艾叶(三分,微炒)　黄柏(三分,微炙,锉)　橡实(半两)　当归(三分,锉,微炒)　芎䓖(半两)

右件药,捣罗为末,炼蜜和捣三二百杵,圆如梧桐子大。　每服,不计时候,以粥饮下二十圆。

治久赤白痢,日夜无数,腹痛不可忍,代赭圆方。

代赭(二两)　黄柏(二两,涂蜜,炙微赤)　黄芪(一两半,锉)　龙骨(一两)　赤石脂(一两,烧赤投醋中滤出)　艾灰⑳(一两)　狗头骨灰(一两)

右件药,捣罗为末,炼蜜和圆,如梧桐子大。　每服,不计时候,以粥饮下二十圆。

治久赤白痢不差,日夜度数无恒,神效朱砂圆方。

朱砂(一分)　定粉(一分)　粉霜(一分)　巴豆(一分)

右件药,同研如面,用水浸蒸饼和圆,如绿豆大。　空心,以冷二宜汤下二圆。　忌食热物。

治久患赤白痢,抵圣圆方。

硫黄(半两)　密陀僧(一分,烧通赤)　白矾灰(半两)　寒水石(二两,烧通赤)

右件药,都研为末,以面糊和圆,如绿豆大。　每服,以冷水下五圆。

治久赤白痢不差,羸困,云实圆方。

云实(二合)　附子(一两,炮裂,去皮脐)　龙骨(一两末)　女萎(一两)

右件药,捣罗为末,煮枣肉和圆,如梧桐子大。　每服,不计时候,以粥饮下十圆。

又方。

黄连（三分，去须，微炒） 龙骨（三分） 白矾（一两，烧令汁尽） 胡粉（三㉑分，烧令黄色）

右件药，捣罗为末，炼蜜和圆，如梧桐子大。 每服，不计时候，以粥饮下二十圆。

又方。

赤鸟脚（四两） 附子（一两，炮裂，去皮脐） 干姜（一分，炮裂，锉）

右件药，捣罗为末，用醋煮面糊和圆，如绿豆大。 每服，以粥饮下十五圆。

又方。

白矾（二两） 黄丹（二两）

右件药，先捣白矾为末，布在铫子内，便以黄丹覆之，武火烧至沸定，却研为末，用软饭和圆，如梧桐子大。 每服，不计时候，以粥饮下十圆。

又方。

黄柏（三两，微炙，锉，捣罗为末）

右煨独头蒜令熟捣，圆如梧桐子大。 每服，不计时候，以粥饮下二十圆。

又方。

鼠尾草花

右捣末，每服不计时候，以粥饮调下一钱。

治久赤白痢及水泻方。

川乌头（二枚，一枚豆煮，一枚生用为末）

右以黑豆半合，入水同煮，黑豆熟为度，与豆同研烂，圆如绿豆大。每服，以黄连汤下五圆。

治血痢诸方

夫血痢者，由热毒皆渗血入于大肠故也。 血之随气，循环经络，通行脏腑，常无停积，则热毒气不能乘之，遇肠虚者，则血渗入于肠，肠虚则泄，故为血痢也。身热者死，身寒者生，诊其关上脉芤，大便去血，暴下血数升也。

治血痢，心神烦热，腹中痛，不纳饮食，茜根散方。

茜根（一两）　黄连（二两，去须，微炒）　地榆（一两，锉）　栀子仁（半两）　生干地黄（一两）　当归（一两，锉，微炒）　犀角屑（一两）　黄芩（一两）

右件药，捣筛为散。每服四钱，以水一中盏，入豉五十粒、薤白七寸，煎至六分，去滓，不计时候温服。

治热毒下痢黑血，脏腑疠痛，日夜百行，气息欲绝，黄连散方。

黄连（一两，去须，微炒）　龙骨（二两）　地榆（一两，锉）　阿胶（二两，捣碎，炒令黄燥）　当归（一两，锉，微炒）　栀子仁（半两）　赤芍药（一两）　黄芩（一两）

右件药，捣筛为散。每服四钱，以水一中盏，煎至六分，去滓，不计时候温服。

治热毒气㉒痢成片，脐下疠痛，阿胶散方。

阿胶（一两，捣碎，炒令黄燥）　川升麻（半两）　地榆（一两，锉）　黄连（一两，去须，微炒）　刺蓟（一两）　犀角屑（半两）　熟干地黄（一两）　栀子仁（一两）　当归（一两，锉，微炒）

右件药，捣筛为散。每服四钱，以水一中盏，入薤白七寸、豉一百粒，煎至六分，去滓，不计时候温服。

治血痢，止腹痛，除烦热口干，犀角散方。

犀角屑（一两）　阿胶（三分，捣碎，炒令黄燥）　黄连（一两，去须，微炒）　艾叶（半两，微炒）　伏龙肝（一两）　当归（半两，锉，微炒）

右件药，捣细罗为散。每服，不计时候，以粥饮调下二钱。

治血痢日夜不止，腹中疠痛，心神烦闷，黄柏散方。

黄柏（一两，炙微赤，锉）　当归（一两，锉，微炒）　黄连（一两，去须，微炒）　地榆（三分，锉）

右件药，捣细罗为散。每服，不计时候，以粥饮调下二钱。

又方。

醋石榴皮（一两）　枳壳（一两，麸炒微黄，去瓤）　当归（三分，锉，微炒）

右件药，捣细罗为散。　每服，不计时候，以粥饮调下二钱。

又方。

黄连（去须，微炒）　黄柏（炙微赤）　黄芩（各一两）

右件药，捣罗为末，炼蜜和圆，如梧桐子大。　每于食前，以粥饮下十五圆。

又方。

犀角屑（半两）　地榆（半两，锉）

右二味，以水二大盏，入蜜三合，煎至一盏，随大小增减服之。

又方。

熟干地黄　黄今㉓（各一分）

右件药，细锉，用水一大盏，煎至六分，去滓，分温二服。

又方。

黑木耳（一两）

右件药，用水二大盏，煮木耳令熟，先以盐醋食木耳尽，后服其汁，日二服。

又方。

右以生地黄汁三合，煎取二合，下蜜一合，搅令匀。　温服频服效。

又方。

芸苔捣绞取汁二合，蜜一合，同暖令温服之。

治血痢，百方无效，不问远近，宜服此方。

牛角䚡㉔（一两，烧灰）　大麦（二两，炒熟）

右件药，捣细罗为散。　每服，不计时候，以粥饮调下二钱。

又方。

当归（三分，锉，微炒）　黄连（一两，去须，微炒）　龙骨（二两）

右件药，捣细罗为散。　每服，不计时候，以粥饮调下二钱。

又方。

地榆（一两，锉）　甘草（半两，炙微赤，锉）

右件药，捣筛为散。　每服三钱，以水一中盏，煎至六分，去滓，不计时候温服。

又方。

黄连（一两，去须，微炒）　灶突墨（二两）　木香（半两）

右件药，捣细罗为散。　每于食前，以粥饮调下二钱。

又方。

黄连（二两，去须，微炒）

右捣罗为末，以鸡子白和作饼子，如二分厚，煿令干焦，细研为散。每服，不计时候，以粥饮调下一钱。

又方。

右以湿白纸二张，裹盐一匙，于猛火中烧作灰，细研。　分为三服，食前以粥饮调服之。

又方。

没石子（一两，细研）

右以软饭和圆，如小豆大。　每于食前，以粥饮下十圆。

又方。

右捣马齿叶汁三合，和蜜一匙，同暖服之。

又方。

乳腐（一两，切）

右以醋浆水一中盏，煎至半盏，去滓，温温服之。

又方。

扁竹汁四合，蜜一合，相和顿服之。

又方。

醋石榴一枚，和皮捣绞取汁，用蜜一合和，暖服之。

治久血痢诸方

夫久血痢者，由体虚受热，热折于血，血渗入肠，故成血痢。　热若不歇，胃虚不复，故为痢也。 血久不差㉕者，多变呕哕，及为湿䘌也。

治久血痢，心神烦热，腹内疼痛，不思饮食，犀角散方。

犀角屑（一分） 赤芍药（三分） 伏龙肝（三分） 川升麻（半两） 青橘皮（半两，汤浸去白瓤，焙） 当归（三分，锉，微炒） 黄连（三分，去须，微炒） 甘草（半两，炙微赤，锉） 木香（半两） 地榆（三分，锉）

右件药，捣筛为散。 每服四钱，以水一中盏，入生姜半分，煎至六分，去滓，不计时候温服。

治血痢，经年月不差，黄连散方。

黄连（一两㉖，去须，微炒） 黄柏 栀子仁 地榆 马蔺子 当归（锉，微炒） 黄芩 茜根 柏叶 （以上各一分）

右件药，捣筛为散。 每服半两，水一中盏，煎至六分，去滓，不计时候温服。

治久血痢不差，四肢黄瘦，腹内疼痛，木香散方。

木香（半两） 樗树皮（一两，炙黄，锉） 茜根（一两） 地榆（一两，锉） 甘草（半两，炙微赤，锉） 犀角屑（二分） 黄连（一两，去须，微炒） 当归（一两，锉，微炒）

右件药，捣粗罗为散。 每服三钱，以水一中盏，煎至六分，去滓，不计时候温服。

治久血痢不差，地榆散方。

地榆 臭椿树皮（炙） 狼牙 黄芩（以上各半两）

右件药，捣筛为散。 每服半两，以水一大㉗盏，煎至七分，去滓，不计时候，分温二服。

治久血痢，小腹结痛不可忍，艾叶散方。

艾叶（一两，微炒） 黄芩（一两） 赤芍药（一两） 地榆（半两，锉） 当归（一两半，锉，微炒）

右件药，捣筛为散。 每服三钱，以水一中盏，煎至五分，去滓，不计时候温服。

又方。

柏叶（二两） 地榆（一两，锉）

右件药，捣筛为散。每服三钱，以水一中盏，煎至六分，去滓，不计时候温服。

治久血痢不止，腹痛心烦，桑黄散方。

桑黄（一两，微炒）　地榆（三分，锉）　黄连（三分，去须，微炒）　当归（一两，锉，微炒）　黄芩（半两）　甘草（半两，炙微赤，锉）

右件药，捣筛为散。每服三钱，以水一中盏，煎至六分，去滓，不计时候温服。

治久血痢，连年不差，鼠尾草散方。

鼠尾草（四两）　地榆（三两）

右件药，细锉。每服半两，以水一大盏，煎至六分，去滓，不计时候，分温二服。

治久血痢不止，腹中疠痛，面黄羸瘦，当归散方。

当归（一两，锉，微炒）　樗树皮（一两，炙黄，锉）　黄连（一两，去须，微炒）　地榆（一两，锉）　艾叶（一两，微炒）　酸石榴皮（三分，烧灰）　阿胶（三分，捣碎，炒令黄燥）

右件药，捣细罗为散。每服，不计时候，以粥饮调下㉘。

治久血痢，日夜不止，宜服此樗树皮散方。

樗树皮（一两，炙黄，锉）　橡实（一两）　地榆（一两，锉）　黄连（一两，去须，微炒）　甘草（半两，炙微赤，锉）

右件药，捣细罗为散。每服，不计时候，以粥饮调下二钱。

又方。

香墨（二两）　木香（半两）

右件药，捣细罗为散。每服，不计时候，以粥饮调下一钱。

又方。

地肤子（一两）　地榆（三分，锉）　黄芩（三分）

右件药，捣细罗为散。每服，不计时候，以粥饮调下二钱。

治久血痢，腹内疼痛，四肢羸弱㉙，面色萎黄，阿胶圆方。

阿胶（三分，捣碎，炒令黄燥）　地榆（一两半，锉）　诃黎勒（三分，用皮）　熟干地黄（一两）　干姜（半两，炮裂，锉）　赤芍药（半

两） 黄连（一两，去须，微炒） 白术（半两） 艾叶（三分，微炒）
枳壳（半两，麸炒微黄，去瓤） 木香（半两） 当归（一两，锉，微
炒）

右件药，捣罗为末，炼蜜和捣三二百杵，圆如梧桐子大。 每服，不计
时候，以粥饮下三十圆。

治血[30]痢，久不效方。

构叶（一两） 橡斗子（半两） 缩砂（半两，去皮）

右件药，都微炒过，捣细罗为散。 每于食前，以粥饮调下二钱。

又方。

牡蛎（二两，烧为粉，细研）

右以枣肉和为团，入文火烧令黄色，细研。 每于食前，以粥饮调下一
钱。

又方。

当归（一两，细锉，微炒）

右以水一大盏，入生姜半分，煎至六分，去滓，食前稍热分为二服。

治脓血痢诸方

夫脓血痢者，为春时阳气在表，人运动劳役，腠理则开，血气虚者，
则伤于风，至夏又热气乘之，血性得热则流散，其遇大阳虚，血渗入焉，
与肠间津液相搏，积热蕴结，血化为脓，肠虚则泄，故成脓血痢也。 所
以，夏月多脓血痢者，由肠胃虚也，秋冬诊其脾脉微涩，为内溃多下脓
血，又脉悬绝则死，滑大则生，脉微小者生，急实者死，脉沉细虚迟者
生，数疾大而有热者死。

治下痢脓血，心腹疞痛不止，白矾散方。

白矾（一两，烧灰） 黄丹（一两半，微炒） 胡粉（二[31]两，炒令微
黄） 龙骨（一两半） 当归（一两，锉，微炒） 诃黎勒（一两，煨用
皮） 黄连（二[32]分，去须，微炒） 甘草（一分，炙微赤，锉）

右件药，捣细罗为散。每服，不计时候，以粥饮调下二钱。

治脓血痢，腹内疠痛，行数不恒，食饮不下，黄连散方。

黄连（一两，去须，微炒） 黄柏（一两，炙微赤，锉） 艾叶（一两，微炒㉝） 附子（一两，炮裂，去皮脐） 甘草（一两，炙微，赤锉） 乌梅肉（一两，微炒） 干姜（一两，炮裂，锉） 赤石脂（二两） 厚朴（一两，去粗皮，涂生姜汁，炙令香熟）

右件药，捣细罗为散。每服，不计时候，以粥饮调下二钱。

治脓血痢，绕脐疼痛，阿胶散方。

阿胶（二两，捣碎，炒令黄燥） 当归（一两，锉，微炒） 黄连（一两，去须，微炒） 赤芍药（一两） 干姜（一两，炮裂，锉） 赤石脂（二两）

右件药，捣细罗为散。每服，不计时候，以粥饮调下二钱。

治脓血痢，心烦，腹疠痛，黄柏散方。

黄柏（一两，炙微碎㉞，锉） 栀子仁（一两） 黄连（一两，去须） 阿胶（一两，捣碎，炒令黄燥） 当归（一两，锉，微炒）

右件药，捣细罗为散。每服，不计时候，以粥饮调下二钱。

治脓血痢，腹痛心烦，口干，不欲饮食，当归散方。

当归（一两，锉，微炒） 地榆（一两，锉） 甘草（半两，炙微赤，锉） 赤石脂（二两） 乌梅肉（一两，微炒） 栀子仁（半两） 白术（一两） 黄芩（一两） 干姜（一两，炮裂，锉）

右件药，捣细罗为散。每服，不计时候，以粥饮调下二钱。

治脓血痢，腹内疠痛，口干心烦，木香散方。

木香（半两） 龙骨（一两） 白术（半两） 黄连（半两，去须，微炒） 灶中黄土（半两） 当归（半两，微炒）

右件药，捣细罗为散。每服，不计时候，以粥饮调下二钱。

治脓血痢，腹痛，不欲饮食，干姜散方。

干姜（三分，炮裂，锉） 黄连（三分，去须，微炒） 桂心（三分） 木香（半两） 厚朴（一两半，去粗皮，涂生姜汁，炙令香熟） 当归（三分，锉，微炒）

右件药，捣细罗为散。每服，不计时候，以粥饮调下二钱。

治冷热气不和，腹痛，下痢脓血，附子散方。

附子（一两，炮裂，去皮脐）　神曲（三分，炒微黄）　干姜（三分，炮裂，锉）　甘草（一分，炙微赤，锉）　当归（半两，锉，微炒）

右件药，捣细罗为散。每服，不计时候，以粥饮调下二钱。

治痢下脓血，食不消化，乌梅圆方。

乌梅肉（二两，微炒）　黄连（一两，去须，微炒）　艾叶（二两，微炒）　黄柏（一两，锉，微炒）　干姜（二两，炮裂，锉）　甘草（一两，炙微，赤锉）

右件药，捣罗为末，炼蜜和圆，如梧桐子大。每服，以粥饮下三十圆，日三四服。

治痢下脓血及诸痢疾，黄连圆方。

黄连（二两，去须，微炒）　当归（二两，锉，微炒）　乌梅肉（二两，微炒）　阿胶（二两，捣碎炒，令黄燥）　厚朴（二两，去粗皮，涂生姜汁，炙令香熟）

右件药，捣罗为末，以醋煮面糊和圆，如梧桐子大。每服，以粥饮下三十圆，日三四服。

又方。

曲（三两，炒令黄）　赤石脂（三两）

右件药，捣细罗为散。每服，不计时候，以粥饮调下二钱。

又方。

右以薤白，于醋中煮令熟，及热饱食，即止。

治冷痢诸方

夫冷痢者，由肠胃虚弱，受于寒气，肠虚则泄，故为冷痢也。凡痢色青色白黑并皆为冷痢，色黄色赤并是热也，故痢色白，食不消，谓之寒中也。诊其脉沉则生，浮则死也。

治冷痢，腹痛不食，四肢羸弱，荜茇散方。

荜茇（三分）　干姜（三分，炮裂，锉）　甘草（半两，炙微赤，锉） 陈橘皮（一两，汤浸去白瓤，焙） 厚朴（一两，去粗皮，涂生姜汁，炙令香熟） 附子（一两，炮裂，去皮脐） 当归（半两，锉，微炒） 赤石脂（半两） 诃黎勒（三分，煨用皮） 吴茱萸（半两，汤浸七遍，焙干，微炒） 肉豆蔻（一两，去壳）

右件药，捣细罗为散。 每服，不计时候，以粥饮调下二钱。

治冷痢，四肢不和，心腹疼痛，少欲饮食，渐加羸瘦，附子散方。

附子（一两，炮裂，去皮脐） 陈橘皮（一两，汤浸去白瓤，焙） 干姜（半两，炮裂，锉） 白术（三分） 桂心（半两） 当归（半两，锉，微炒） 龙骨（三分） 厚朴（一两，去粗皮，涂生姜汁，炙令香熟）

右件药，捣细罗为散。 每服，不计时候，以粥饮调下二钱。

治冷痢，心腹疼痛，不欲饮食，渐加羸弱，木香散方。

木香（半两） 附子（三分，炮裂，去皮脐） 阿胶（半两，捣碎，炒令黄燥） 白术（三分） 赤石脂（三分） 草豆蔻（一两，去皮） 干姜（三分，炮裂，锉） 桂心（三分） 厚朴（一两，去粗皮，涂生姜汁，炙令香熟）

右件药，捣细罗为散。 每服，不计时候，以粥饮调下二钱。

治冷痢洞泄，腹中疠痛不可忍，龙骨散方。

龙骨（一两） 赤石脂（三两） 当归（一两，锉，微炒） 肉豆蔻（一两，去壳） 牡蒙（二两） 干姜（一两，炮裂，锉）

右件药，捣细罗为散。 每服，不计时候，以粥饮调下二钱。

治冷痢不差，宜服此方。

干姜（四两，炮裂，锉） 熟艾（四两）

右件药，以新砖上先铺干姜，次以熟艾匀薄盖之，于艾上，以火点着后，烧熟烟尽，以物盖合，不令透气，候冷，开取干姜并灰，同研令细，入麝香一分，和研令匀。 每服，不计时候，以粥饮调下二钱。

治冷痢不差，四肢不和，腹痛，不欲饮食，附子圆方。

附子（一两，炮裂，去皮脐） 莨菪子（一两，水淘去浮者，水煮令芽出，候干却[35]炒令黄黑色） 干姜（三分，炮裂，锉） 吴茱萸（半两，汤浸七遍，焙干微炒） 青橘皮（三分，汤浸去瓤，焙干） 厚朴（二

两，去粗皮，涂生姜汁，炙令香熟）　当归（三分，锉，微炒）　艾叶
（三分，微炒）　白术（三分）

右件药，捣罗为末，炼蜜和捣三二百杵，圆如梧桐子大。　每服，不计
时候，以粥饮下三十圆。

治冷痢不差，渐加羸弱，吃食减少，宜服缩砂圆方。

缩砂（三分，去皮）　当归（半两，锉，微炒）　干姜（三分，炮
裂，锉）　青橘皮（三分，汤浸去白瓤，焙）　吴茱萸（半两，汤浸七
遍，焙干，微炒）　肉豆蔻（半两，去壳）　厚朴（一两，去粗皮，涂生
姜汁，炙令香熟）　白术（一两）　附子（一两，炮裂，去皮脐）

右件药，捣罗为末，炼蜜和捣三二百杵，圆如梧桐子大。　每服，不计
时候，以粥饮下三十圆。

治冷痢不差，禹余粮圆方。

禹余粮（二两，烧醋淬三遍）　川乌头（二两，炮裂，去皮脐）　莨
菪子（二两，水淘去浮者，水煮令芽出，曝干炒令黄黑色）

右件药，捣罗为末，用糯米饭和圆，如小豆大。　每于食前，以粥饮下
五圆。

又方。

硇砂（一两）　白矾（二两，烧令汁尽）

右件药，一处细研，以软饭和圆，如梧桐子大。　每于食前，以粥饮
上㊱三圆。

治冷痢腹痛，不能食方。

肉豆蔻（一两，去皮，以醋面裹煨，令面熟为度）

右件药，捣细罗为散。　每服，不计时候，以粥饮下一钱。

治久冷痢诸方

夫久冷痢者，由肠虚而寒积，故令㊲痢久不断也。　经云，凡人有诸下
者悉为寒也，此皆由脏腑不调，脾胃气弱，肠中积有寒气，故久冷痢也。

治久冷痢,食不消化,四肢不和,心腹多痛,少思饮食,艾叶散方。

艾叶(一两,微炒) 白石脂(一⑧两) 白术(三分) 龙骨(一两) 当归(一两,锉,微炒) 干姜(三分,炮裂,锉) 附子(一两,炮裂,去皮脐) 吴茱萸(一两,汤浸七遍,焙干微炒) 阿胶(三分,捣碎,炒令黄燥) 厚朴(一两半,去粗皮,涂生姜汁,炙令香熟)

右件药,捣细罗为散。每服,不计时候,以热粥饮调下二钱。

治久冷痢,食不消化,心腹疠痛,四肢少力,厚朴散方。

厚朴(一两半,去粗皮,涂生姜汁,炙令香熟) 肉豆蔻(一两,去壳) 当归(三分,锉,微炒) 龙骨(一两) 木香(半两) 阿胶(三分,捣碎,炒令黄燥)

右件药,捣筛为散。每服三钱,以水一中盏,入生姜半分、枣三枚,煎至五分,去滓,不计时候稍热服。

治久冷痢不止,心腹疼痛,饮食不消,四肢乏力,吴茱萸散方。

吴茱萸(半两,汤浸七遍,焙干,微炒用) 白术(三分) 白石脂(一两) 木香(半两) 当归(一两,锉,微炒) 黄连(半两,去须,锉,微炒) 干姜(三分,炮裂,锉) 厚朴(一两半,去粗皮,涂生姜汁,炙令香熟)

右件药,捣细罗为散。每服,不计时候,以粥饮调下二钱。

治久冷痢,食不消化,日夜三二十行,渐加困笃,龙骨散方。

白龙骨(一两) 当归(一两,锉,微炒) 白矾(三两,烧令汁尽) 白石脂(一两) 附子(一两,炮裂,去皮脐) 干姜(三分,炮裂,锉)

右件药,捣细罗为散。每服,不计时候,以粥饮调下二钱。

治久冷痢,腹胁胀满,食不消化,肉豆蔻散子方。

肉豆蔻(一两,去壳) 诃黎勒(一两,煨用皮) 干姜(半两,炮裂,锉) 白术(三分) 荜茇(半两) 木香(半两) 陈橘皮(一两,汤浸去白瓤,焙)

右件药,捣细罗为散。每于食前,以粥饮调下二钱。

治久冷痢,食不消化,脐腹疼痛,干姜散方。

干姜(三两,炮裂,锉) 附子(一两半,炮裂,去皮脐) 龙骨

（二两）

右件药，捣细罗为散。 不计时候，煎乌梅汤调下一钱。

又方。

赤石脂（一分） 干姜（一分，炮裂，锉） 白龙骨（半两）

右件药，捣细罗为散。 每于食前，以粥饮调下二钱。

又方。

川乌头（半两，慢火煨令黄熟，于湿地上出毒） 干姜（一两，煨裂，湿地上出毒，锉）

右件药，同捣，细罗为散。 每于食前，以粥饮调下一钱。

治久冷痢不止，食不消化，荜茇圆方。

荜茇（一两） 诃黎勒（三分，煨用皮） 桂心（半两） 胡椒（一两） 厚朴（一两半，去粗皮，涂生姜汁，炙令香熟） 白术（三分） 龙骨（一两） 干姜（三分，炮裂，锉） 陈橘皮（一两，汤浸去白瓤，焙） 白石脂（一两） 缩砂（三分，去皮） 当归（半两，锉，微炒）

右件药，捣罗为末，炼蜜和捣三二百杵，圆如梧桐子大。 每服，不计时候，以粥饮下三十圆。

治久冷下痢不止，腹痛不能饮食，吴茱萸圆方。

吴茱萸（一两，汤浸七遍，焙干微炒） 黄连（半两，去须，微炒） 干姜（一两，炮裂，锉） 厚朴（一两，去粗皮，涂生姜汁，炙令香熟） 木香（半两） 附子（一两，炮裂，去皮脐） 青橘皮（半两，汤浸去白瓤，焙） 甘草（半两，炙微赤，锉）

右件药，捣罗为末，炼蜜和捣三二百杵，圆如梧桐子大。 每服，不计时候，以粥饮下三十圆。

治久冷痢，大肠滑泄，吃食不消，腹胁疼痛，附子圆方。

附子（一两，炮裂，去皮脐） 龙骨（三分） 当归（一两，锉，微炒） 白术（一两） 干姜（三分，炮裂，锉） 桂心（半两） 白矾（二两，烧灰） 厚朴（一两，去粗皮，涂生姜汁，炙令香熟）

右件药，捣罗为末，炼蜜和捣三二百杵，圆如梧桐子大。 不计时候，以粥饮下三十圆。

治久冷痢不差,食饮不化,面无颜色,行坐乏力,硇砂圆方。

硇砂（一两） 硫黄（二两） 黄丹（二两） 白矾（二两）

右件药，都研如粉，下入瓷瓶子中，开口，用文火微养，渐加火以赤为度，入地下埋三日，出火毒了，细研，以软饭和圆，如绿豆大。 每于食前，以温酒下五圆。

治久虚冷,下痢不止,宜服此方。

附子（一两，炮裂，去皮脐） 莨菪子（一两，以水淘去浮者，炒令黑） 干姜（半两，炮裂，锉） 硫黄（一两，细研）

右件药，捣罗为末，以醋煮面糊和圆，如小豆大。 每于食前，以粥饮下十圆。

治热痢诸方

夫热痢者，由腹㊳胃虚弱，风邪夹热乘之，肠虚则泄痢也，其色黄，若热甚则黄而赤也。

治热痢下赤黄脓血,腹痛心烦,困闷,犀角散方。

犀角屑（一两） 黄连（一两，去须，微炒） 木香（三分） 当归（半两，锉，微炒） 地榆（一两，锉） 黄芪（一两，锉）

右件药，捣筛为散。 每服三钱，以水一中盏，煎至六分，去滓，不计时候温服。

治热痢,心神烦闷,小便赤涩,黄芩散方。

黄芩（三分） 赤茯苓（一两） 川升麻（半两） 吴蓝（半两）阿胶（三㊵分，捣碎，炒令黄燥） 黄连（半两，去须，微炒） 鬼臼（半两，去须） 黄柏（三分，锉） 甘草（半两，炙微赤，锉）

右件药，捣筛为散。 每服三钱，以水一中盏，煎至六分，去滓，不计时候温服。

治热痢下赤黄脓,腹痛烦热,当归散方。

当归（三分） 黄芩（三分） 地榆（一两，锉） 黄连（一两，去

须，微炒）　甘草（半两，炙微赤，锉）　犀角屑（一两）

右件药，捣筛为散。　每服三钱，以水一中盏，煎至五分，去滓，不计时候温服。

治热痢下赤黄色脓，心神烦热，腹内疼痛，饮食减少，龙骨散方。

龙骨（一两）　黄连（三分，去须，微炒）　犀角屑（三分）　黄柏（半两，锉）　赤芍药（半两）　黄芩（半两）　当归（半两，锉，微炒）　赤地利（三[41]分）　黄芪（三分，锉）　茜根（三分）　鼠尾草花（三分）

右件药，捣细罗为散。　每服，不计时候，以粥饮调下二钱。

治热痢，烦渴腹痛，黄连散方。

黄连（一[42]两，去须，微炒）　黄芩（一两）　当归（一两，锉，微炒）　黄柏（一两，锉）　赤石脂（一两）

右件药，捣细罗为散。　每服，不计时候，以粥饮调下二[43]钱。

治热痢下赤黄脓，腹痛心烦，黄芪散方。

黄芪（三分，锉）　黄连（一两，去须，微炒）　生干地黄（二两）黄柏（半两，锉）　黄芩（半两）　犀角屑（半两）　龙骨（三分）　地榆（半两，锉）　当归（三分）

右件药，捣细罗为散。　每服，不计时候，以粥饮调下二钱。

治热痢腹内疼痛，烦渴不食，木香圆方。

木香（半两）　地榆（半两）　当归（半两，锉，微炒）　甘草（半两，炙微赤，锉）　黄连（三[44]分，去须，微炒）　枳壳（三分，麸炒微黄，去瓤）　黄芪（三分，锉）　犀角屑（三分）

右件药，捣罗为末，炼蜜和捣三二百杵，圆如梧桐子大。　每服，不计时候，以粥饮下三十圆。

治热痢，诸治不差，乌梅圆方。

乌梅肉（一两，微炒）　黄连（三两，去须微炒）

右件药，捣罗为末，炼蜜和圆，如梧桐子大。　每服，不计时候，以粥饮下二十圆。

又方。

右捣车前子叶，绞取汁一中盏，入蜜一合，同煎一两沸，分温二服。

治冷热痢诸方

夫冷热痢者，由肠胃虚弱，宿有寒，而为热所伤，冷热相乘，其痢乍黄乍白是也。若热搏于血，血渗肠间，则变为血痢也。而冷伏肠内，搏于津液，则变凝白，则成赤白痢也。

治冷热痢，虚损腹痛，不能饮食，日渐乏力，木香散方。

木香（半两） 甘草（半两，炙微赤，锉） 干姜（半两，炮裂，锉） 白术（三分） 熟干地黄（三分） 黄芩（半两） 柏叶（三分，微炒） 当归（三分，锉，微炒） 黄连（三分，去须，微炒）

右件药，捣筛⑤为散。每服三钱，以水一中盏，煎至五分，去滓，不计时候温服。

治冷热痢不止，腹肚疼痛，心神烦闷，犀角散方。

犀角屑（一两） 白术（一两） 黄连（一两，去须，微炒） 当归（一两，锉，微炒） 地榆（一两，锉） 木香（半两）

右件药，捣粗罗为散。每服三钱，以水一中盏，煎至六分，去滓，不计时候温服。

治冷热痢，心神烦渴，腹痛，胸膈滞闷，宜服此方。

甘草（二寸，炙微赤，锉） 乌梅肉（五枚，微炒） 诃黎勒（五枚，煨，用皮）

右件药，都锉。以水一大盏，煎至六分，去滓，食前分温二服。

治冷热痢，烦闷，不欲饮食，诃梨勒散方。

诃梨勒（一两，煨用皮） 当归（一两，锉，微炒） 黄连（一两，去须，微炒） 甘草（半两，炙微赤，锉） 木香（半两） 干姜（半两，炮裂，锉）

右件药，捣筛为散。每服四钱，以水一中盏，煎至六分。去滓，不计时候温服。

治冷热痢，心腹疞痛不止，黄连散方。

黄连（一两，去须，微炒）　龙骨（二两）　木香（半两）　当归（一两，锉，微炒）　赤芍药（一⑯两）　诃黎勒（一两半，煨用皮）　赤石脂（二两）　甘草（半两，炙微赤，锉）　干姜（一两，炮裂，锉）

右件药，捣细罗为散。每服，不计时候，以粥饮调下二钱。

治冷热痢，腹痛不能饮食，附子散方。

附子（一两，炮裂，去皮脐）　黄连（一两，去须，微炒）　龙骨（一两）　当归（三分，锉，微炒）　地榆（一两，锉）　木香（半两）

右件药，捣细罗为散。每服，不计时候，以粥饮调下二钱。

治冷痢不调，痢下脓血不止，腹痛不可忍，阿胶圆方。

阿胶（一两，捣碎，炒令黄燥）　干姜（一两，炮裂，锉）　木香（一两）　龙骨（二两）　赤石脂（二两）　黄连（一两，去须，微炒）　当归（一两，锉，微炒）　黄芩（一两）　厚朴（一两半，去粗皮，涂生姜汁，炙令香熟）

右件药，捣罗为末，炼蜜和圆，如梧桐子大。每服，不计时候，以粥饮下三十圆。

治冷热痢，心神烦闷，腹中疞痛，黄连圆方。

黄连（二两，去须，微炒）　黄柏（二两，锉，微炒）　羚羊角屑（一两）　当归（一两，锉，微炒）　艾叶（二两，微炒）　赤芍药（二两，微炒）

右件药，捣罗为末，炼蜜和捣三二百杵，圆如梧桐子大。每服，不计时候，以粥饮下三十圆。

治冷热不调，下痢不止，厚朴圆方。

厚朴（一两半，去粗皮，涂生姜汁，炙令香熟）　黄连（一两，去须，微炒）　干姜（半两，炮裂，锉）　甘草（半两，炙微赤，锉）　龙骨（半两）　赤石脂（半两）

右件药，捣罗为末，炼蜜和捣百余杵，圆如梧桐子大。每服，不计时候，以粥饮下三十圆。

治冷热气不和，腹痛，下痢不止，内补圆方。

黄连（一两，去须，微炒）　当归（三分，锉，微炒）　干姜（半

两，炮裂，锉） 阿胶（三分，捣碎，炒令黄燥）

右件药，捣罗为末，炼蜜和捣百余杵，圆如梧桐子大。 每服，不计时候，以粥饮下三十圆。

又方。

当归（一两，锉，微炒） 黄连（一两，去须，微炒）

右件药，捣细罗为散。 每服，不计时候，以粥饮调下二钱。

治休息痢诸方

夫休息痢者，由胃管有停饮，因痢积久，或冷气或热气乘之，气动于饮，而肠虚受之，故为痢也。 冷热气调，其饮则静，而痢亦休也，肠胃虚弱，易为冷热，其邪气或动或静，故其痢乍发乍止，故谓之休息痢也。

治休息痢，脾胃气虚冷，大肠转泄，或发或止，饮食全少，四肢无力，没石子散方。

没石子（半两） 肉豆蔻（半两，去壳） 桂心（半两） 诃黎勒（一两，煨用皮） 厚朴（一两半，去粗皮，涂生姜汁，炙令香熟） 龙骨（一两） 麝香（一分，细研）

右件药，捣细罗为散。 每于食前，以粥饮调下二钱。

治休息痢，发歇不恒，羸瘦少力，安息香散子方。

安息香（半两） 阿胶（半两，捣碎，炒令黄燥） 黄连（一两，去须，微炒） 桃白皮（一两，锉） 汉椒（一分，去目及闭口者，微炒，去汗）

右件药，捣细罗为散。 每于食前，以粥饮调下一钱。

治休息痢，发歇不定，经久不差，硫黄圆方。

硫黄（一两） 砒黄（一两） 何首乌（一两，末） 白矾（一两）

右件药相和，研令匀，入瓷瓶子中，五月五日，取不食井水^⑰，和六一泥固济，封头候干，安瓶子向火中，烧令通赤，候冷，取药细研，以面糊和圆，如绿豆大。 患近者黄连汤下，久者，橘皮汤下一圆。

又方。

黄牛角䚡（一两，烧灰）　木贼（一两）　草豆蔻（一两，去皮）麝香（一分）　楮叶（一两，边[48]无缺者，秋取未著霜者，曝干杵末后微炒）

右件药，捣细罗为散。　每于食前，以粥饮调下一钱。

治休息痢不止，腹中疼痛，不思饮食，硫黄散方。

硫黄（半两，细研）　肉豆蔻（一两）　棕榈皮（一两，烧灰）　阿魏（一分，面裹煨面熟为度）

右件药，捣细罗为散。　每于食前，以粥饮调下一钱。

治休息痢，诸药无效，黄丹散方。

黄丹（三两，炒令紫色）　枣肉（三十枚，捣为一块用纸紧裹，文火烧令赤，候冷取出）　枳壳（半两，麸炒微黄，去瓤）　黄连（半两，去须，微炒）

右件药，都捣，细罗为散。　每于食前，以粥饮调下一钱，赤白痢及水泻，粥饮调下半钱。

治休息痢，多时不差，肌体瘦瘁，黄连散方。

黄连（二两，去须，微炒）　龙骨（二两）　阿胶（二两，捣碎炒令黄燥）　艾叶（二两，微炒）

右件药，捣细罗为散。　每于食前，煮仓米粥饮调下三钱。

治休息痢，立效栝楼散方。

栝楼（一枚，出却一半瓤）　白矾（一两）　白石英（一两）

右二味入栝楼中，以湿纸裹烧，候赤为度，待冷，捣细研为散。　每于食前，以粥饮调下一钱。

又方。

乌贼鱼骨（一两）　密陀僧（二[49]两）　白龙骨（一两）

右件药，捣细罗为散。　每于食前，以粥饮调下一钱。

治休息痢久不止，日渐黄瘦，白矾圆方。

白矾（四两，烧令汁尽）　硫黄（一[50]两）　硝石（一两）

右件药，同研，于铫子内，火上熔成汁，候冷，研令极细，用软饭和圆，如小豆大。　每于食前，以粥饮下十圆。

治休息气痢久不差,食即呕吐,腹内疼痛,肉豆蔻圆方。

肉豆蔻(一两,去壳) 诃黎勒(一两,煨用皮) 白梅肉(一两,微炒) 黄连(一两,去须,微炒) 白矾(二两,烧令汁尽)

右件药,捣罗为末,炼蜜和圆,如梧桐子大。 每于食前,以粥饮下二十圆。

治休息痢,肌羸无力,腰膝冷,脐下痛,吴茱萸煎圆方。

吴茱萸(一两,汤浸七遍,焙干微炒) 陈橘皮(二两,汤浸去白瓤,焙) 生姜(一斤,绞取汁) 无灰酒(一升) 附子(二两,炮裂,去皮脐) 当归(一两,锉,微炒)

右件药,捣罗为末,先将姜汁并酒入铛子内,慢火煎,不住手搅,次入药末,煎成膏,候可圆,即圆如梧桐子大。 每于食前,以粥饮下三十圆。

治休息痢,日夜不止,腹内冷痛,白头翁圆方。

白头翁(一两) 黄丹(二两,并白头翁入磁⑩瓶内烧令通赤) 干姜(一两,炮裂,锉) 莨菪子(半升,以水淘去浮者,煮令芽出曝干,炒令黄黑色) 白矾(二两,烧令汁尽)

右件药,捣罗为末,以醋煮面糊和圆,如梧桐子大。 每服食前,以粥饮下十圆。

又方。

神曲(一两半,炒令微黄) 芜荑(一两半,微炒) 吴茱萸(一两,汤浸七遍,焙干微炒)

右件药,捣罗为末,以熬生姜汁和圆,如梧桐子大。 每于食前,以粥饮下三十圆。

又方。

黄连(二⑫两,去须,微炒) 当归(一两,锉,微炒) 乌梅肉(一两,微炒)

右件药,捣罗为末,炼蜜和圆,如梧桐子大。 每于食前,以粥饮下三十圆。

治休息气痢,神效阿胶圆方。

阿胶(二两,捣碎,炒令黄燥) 乌梅肉(二两,微炒) 黄连(二

两，去须，微炒）

右件药，捣罗为末，用煨蒜研和圆，如梧桐子大。每于食前，以粥饮下三十圆。

治休息痢久不差，面色青黄，四肢逆冷，不思饮食，玄精圆方。

太阴玄精（二两）　白矾（半斤）　黄丹（二两）　青盐（半两）

右件药，细研，入生铁铫子内，烧白矾汁尽为度，后以不蚛皂荚三挺，存性烧熟，都研为末，用糯米饭和圆，如梧桐子大。每于食前，以粥饮下十圆。

治休息痢羸瘦，宜服此方。

杏仁（二两，汤浸去皮尖双仁，麸炒微黄色）　獖猪肝（一具，去筋膜切作片）

右件肝，以水洗去血，滤出后，于净铛中，一重肝，一重杏仁，入尽后，用童子小便二升，入铛中，以物盖，慢火煎令小便尽即熟，放冷，任意食之。

又方。

缩砂（一两，去皮）　肉豆蔻（半两，去壳）

右件药，捣罗为末，用羊肝半具，细切，拌药，以湿纸三五重裹，上更以面裹，用慢火烧令熟，去焦面并纸，入软饭研圆，如梧桐子大。每于食前，以粥饮下三十圆。

又方。

黄连（半两，去须，微炒）　定粉（半两，研）　药枣（二十枚，去核）

右件药，捣枣如泥，铺在纸上，安二味药裹之，烧令通赤，取出候冷，细研为散。每服使好精羊肉半斤，切作片子，用散药三[53]钱，掺在肉上，使湿纸裹，烧熟，放冷食之。不过三两服效。

治休息痢，肠滑，宜服此方。

诃黎勒皮（三两）　粟米（三合）

右件药相和，以慢火炒，以粟黄为度，捣细罗为散。不计时候，以粥饮调下三钱。

又方。

藤萝（一两）

右件药，捣细罗为散。 每于食前，以粥饮调下二钱。

治气痢诸方

夫气痢者，由表里不足，肠胃虚弱，积冷㊹之气，客于肠间，脏腑不和，阴虚则泄，故为气痢也。

治气痢，腹内疼痛，不欲食，温中散方。

白芍药（半两）　白术（三分）　甘草（一分，炙微赤，锉）　桂心（半两）　吴茱萸（一分，汤浸七遍，焙干，微炒）　当归（半两，锉，微炒）

右件药，捣筛为散。 每服三钱，以水一中盏，入生姜半分、枣二枚，煎至六分，去滓，不计时候稍热服。

治气痢，腹内疼痛，四肢不和，少欲饮食，木香散方。

木香（三分）　红豆蔻（一两，去皮）　干姜（半两，炮裂，锉）当归（三分，锉，微炒）　诃黎勒（一两，煨用皮）　赤石脂（一两）

右件药，捣细罗为散。 每服，不计时候，以粥饮调下二钱。

治气痢，心腹疼痛，不欲饮食，诃黎勒散方。

诃黎勒（一两，煨用皮）　当归（三分，锉，微炒）　红豆蔻（三分，去皮）　木香（半两）　龙骨（三两）

右件药，捣细罗为散。 每服，不计时候，以粥饮调下二钱。

治气痢，心腹疼痛，白术圆方。

白术（三分）　枳壳（半两，麸炒微黄，去瓤）　黄连（半两，去须，微炒）　当归（三分，锉，微炒）　芜荑仁（一两，微炒）

右件药，捣罗为末，炼蜜和圆，如梧桐子大。 每服，不计时候，以粥饮下二十圆。

治久气痢不差，腹内冷痛，木香圆方。

木香（半两）　硇砂（一两）　白矾（二两，烧令汁尽）　黄丹（一两，微炒）　龙骨（一两）

右件药，捣罗为末，用软饭和圆，如梧桐子大。每服，不计时候，以粥饮下十圆。

治气痢久不止，枳壳圆方。

枳壳（一两，麸炒微黄，去瓤）　黄连（一两，去须，微炒）　芜荑仁（一两，微炒）

右件药，捣罗为末，以软饭和圆，如梧桐子大。每服食前，以粥饮下三十圆。

又方。

右取寒食一百五日，预采木蓼曝干，用时捣罗为末。食前，粥饮调下一钱。

又方。

右取黄牛乳一小盏，煎荜茇末一钱，不计时候稍热服。

治蛊注痢诸方

夫蛊注痢者，由岁时寒暑不调，则有湿毒之气伤人，随经脉血气，渐至于脏腑，大肠虚者，毒气乘之，毒气挟热与血相搏，则成血痢也，毒气侵蚀于脏腑，如病蛊注之状，痢血杂脓瘀黑，有片如鸡肝，与血杂下，是蛊注痢也。

治蛊注痢，下血如鹅鸭肝，腹痛不止，地榆散方。

地榆（一两，锉）　甘草（半两，炙微赤，锉）　赤芍药（一两）柏叶（一两，微炙）　茜根（一两，锉）　诃黎勒（一两，煨用皮）　当归（一两，锉，微炒）　黄连（一两，去须，微炒）

右件药，捣粗罗为散。每服四钱，以水一中盏，煎取六分，去滓，不计时候温服。

治蛊注痢,血如鸡肝者,心神烦躁,宜服此方。

犀角屑（一两） 地榆（三分,锉） 蘘荷根（一两） 马兜零根（一两）

右件药,捣筛为散。 每服四钱,以水一中盏,煎至六分,去滓,不计时候温服。

治蛊注下血如鸡肝,体热,心腹中烦闷,茜根散方。

茜根（一两,锉） 川升麻（一两） 犀角屑（一两） 地榆（一两,锉） 黄芩（一两） 黄连（一两,去须,微炒）

右件药,捣筛为散。 每服四钱,以水一中盏,煎至六分,去滓,不计时候温服。

又方。

黑豆（一合） 毛桃胶（半两）

右件药,以水一大盏,煎至六分,去滓,食前分温二服。

治蛊注痢,下血如鹅鸭肝,心中烦闷,不欲饮食,升麻散方。

川升麻（一两） 茜根（一两,锉） 犀角屑（一两） 桔梗（一两,去芦头） 黄柏（一两,锉） 黄芩（一两） 地榆（一两半,锉） 蘘荷根（一两半）

右件药,捣细罗为散。 每服,不计时候,以温酒调下二钱。

治蛊注痢,下血,心神烦闷,腹中疗痛,黄芩散方。

黄芩（一两） 地榆（一两,锉） 犀角屑（一两） 茜根（一两） 柏叶（二两,微炒） 甘草（一两,炙微赤,锉） 诃黎勒（一两,煨用皮） 牛角䚡灰（一两） 当归（一两,锉,微炒）

右件药,捣筛为散。 每服四钱,以水一中盏,煎至六分,去滓,不计时候温服。

治蛊注热毒痢血,或如小豆汁,腹痛烦闷,犀角散方。

犀角屑（一两） 地榆（一两,锉） 黄连（一两,去须,微炒） 柏叶（一两,微炒⑤） 黄柏（一两,微炙,锉） 黄芩（一两） 当归（一两,锉,微炒） 赤地利（一两） 生干地黄（一两）

右件药,捣细罗为散。 每服,不计时候,以粥饮调下二钱。

又方。

萹竹叶（一两，锉）

右以水一大盏，煎至六分，去滓，入吴蓝汁二合，更煎三五沸，食煎⑤分温二服。

治痢，或先下白后下赤，或先下赤后下白，此为肠蛊痢，宜服此方。

牛膝（三两，去苗捣碎）

右以酒三升，渍经三宿，每于食前，温饮一小盏。

治痢肠滑下肠垢诸方

夫痢肠滑下肠垢者，是肠间津汁垢腻也。此由⑤冷热蕴积肠间虚滑，所以因下痢而便肠垢也。

治肠滑，下肠垢，陟厘圆方。

陟厘（三两）　吴矾（三两）　绿矾（三⑤两）　白矾（一两半）　黄丹（一两半）　石灰（三两）　赤石脂（一两半）　白石脂（一两半）　定粉（一两半）

右件药，捣罗为末，入瓶子内烧，一复时取出，研令细，以面糊和圆，如梧桐子大。每服空心，以粥饮下二十圆，晚食前再服之。

治久痢，肠滑不止，下肠垢，羸困，莨菪圆方。

莨菪子（二两，水淘去浮者，煮令芽出晒干，炒令黑黄色）　干姜（二两，炮裂，锉）　白矾（二两，烧令汁尽）

右件药，捣罗为末，以醋煮面糊和圆，如梧桐子大。每服，以粥饮下三十圆，日三服。

治久患冷痢及休息气痢，脾胃冷极，大肠滑泄，下肠垢不绝，麝香圆方。

麝香（半两，细研）　鹿茸（三两，去毛，涂酥，炙令微黄）

右件药，捣罗为末，煮枣瓤和圆，如梧桐子大。每服，不计时候，以粥饮下三十圆。

治水谷痢，积久不差，下肠垢，赤石脂圆方。

赤石脂（一两）　桂心（一两）　白矾（二两，烧令汁尽）　干姜（一两，炮裂，锉）　附子（一两，炮裂，去皮脐）

右件药，捣罗为末，炼蜜和捣百余杵，圆如梧桐子大。每服，不计时候，以粥饮下三十圆。

治痢下积久不差，肠垢已出方。

乌梅肉（二十枚）

右件药，以水一大盏，煎至六分，去滓，食前分为二服。

又方。

右取醋石榴一枚，和皮捣绞取汁，随多少暖服之。

治痢后不能食诸方

夫痢后不能食者，由脾胃虚弱，气逆胸间之所为也。风邪入于肠胃而痢，痢则水谷减耗，脾胃虚弱，痢断之后，脾胃尚虚，不胜于食，邪搏于气，逆上则胃弱不能食也。

治痢后脾胃虚乏，不能饮食，四肢羸瘦，宜服人参散方。

人参（一两，去芦头）　高良姜（一两，锉）　白术（一两）　白茯苓（一两）　厚朴（二两，去粗皮，涂生姜汁，炙令香熟⑤⑨）　干木瓜（一两）　肉豆蔻（一两，去壳）　当归（一两，锉，微炒）　甘草（半两，炙微赤，锉）

右件药，捣细罗为散。每服，不计时候，煮枣粥饮调下二钱。

治久冷下痢后，脾胃尚虚，不能饮食，四肢少力，白术散方。

白术（一两，锉，微炒）　干姜（一两，炮裂，锉）　木香（半两）甘草（半两，炙微赤，锉）　厚朴（一两，去粗皮，涂生姜汁，炙令香熟）　阿胶（一两，捣碎炒令黄燥）　神曲（一两，炒令微黄）　当归（一两，锉，微炒）　诃黎勒（一两，煨用皮）

右件药，捣细罗为散。每服，不计时候，煮枣粥饮调下二钱。

治痢后虚羸，不下饮食，诃梨勒圆方。

诃黎勒（一两，煨用皮）　木香（半两）　丁香（半两）　肉豆蔻（一两，去壳）　当归（一两，锉，微炒）　干姜（一两，炮裂，锉）白芍药（一两）　桂心（半两）　缩砂（一两，去皮）　陈橘皮（三分，汤浸去白瓤，焙）　白术（一两）　厚朴（一两，去粗皮，涂生姜汁，炙令香熟）

右件药，捣罗为末，煮枣瓤和捣三二百杵，圆如梧桐子大。每服，不计时候，以姜枣汤下三十圆。

治痢后，脾胃虚弱，不思饮食，四肢乏力，猪肝圆方。

猪肝一大叶（以醋煮令烂，研如糊）　乌梅肉（一两，微炒）　干姜（一两，炮裂，锉）　甘草（一分，炙微赤，锉）　草豆蔻（一两，去皮）　当归（一两，锉，微炒）　荜茇（一两）　诃黎勒（一两，煨用皮）　桂心（半两）　肉豆蔻（一两，去壳）　厚朴（一两，去粗皮，涂生姜汁，炙令香熟）

右件药，捣罗为末，用猪肝和捣三二百杵，圆如梧桐子大。每服，不计时候，以粥饮下三十圆。

治痢后四肢羸弱，不能饮食，白术圆方。

白术（二两）　神曲（一两，炒令微黄）　肉豆蔻（一两，去壳）干姜（一两，炮裂，锉）　当归（一两，锉，微炒）　人参（一两，去芦头）　桂心（半两）　木香（半两）　附子（二两，炮裂，去皮脐）

右件药，捣罗为末，炼蜜和捣三二百杵，圆如梧桐子大。每服，不计时候，煮枣粥饮下三十圆。

治痢后不能食，气虚羸瘦，麦蘖圆方。

麦蘖（二合⑩，炒令微黄）　曲（半斤，炒令微黄）　附子（一两，炮裂，去皮脐）　桂心（一两）　乌梅肉（一两，微炒）　人参（一两，去芦头）　白茯苓（一两）

右件药，捣罗为末，炼蜜和捣三二百杵，圆如梧桐子大。每服，不计时候，煮枣粥饮下三十圆。

治痢后，脾胃气虚弱，不能饮食，四肢乏力，木香圆方。

木香（半两）　诃黎勒（半两，煨用皮）　缩砂（半两，去皮）　丁香（半两）　肉豆蔻（一两，去壳）　人参（一两，去芦头）　甘草（半两，炙微赤，锉）　干姜（一两，炮裂，锉）　厚朴（一两，去粗皮，涂生姜汁，炙令香熟）

右件药，捣罗为末，醋煮面糊和圆，如梧桐子大。每服，不计时候，煮枣粥饮下三十圆。

治一切痢诸方

夫一切痢者，谓痢色无定，或水谷，或脓，或血，或青，或黄，或赤，或白，变杂无常，或杂色相兼而痢也。夹热则黄㉛赤，热甚则变脓血也。冷则白，冷甚则青黑，皆由饮食不节，冷热不调，胃气虚弱，故变易也。

治一切痢，久不差，朱砂圆方。

朱砂（一分，研）　蛤粉（半两，研）　巴豆（一分，去皮心，去油㉜）　硫黄（一分，研）　乌头末（半两，炒令黄）　麝香（半钱，研）　砒霜（半分，研）

右件药，都细研令匀，用煮枣肉和圆，如黍米大。每服，不计时候，以冷粥饮下三圆。忌食热物。

治一切痢久不差，立效丁香圆方。

母丁香末（三分）　巴豆（四十九枚，去皮心油煎令黄赤色，研如面纸裹压去油）　麝香（一分）　砒霜（一分）

右件药，都研为末，以粟米饭和圆，如绿豆大。空心，以冷水下一圆。忌食热物。

又方。

雄黄（半两）　胡粉（半两）　硝石（半两）　密陀僧（半两）

右件药，细研如粉，以软饭和圆，如梧桐子大。每于食前，以粥饮下十㉝圆。

治一切痢，久医不差，干漆圆方。

干漆（捣碎，炒令烟出）　砒霜　朱砂（以上各一分）　麝香（半

钱）　巴豆（十枚，去皮心，不出油）

右件药，都研如面，以软饭和圆，如麻子大。　每服，不计时候，以新汲水下一圆。

治一切痢，诸药无效，宜服此方。

巴豆（三七枚，去皮心研，纸裹压去油）　桃仁（二十枚，去双仁，汤浸去皮心尖，微炒令黄）　朱砂（一分）　硫黄（一分）　砒霜（一分）　麝香（半分㉔）　杏仁（二十枚，去双仁，汤浸去皮尖，麸炒令黄）

右件药，同研令细，用软饭和圆，如绿豆大。　每服，以冷粥饮下三圆。　忌食热物。

又方。

巴豆（七㉕枚，去皮心油㉖）　深色燕脂（三分㉗）

右件药，先研巴豆为末，次入燕脂同研令细，煮枣肉和圆，如黍米大。　每服以冷粥饮下三圆，小儿一圆。　忌食热物。

又方。

巴豆（十枚，去心皮，出油）　硫黄（三分）　朱砂（三分）

右件药，细研如粉，以面糊和圆，如绿豆大。　每服，以新汲水下二圆。　忌食热物。

又方。

白矾（一两，烧灰）　朱砂（半两）　麝香（半分㉘）

右件药，都研如粉，以糯米饭和圆，如黄米大。　每服，不计时候，以二宣汤下十圆。

又方。

寒水石（一分）　附子（一分，炮裂，去皮脐为末）　砒霜（一分）定粉（一分）

右件药，都研如粉，以水浸蒸饼和圆，如黍米大。　每服，不计时候，以新汲水下三圆。　忌食热物。

又方。

朱砂（二两）　硫黄（一两）　砒霜（半两）　黄丹（一两，微炒）

右件药相和，细研如粉，用水浸蒸饼和圆，如梧桐子大。　每服，以冷粥饮下一圆。　忌食热物。

治水泻诸方

夫脾与胃为表里,脾主^⑩消于水谷。胃为水谷之海,其精气化为气血,以养脏腑,其糟粕传于大肠也。若肠胃虚弱受于寒气,或饮食生冷伤于脾胃,水谷不消,大肠虚寒,故成水泻也。

治水泻腹痛,不纳饮食,龙骨散方。

龙骨(一两) 木香(一两) 当归(一两,锉,微炒) 肉豆蔻(一两,面裹煨令面黄为度) 厚朴(二两,去粗皮,涂生姜汁,炙令香熟)

右件药,捣细罗为散。每服,粥饮调下二钱,日三四服。

治水泻,时有腹痛,香连散方。

木香(半两) 黄连(三分,去须,微炒) 缩砂(三分,去皮) 当归(三分,锉,微炒) 龙骨(一两) 诃黎勒(三分,煨用皮) 莨菪子(一两,水淘去浮者,水煮令芽出晒干,炒令黄黑色) 厚朴(三两,去粗皮,涂生姜汁,炙令香熟)

右件药,捣细罗为散。每服,不计时候,以粥饮调下二钱。

治冷气水泻,日夜三二十行,腹中疗痛,四肢不和,缩砂圆方。

缩砂(一两,去皮) 黄连(一两,去须,微炒) 附子(一两,炮裂,去皮脐) 干姜(半两,炮裂,锉) 木香(半两) 吴茱萸(一两,汤浸七遍,焙干微炒)

右件药,捣罗为末,用醋软饭和圆,如梧桐子大。每服,不计时候,以粥饮下三十圆子。

治水泻,厚朴圆方。

厚朴(三两,去粗皮,涂生姜汁,炙令香熟) 黄连(二两,去须,微炒) 木香(一两) 干姜(一两,炮裂,锉)

右件药,捣罗为末,用醋煮面糊和圆,如梧桐子大。每服,不计时候,以粥饮下三十圆。

治水泻，心腹疗痛，四肢逆冷，不纳饮食，赤石脂圆方。

赤石脂（三两）　龙骨（二两）　艾叶（一两，微炒）　附子（一两，炮裂，去皮脐）　肉豆蔻（一两，去壳）　缩砂（一两，去皮）　高良姜（一两，锉）　干姜（一两，炮裂，锉）　吴茱萸（半两，汤浸七遍，焙干微炒）　厚朴（一两，去粗皮，涂生姜汁，炙令香熟）

右件药，捣罗为末，以醋煮面糊和圆，如梧桐子大。每服，不计时候，以粥饮下三十圆。

治水泻不止，腹脏久冷，不思食，硫黄圆方。

硫黄（一两）　白矾（二两，烧令汁尽）

右件药，都细研为末，以粳米饭和圆，如绿豆大。每服，不计时候，以粥饮下十圆。

治老人久泻不止，诃黎勒散方。

诃黎勒（三分，煨用皮）　白矾（一两，烧灰）

右件药，捣细罗为散。每服，不计时候，以粥饮调下二钱。

治水泻多时不差方。

羖羊角（一枚，用白矾末填满）

右件药，烧为灰，都研为细散。每于食前，以新汲水调下二钱。

治水泻不止，茱萸圆方。

吴茱萸（二两，汤浸七遍，焙干，微炒）　黄连（二两，去须，微炒）

右件药，捣罗为末，用软饭和圆，如梧桐子大。每服，不计时候，以粥饮下三十圆。

治痢下脱肛诸方

夫脱肛者，为肛门脱出也，多因久痢，大肠虚冷所为也。又肛门为大肠之候，大肠虚而伤于寒，痢而用气嗯，其气下冲。则肛脱门出，因谓之脱肛也。

治久痢不差,脱肛,卷柏散方。

卷柏（一两）　龙骨（一两）　诃黎勒（一两，煨用皮）　黄连（一两，去须，微炒）　缩砂（一两，去皮）　肉豆蔻（一两，去壳）　荜茇（一两）　白石脂（一两）

右件药，捣细罗为散。　每于食前，以粥饮下二钱。

治大肠风冷，久痢不差，脱肛,赤石脂散方。

赤石脂（一两）　当归（半两，锉，微炒）　蓬莪茂（半两）　龙骨（一两）　肉豆蔻（半两，去壳）　白石脂（一两）　黄连（半两，去须，微炒）　白芍药（半两）　厚朴（半两，去粗皮，涂生姜汁，炙令香熟）

右件药，捣细罗为散。　每于食前，以粥饮调下二钱。

治痢疾时久不差，变种种痢，兼脱肛,莨菪圆方。

莨菪子（一斤，水淘去浮者，水煮令芽出曝干，炒令黄黑色，细⑦研）　酽醋（二升）　青州枣（一升，煮去皮核）

右以醋煮二味为膏，候可圆，即圆如梧桐子大。　每于食前，以粥饮下二十圆。

治久痢不差，有虫，兼下部脱肛,芜荑圆方。

芜荑（二两，微炒）　黄连（一两，去须，微炒）　蚺蛇胆（半两）

右件药，捣罗为末，炼蜜和圆，如梧桐子大。　每服，以杏仁汤下三十圆，日再服。

治诸痢疾，脱肛久不止,龙骨散方。

龙骨（一两）　艾叶（一两，微炒）　鳖头骨（三枚，涂酥，炙令焦黄）

右件药，捣细罗为散。　每于食前，以粥饮调下二钱。

【校注】

① 一：日本抄本作"半"字。

② 小：日本抄本作"少"字。

③ 总：日本抄本作"惚"字。

④ 白矾：其下日本抄本有"灰"字。

⑤ 一：日本抄本作"二"。

⑥ 二：日本抄本作"三"。

⑦ 一二：日本抄本作"三"。

⑧ 日夜数：据文义其下疑有"行"字。

⑨ 胡粉：其下日本抄本有"一两"二字。

⑩ 二：日本抄本作"一"。

⑪ 分：日本抄本作"两"字。

⑫ 二：日本抄本作"三"。

⑬ 一：日本抄本作"二"。

⑭ 煠：同"煤"，一种烹饪方法，将食物置入
热汤或热油中，待沸即出，日本抄本作
"炼"字。

⑮ 衬手：日本抄本作"檄午"二字。

⑯ 定：日本抄本作"腻"字。

⑰ 心皮：日本抄本作"皮心"二字。

⑱ 焙：日本抄本作"煻"字。

⑲ 笋：日本抄本作"筝"字。

⑳ 灰：日本抄本作"叶"字。

㉑ 三：日本抄本作"二"。

㉒ 气：日本抄本作"血"字。

㉓ 黄今：日本抄本作"黄芩"二字。

㉔ 鰓：据文义疑作"鰓"。

㉕ 差：日本抄本作"痢"字。

㉖ 一两：此二字底本无，据日本抄本补。

㉗ 大：日本抄本作"中大"字。

㉘ 调下：其下日本抄本有"二钱"二字。

㉙ 弱：日本抄本作"瘦"字。

㉚ 血：日本抄本作"久"字。

㉛ 二：日本抄本作"一"。

㉜ 二：日本抄本作"三"。

㉝ 一两，微炒：此四字底本无，据日本抄本

补。

㉞ 碎：据文义疑作"赤"。

㉟ 却：日本抄本作"即"字。

㊱ 上：日本抄本作"下"字，义长可从。

㊲ 令：日本抄本作"冷"字。

㊳ 一：日本抄本作"二"。

㊴ 腹：日本抄本作"肠"字，义胜。

㊵ 三：日本抄本作"二"。

㊶ 三：日本抄本作"二"。

㊷ 一：日本抄本作"二"。

㊸ 二：日本抄本作"三"。

㊹ 三：日本抄本作"二"。

㊺ 筛：日本抄本作"罗"字。

㊻ 一：日本抄本作"二"。

㊼ 水：日本抄本作"花"字。

㊽ 边：日本抄本作"选"字。

㊾ 二：日本抄本作"一"。

㊿ 一：日本抄本作"二"。

51 镒：据文义疑作"铁"。

52 二：日本抄本作"三"。

53 三：日本抄本作"二"。

54 冷：日本抄本作"水"字。

55 一两，微炒：此四字原底本无，据人卫本
补。

56 煎：据文义应为"前"。

57 此由：日本抄本作"留"字。

58 三：日本抄本作"二"。

59 香熟：日本抄本作"黄"字。

60 合：日本抄本作"两"字。

(61) 黄：日本抄本作“无”字。

(62) 去油：日本抄本作“炒令黄”三字。

(63) 十：日本抄本作“一”。

(64) 分：日本抄本作“钱”字。

(65) 七：日本抄本作“十”字。

(66) 油：其下日本抄本有“细研”二字。

(67) 分：日本抄本作“钱”字。

(68) 分：日本抄本作“钱”字。

(69) 主：日本抄本作“未”字。

(70) 细：其下日本抄本有“碎”字。

卷第六十

治五痔诸方

夫①痔者，谓牡痔、牝痔、脉痔、肠痔、血痔也，其形证各条如章。又有酒痔，肛边生疮，亦有血出。又有气痔，大便难而血出，肛亦出外，良久不入。诸痔皆由伤于风湿，饮食不节，醉饱过度，房室劳伤，损于气血，致经脉流溢，渗漏肠间，冲发下部，以一方而治之者，名为诸痔，非为诸痔共成一痔。痔久不差，变为瘘也。

治五痔下血不止，宜服艾叶散方。

艾叶（半两，炒令微黄）　黄芪（一两半，锉）　白龙骨（一两）地榆（一两，锉）　枳实（一两，麸炒微黄）　白芍药（一两）　熟干地黄（一两）

右件药，捣粗罗为散。每服三钱，以水一中盏，煎至六分，去滓，每于食前温服。

治五痔，结硬痛不止，宜服龟甲散方。

龟甲（二两，涂醋，炙令黄）　蛇蜕皮（一两，烧灰）　露蜂房（半两，微炒）　麝香（二②分，研入）　猪后悬蹄甲（一两，炙令微黄）

右件药，捣细罗为散。每于食前，以温粥饮调下一钱。

治五痔，下血疼痛不可忍，密陀僧散方。

密陀僧（半两，细研）　橡实（半两）　肉豆蔻（半两，去壳）　地龙（一两，微炒）　楷藤子仁（一两，煨，取肉用）　槟榔（一两）

右件药，捣细罗为散。每于食前，以粥饮调下一钱。

治五痔,出血疼痛久不差,硫黄散方。

硫黄（一两） 蛇黄（一两,金星者,火烧令赤,碎） 白矾（一两,碎） 鳗鲡鱼头（一枚） 鲫鱼大者（一头,开肚取却肠,却入四味药安腹内,以散麻皮缠缚泔泥裹之候干,入炭上烧令烟尽,取出去泥）

右都研如粉。 每于食前,以粥饮调二钱服之。

治五痔,下血疼痛,里急不可忍,蝟皮圆方。

蝟皮（二两,炙令焦黄） 槐子仁（二两,微炒） 龙骨（二两） 槲叶（一两,微炙） 干姜（半两,炮裂,锉） 熟干地黄（一两） 当归（一两,锉,微炒） 茜根（三分,锉） 附子（一两,炮裂,去皮脐） 芎䓖（半两） 槟榔（一两） 黄芪（一两,锉） 吴茱萸（半两,汤浸七遍,焙干微炒）

右件药,捣罗为末,炼蜜和捣五七百杵,圆如梧桐子大。 每于食前,以粥饮下三十圆。

治五痔下血不止,疼痛,壅塞不通,宜服黄芪圆方。

黄芪（一两,锉） 蝟皮（一两,炙令焦黄） 当归（一两,锉,微炒） 桂心（三分） 槐子仁（二两,微炒） 白矾（一两,烧灰） 麝香（一分,细研入） 枳壳（二两,麸炒微黄,去瓤） 附子（一两,炮裂,去皮脐） 白花蛇肉（一两,酒浸,微黄炙）

右件药,捣罗为末,炼蜜和捣三二百杵,圆如梧桐子大。 每于食前,煎柏叶汤下三十圆。

治五痔,肿硬,发歇疼痛久不差,宜服此方。

雷圆（一两） 紫参（半两） 当归（一两） 白芷（半两） 槐子仁（一两,微炒） 乱发（一两,烧为灰） 贯众（三分） 黄芪（一两,锉） 䗪虫（一分,炒令微黄） 虻虫（一分,去翅足,炒令微黄） 石南（三分） 藁本（一两） 猪后脚悬蹄甲（一枚,炙令黄焦）

右件药,捣罗为末,炼蜜和捣三二百杵,圆如梧桐子大。 每于食前,以粥饮下三十圆。

治五痔及肠风泻血等方。

鹰头草（半两） 甘菊花（半两） 地榆（半两,锉） 黄芪（一两,锉） 金萝藤（半两） 黄药（半两） 楄藤子（半两,煨用肉）

右件药,捣罗为末,以软饭和圆,如梧桐子大。 每于食前,以粥饮下三十圆。

治五痔下血，疼痛不止，槐子圆方。

槐子仁（一两，微炒）　龙骨（一两）　槲叶（三分，微炙）　干姜（三分，炮裂，锉）　当归（三分，锉，微炒）　茜根（三分）　附子（一两，炮裂，去皮脐）　黄芪（三两[③]，锉）　川大黄（一两，锉碎，微炒）　乱发（一两，烧灰）　吴茱萸（半两，汤浸七遍，焙干，微炒）　猪后脚悬蹄甲（七枚，炙令黄焦）

右件药，捣筛为末，炼蜜和捣五七百杵，圆如梧桐子大。每服，不计时候，以温粥饮下三十圆。

治五痔下血不止，众治无效，宜服此方。

石南（一两半）　槐实（一两半，微炒）　黄芪（一两半）　贯众（一两，微炙[④]）　附子（一两，炮裂，去皮脐）　蝟皮（一枚，烧灰）　黄矾（一两，烧灰）　乌蛇（三两，酒浸，去皮骨，涂酥炙黄）　白矾（一两，烧灰）　乱发灰（一两）　露蜂房（一两，炙微黄）　枳壳（一两，麸炒微黄，去瓤）

右件药，捣罗为末，炼蜜和捣三五[⑤]百杵，圆如梧桐子大。每于空腹及晚食前，煎桑枝汤下三十圆。

治五痔必效方。

枳壳（二两，麸炒微黄，去瓤）　胡荾子（一合，微炒）　皂荚（一挺，炙令黄，去皮子）

右件药，捣罗为末，炼蜜和圆，如梧桐子大。每于食前，煎黄汤下三十圆。

治五痔有头，疼痛不可忍，宜用此药熏之，神效方。

槐胶（二两，用水煎成膏）　皂荚（二两，去皮子）　麝香（一分，细研）　鳗鲡鱼（半两）　雄黄（半两，细研）　丁香（半两）　莨菪子（半两）

右件药，捣罗为末，都研令匀，用槐胶膏和，分为五圆，取一净瓶内，著炭火烧一圆，以物盖之，于盖子上钻一孔子，掘地埋瓶与地面平，于上正坐，当痔上熏之，日可二度，痔上汗出便差。

治五痔，槐黄散方。

槐黄（二两，微炒）　附子（一两，炮裂，去皮脐）

右件药,捣细罗为散。 每于食前,以温粥饮调下一钱。

治五痔熨药方。

桃叶(切,二升) 槐花(一升) 胡麻(一升)

右件药,合捣蒸之,以热熟为度,旋取一升,以绵裹熨痒^⑥上,冷即频换熨之。

治五痔悉主之方。

蛇蜕皮(二两)

右件药,烧为灰,入麝香一钱,同研令细。 每于食前,以粥饮调下二钱。

又方。

桑耳(二两)

右件药,捣细罗为散。 每于食前,以粥饮调下二钱。

又方。

腊月牛脾(一具)

右煮令熟,食之令尽。

又方。

苍耳茎叶(二两,五月五日采阴干者)

右件药,捣细罗为散。 每于食前,以清粥饮调下二钱。

又方。

牛角䚡(二两,炙令黄焦)

右件药,捣细罗为散。 每于食前,以温粥饮调下一钱。

又方。

蒲黄(二两,微炒)

右件药,细罗为散。 每于食前,以粥饮调下一钱。

又方。

葫苫子(一合,水淘去浮者,生用)

右件药,捣罗为末,以饧和圆,如莲子大。 绵裹内下部中,日三四度易之。

又方。

槐枝^⑦(五两,细研) 艾叶(三两)

右以水一斗,煎至五升,去滓,冷暖得所,洗下部,日二用之。

又方。

蝟皮（一枚，细锉）

右入于瓶内，烧烟熏痔上，差。

又方。

莨菪根（中指大）

右以湿纸裹，煨令熟，去纸，以蜜涂，内下部中一二⑧分，冷即出之，有虫下便差。

又方。

右取槐脂捏作圆，半枣许大。 每日内下部中，不过十上差。

治痔肛边生鼠乳诸方

夫痔肛边生鼠乳者，由人脏腑风虚，内有积热，不得宣泄，流传于大肠之间，结聚所成也。 此皆下元虚冷，肾脏劳伤，风邪毒热在内不散，蕴蓄日久，因滋生疾，亦由饮食不节，醉饱无恒，恣食鸡猪，久生湿地，情欲耽著，久忍大便，使阴阳不和，关格雍塞，风热之气，下冲肛肠，故令肠头生肉如鼠乳，或似樱桃，或如大豆，时时下血，往往出脓，亦曰牡痔也。

治痔肛边生鼠乳及大肠疼痛，坐卧不得，皂荚圆方。

皂荚（十挺，不蚛肥长一尺者，汤浸去皮，涂酥，炙令黄焦，去子） 黄芪（一两，锉） 枳壳（一两，麸炒微黄，去瓤） 麝香（半两，细研入） 当归（一两，锉，微炒） 桂心（一两） 槐耳（一两，微炙） 槐子（一两，微炒） 附子（二两，炮裂，去皮脐） 白矾（二两半，烧灰） 蝟皮（一两，炙令焦黄） 乌蛇（二两，酒浸，去皮骨，炙微黄） 槟榔（一两） 鳖甲（一两，涂醋炙令黄，去裙襴） 川大黄（一两，锉碎，微炒）

右件药，捣罗为末，炼蜜和捣五七百杵，圆如梧桐子大。 每日空心及晚食前，以温粥饮下三十圆。

治痔生肛边如鼠乳，及成疮，痛楚至甚，穿山甲散方。

穿山甲（二两，炙令焦黄） 麝香（一分，细研）

右件药，捣细罗为散，入麝香，同研令匀。每于食前，煎黄芪汤调下二钱。

治痔，肛边生鼠乳，气壅疼痛，宜服鳖甲散方。

鳖甲（三两，涂醋炙令黄，去裙襕） 槟榔（二两）

右件药，捣细罗为散。每于食前，以粥饮调下二钱。

治痔疾，鼠乳生肛边，烦热疼痛，槐子圆方。

槐子仁（一两，微炒） 黄芩（一两）

右件药，捣罗为末，以水浸蒸饼和圆，如梧桐子大。每服，于食前煎桑耳汤下二十圆。

治痔疾，下部痒痛，肛边生肉，结如鼠乳，肿硬疼痛，宜用槐白皮膏涂方。

槐白皮（五两，锉） 赤小豆（五合，捣碎） 白芷（二两） 甘草（二两） 楝子（三两） 槐子（三两，捣碎） 当归（三两） 木鳖仁（二两）

右件药，细锉，以猪膏一斤半，以慢火煎，候白芷黄赤色，绵滤去滓，取膏涂摩痔上。

治大肠久积风毒，痔下血不止，肛边生鼠乳，疼痛，久不差，宜用熏方。

桦树上菌子（一两） 鳗鲡鱼头（一枚） 黄牛角鳃（一两） 葫荽子（一合） 虾蟆（一枚）

右件药，捣罗为末，以水煎白胶香和圆，如弹子大。于瓶内如装香法，烧一圆熏下部，差。

治痔疾有头，生于肛边如鼠乳及生疮，痛痒不止，宜用此方。

菩萨草（三分） 黄连（三分，去须） 黄柏（三分，锉） 腻粉（一钱） 白矾（半两，烧灰） 地龙（三分，微炒） 麝香（一钱，细研）

右件药，捣细罗为散，入腻粉、麝香和匀，先以盐浆水洗痔后，以散敷之，日三四度用。

治痔疾，肛边生鼠乳，宜用藜芦膏涂方。

藜芦（半两，去芦头） 川大黄（半两，锉碎） 黄连（半两，去须，微炒） 楝子（一十四枚，捣碎） 桃仁（一十四枚，汤浸去皮尖双仁） 巴豆（三枚，去皮心研⑨）

右件药，以猪脂五合，煎二三十沸，绵滤去滓，放冷，以涂痔上。

治痔下部痒痛，肛边生鼠乳，肿起，欲突出，宜用此熨方。

黑豆（三升，以水七升，煮取四升）　槐白皮（二升，锉）　甘草（三两，锉）

右件药，入大豆汁内，煮至一升，旋渍故帛，以熨患处，冷即换之。

治痔疾，肛边生鼠乳，痒痛不可忍，宜用此虎骨膏方。

虎头骨（一两，炙令黄）　犀角屑（一两）

右件药，捣细罗为散，以猪脂和如膏，涂痔上，日三五度用之。

又方。

大鲤鱼肠（三条）

右炙令香，以绵裹一条，更互熨下部中，一炊久，虫常⑩自出。

又方。

猪牙皂荚（一两，去黑皮，炙微黄）

右捣罗为末，以猪脂和圆，如枣核大。　上以赤饧裹一圆，内入谷道中，当下积滞恶血，有头者自消。

又方。

右用蜘蛛丝，缠系痔鼠乳头，不觉有⑪落。

治痔肛边生核寒热诸方

夫痔肛边生核寒热者，由大肠风虚，中焦积热，蕴蓄既久，不得宣通，下攻肛肠，结聚生核，疼痛下血肿硬，或有头不消，故令寒热，亦曰肠痔也。

治痔，肛边生结核，发寒热及疼痛不止，丹参散方。

丹参（三分）　蝟皮（一两，炙令黄焦）　蛇蜕皮（一两，烧灰）当归（三分，锉，微炒）　露蜂房（三分，微炒）　木香（三分）　猪后悬蹄甲（一两，炙令焦）　鳖甲（三分，涂醋炙令黄，去裙襕）

右件药，捣细罗为散。　每于食前，以黄芪汤调下二钱。

治痔,肛边生结核,肿硬疼痛,发歇寒热,葫荽子散方。

葫荽子（一两,微炒）　枳壳（一两,麸炒微黄,去瓤）　当归（一两,锉,微炒）　皂荚子仁（一两,微炒）　郁李仁（一两,汤浸去皮,微炒,别研入）

右件药,捣细罗为散。　每于食前,以粥饮调下二钱。

治痔,肛边生结核,疼痛寒热,鳖甲散方。

鳖甲（一两,涂醋炙令黄,去裙襕）　蝟皮（一两,炙令黄焦）　蛇蜕皮（三分,烧灰）　露蜂房（三分,微炙）　槟榔（三分）　麝香（一分,细研）

右件药,捣细罗为散。　每于食前,以粥饮调下二钱。

治痔疾,肛边生核,有头,牵引疼痛,寒热,蝟皮圆方。

蝟皮（一两,炙令焦黄）　槐木耳（一两,微炒）　附子（一两,炮裂,去皮脐）　当归（一两,锉,微炒）　赤芍药（一两）　桑根白皮（一两,锉）　白矾（一两,烧灰）　楮树根白皮（一两,锉）

右件药,捣罗为末,炼蜜和圆,如梧桐子大。　每于食前,以粥饮下三十圆。

治痔疾,肛边有结核,寒热疼痛,日夜不歇,皂荚圆方。

皂荚（四挺,去黑皮及子）　栝楼（一枚）　蝟皮（二两）　白矾（二两）

右件药,都锉碎,入瓷瓶子内,烧令烟尽,冷了研为末,炼蜜和圆,如梧桐子大。　每于食前,以温水下二十圆。

治痔疾,肛门边结核,寒热,疼痛不可忍,天灵盖散贴方。

天灵盖（半两,炙黄）　桃仁（半两,汤浸去皮尖双仁,研）　薰陆香（半两）　麝香（一分,细研）

右件药,捣细罗为散,以猪脂,取萎葱根一分,研调如膏,涂于故帛上贴之。

治痔疾,肛边生结核,楚痛,寒热不可忍,坐药方。

当归（一两,锉,微炒）　杏仁（三分,煮软去皮,别研如膏）　白芷（一两）　桂心（三分）　芸苔子（一两,微炒）

右件药,捣细罗为散,以醋面和作饼子,坐之,五七度差。

治肺脏虚寒劳损，肠中生痔，肛边有结核，疼痛，发作增寒壮热，肠多挺出，良久乃缩，宜服此膏方。

猪后悬蹄甲（三枚，炙令焦）　梧桐白皮（二两）　龙胆（一两，去芦头）　桑根白皮（一两）　蛇蜕皮（一两，烧灰为末）　雄黄（半两，细研）　青竹茹（三分）　柏白皮（一两）　露蜂房（三分，炙微黄）川椒（半两，去目及闭口者，微炒去汗）　蝟皮（一两，炙令黄）　附子（一两，炮裂，去皮脐）　杏仁（半两，汤浸去皮尖双仁，捣如膏）

右件药，都细锉，用绵都包裹，以酽醋三升，浸一宿出之，以成炼猪脂三升，入药绵包子及蛇皮、雄黄、杏仁，微火煎之，可减一半已来，沥干药包子，收膏于不津器中，每于食前，以温粥饮调下半匙。

又方。

鳖头（一分，炙令黄）　铁精（一分）　麝香（半钱）

右件药，都研如粉，日三五度，贴于痔上。

又方。

砒霜（一分[12]）　甜葶苈（一分，微炒令香）　蜣螂（一两，微炙，取腹下肉）

右件药，都研为末，炼蜜和圆，如莲子大。　绵裹一圆，内下部中，觉急逼，但且忍之，待苦急，可上盆子泻下恶脓，去病根本。

治痔生疮肿痛诸方

夫痔生疮肿痛者，由大肠久虚，为风热留滞，肠胃否涩，津液不流，邪热之气，上攻肺脏，下注肛肠，不能宣散，故成斯疾也。　此皆恣食生冷，饮酒过度，酒食之毒，停滞脏腑，传留肠间，故令下血生疮肿痛，亦名牝痔疾也。

治痔疾生疮肿痛，下血不止，地榆散方。

地榆（锉）　黄芪（锉）　枳壳（麸炒微黄，去瓤）　槟榔　当归（锉，微炒）　黄芩　赤芍药　（以上各一两）

右件药，捣筛为散。　每服四钱，以水一中盏，煎至六分，去滓，每于食前温服。

治痔,下血不止,生疮肿痛,榼藤散方。

榼藤子(一两,取仁)　鳖甲(一两,涂醋,炙令黄)　当归(三分,锉,微炒)　黄芪(一两,锉)　槐子(一两,微炒)　川大黄(一两)　露蜂房(三分,微炙)　蛇蜕皮(一两,烧灰)　藁本(半两)　桂心(半两)　猪后悬蹄甲(七枚,炙令焦黄)

右件药,捣细罗为散。　每于食前,以粥饮调下二钱。

治痔,下部生疮肿痛,脓血不止,黄芪散方。

黄芪(二两,锉)　赤小豆(一两,炒熟)　附子(一两,炮裂,去皮脐)　白蔹(一两)　桂心(一两)　赤芍药(三分)　黄芩(三分)　槐木耳⑬(一两,微炒)　枳实(一两,麸炒微黄)

右件药,捣细罗为散。　每于食前,以温粥饮调下二钱。

治痔,下部生疮肿,下血不绝,腹痛不止,鳖甲散方。

鳖甲(一两,涂醋炙令黄,去裙襴)　黄芪(一两,锉)　枳壳(一两半,麸炒微黄,去瓤)　当归(一两,锉,炒)　桔梗(三分,去芦头)　赤芍药(三分)　槐子(二两,微炒)　桑木耳(一两,微炙)　生姜屑(半两,焙干)

右件药,捣细罗为散。　每于食前,以粥饮调下一钱。

治痔,生疮肿痛,下血不止,蜗牛散方。

蜗牛(五枚,炙令黄)　蛴螬(三枚,炙令黄)　蝼蛄(三枚,炙令黄)　赤石脂(一分)　白龙骨(一分)　麝香(一分,细研入)

右件药,捣细罗为散。　每于食前,用粥饮调下一钱。

又方。

白花蛇(二两,酒浸,去皮骨,炙微黄)　榼藤子(一两,取仁)　羌活(三分)　当归(三分,锉,微炒)

右件药,捣细罗为散。　每于食前,以温粥饮调下一钱。

治痔疾,风热毒气攻下部,生疮肿痛,露蜂房散方。

露蜂房(二两,微炒)　槐花(二两,微炒)　黄芪(二两,锉)

右件药,捣细罗为散。　每于食前,以粥饮调下一钱。

治痔疾,下部生疮肿痛,宜服此方。

猬皮（一枚，炙令黄）　牛蒡子（一合，微炒）

右件药，捣细罗为散。　每于食前，以粥饮调下一钱。

治痔疾,生疮破后,恐成瘘,宜服此方。

鹁鸽粪（半升）　麝香（半两，细研）

右件药，以鸽粪，于净地上，周回用火烧令烟尽，取麝香，同细研为散。　每于食前，以粥饮调下二钱。

治痔疾,大肠疼痛生疮,槟榔圆方。

槟榔（二两，捣末）　白矾（三两，捣碎）　黄丹（一两）

右件药，将白矾、黄丹，入瓷瓶子内，以五斤火烧令通赤，候冷取出，细研，入槟榔末，相拌令匀，炼蜜和圆，如梧桐子大。　每于食前，以粥饮下二十圆。

又方。

朱砂（一分）　麝香（一分）　蛇蜕皮（一分，微炒）

右件药，都细研为散。　每用，先以盐汤洗疮，拭干，以蜜和涂之。

又方。

湿生虫（一百枚，炒干）　五倍子（半两）

右件药，捣罗为末，用新口脂调药，涂于有头处，疼当便止。

治痔疾,生疮肿下血,马齿煎方。

右取马齿苋，洗去土，熟捣绞取汁，缓火煎成膏，停冷，每日取少许作圆，内所患处验。

又方。

右涂熊胆于痔疮上，日三五度神效。

治痔肛边痒痛诸方

夫痔肛边痒痛者，由脏腑久积风热，不得宣通，毒热之气，留滞于大肠，冲发于下部，故令肛边或痛或痒，或乃生疮，时时下血，亦曰脉痔也。

治痔疾,下部肿结,痒痛不止,枳壳散方。

枳壳(二两,麸炒微黄,去瓤) 槐子(二两,微炒令香) 防风(一两,去芦头) 羌活(一两) 黄芪(一两,锉) 白蒺藜(一两,微炒,去刺) 甘草(半两,炙微赤,锉)

右件药,捣细罗为散。 每于食前,以粥饮调下二钱。

治痔疾,大肠久积风毒,下部痒痛不歇,似有虫咬,蛇床散方。

蛇床子(一两) 萹蓄(一两) 黄芪(一两,锉) 苦参(一两,锉) 白桐叶(一两) 附子(一两,炮裂,去皮脐)

右件药,捣细罗为散。 食前,粥饮调下二钱。

治痔疾久不差,肛边痒痛不止,薏苡散方。

薏苡根(二两) 独活(二两) 枳实(一两,麸炒微黄) 莽草(一两,微炒) 猪后悬蹄甲(二两,炙黄焦⑭)

右件药,捣细罗为散。 每于食前,以黄芪汤调下二钱。

治痔疾,肛边痒痛,桑木耳散方。

桑木耳(一两,微炒) 槐木耳(一两,微炒) 蝟皮(一两,炙黄焦) 枳壳(二⑮两,麸炒微黄,去瓤) 当归(一两,锉,微炒) 羌活(一两)

右件药,捣细罗为散。 每于食前,以粥饮调下二钱。

治痔疾,肛边痒痛不止,皂荚刺圆方。

皂荚刺(二两,烧令烟尽) 臭樗皮(一两,微炙) 防风(一两,去芦头) 赤芍药(一两) 枳壳(一两,麸炒微黄,去瓤)

右件药,捣罗为末,用酽醋一升,熬一半成膏,次下余药,和圆,如小豆大。 每于食前,煎防风汤下二十圆。

治痔疾,肛边痒痛,发歇不止,露蜂房圆方。

露蜂房(一两,微炒) 威灵仙(一两) 枳壳(二两,麸炒微黄) 皂荚(一两,炙令黄焦⑯) 萹蓄(一两) 薏苡根(一两) 卷柏(一两,微炙) 桑花叶(一两)

右件药,捣罗为末,炼蜜和圆,如梧桐子大。 每于食前,以槐子汤下三十圆。

治痔疾，风毒攻注，肛门痒痛不止，宜用此方。

枳壳（一两）　蛇床子（一两）　防风（半两，去芦头）　莽草（半两）　桑根白皮（半两）　苦参（一两）　藁本（半两）　独活（半两）　牛旁根（一两）　甘草（一两）　楸叶（三十片）　柳枝（锉，二合）

右件药，都细锉。以水一斗，煎取五升，去滓，于避风处，用软帛蘸汤，乘热熨痔上。

治痔疾，肛门边肿硬，痒痛不可忍，救急熨方。

芫花（三两）　风化石灰（三两）　灶突内黑煤（二两）

右件药，捣罗为末，分作两分，于铫子内点醋炒，候稍热，以帛裹熨之，冷则再换，自然肿消，痒痛俱息。

又方。

胡粉（半两）　水银（半两）

右件药，以枣瓤和研，令星尽，捏如莲子大。以绵裹，夜卧时，内于下部中。

又方。

白矾（三分，研⑰）

右以童子热小便二盏，化白矾以洗痔上，日二用效。

治痔下血不止诸方

夫痔下血不止者，由大肠风冷，肺脏积热，热毒留滞，乘于经络，血性得热则流散，复遇大肠虚寒，血乃妄行，故令因便而清血随出，亦曰血痔也。

治痔疾，大肠风冷，下部疼痛，血不止，宜服椿根散方。

臭椿树根（一两，锉）　地榆（一两，锉）　黄芪（一两，锉）　伏龙肝（一两，细研入）　当归（三分，锉，微炒）

右件药，捣细罗为散。每于食前，以粥饮调下二钱。

治痔疾,下血无度,或发或歇,没石子散方。

没石子(三枚,烧灰) 樗根白皮(二^⑱两,锉,炒微黄) 益母草(三分) 神曲(二两,微炒) 柏叶(一两) 桑耳(一两)

右件药,捣细罗为散。 每于食前,以温粥饮调下一钱。

治痔疾,风毒流注大肠,下血不止,宜服麝香散方。

麝香(一钱,细研) 干漆(半两,捣碎,炒令烟出) 炭皮(半两) 棕榈子(半两,烧灰) 荆芥子(半两)

右件药,捣细罗为散。 每于食前,以温粥饮调下一钱。

治痔疾,下血无时者,宜服榼藤子散方。

榼藤子(三^⑲枚,取仁) 皂荚子(一百枚,与榼藤子仁同,以酥炒黄) 牛角䚡灰(五两) 醋石榴皮灰(三两)

右件药,捣细罗为散。 每于食前,以温粥饮调下一钱。

治痔疾,下血日夜无定,久不差者,宜服皂荚子散方。

皂荚子仁(一百枚,麸炒微黄焦) 槐鹅(一两,微炒) 牛角尖屑(一两,微炒) 露蜂房(一两,微炒)

右件药,捣细罗为散。 每于食前,以粥饮调下二钱。

又方。

葫荽子(一两,微炒) 黄芪(二两,锉) 槐花(一两,微炒)

右件药,捣细罗为散。 每于食前,以粥饮调下二钱。

又方。

黄牛角䚡(四两) 鳖甲(二两) 穿山甲(二两)

右件药,于好醋内蘸过,以大火烧令烟尽,候冷,捣细罗为散。 每于食前,以粥饮调下一钱。

又方。

白龙骨(一两) 阿胶(一两,捣碎,炒令黄燥) 蝟皮(一两,炙令微黄)

右件药,捣细罗为散。 每于食前,以粥饮调下二钱。

又方。

木贼(二两,锉) 刺蓟(二两) 生干地黄(二两)

右件药,捣细罗为散。 每于食前,以粥饮调下二钱。

治痔疾，下血不止，神效桑鸡圆方。

桑鸡（一两，微炙[20]） 槐鹅[21]（一两，微炒） 蝟皮（一两，微炒）
乱发灰（半两） 黄牛角䚡（一两，烧灰） 白矾灰（一两） 枳壳（一
两，麸炒微黄，去瓤）

右件药，捣罗为末，煮槐胶和圆，如梧桐子大。 每于食前，煎槐枝汤
下十圆。

又方。

诃黎勒（三分，烧赤[22]） 白龙骨（三分，烧赤） 白石脂（三分，烧
赤） 当归（三分） 枳壳（三分，麸炒微黄，去瓤） 麝香（一钱，细
研） 皂荚（三分，不蚛者，涂酥[23]炙微黄，去皮子）

右件药，捣罗为末，炼蜜和圆，如梧桐子大。 每服食前，以粥饮下十
圆。

治痔疾下血，日夜不断，神效方。

白矾（五两） 绿矾（三两） 伏龙肝（二两） 黄丹（二两） 蝟
皮（二两）

右件药，捣碎入瓷瓶子内，用炭火五七斤[24]烧，炭尽为度，候冷取出，
研如粉，以面糊和圆，如梧桐子大。 每于食前，以粥饮下十圆。

又方。

皂荚刺（二两） 樗根白皮（一两，微炙，锉） 荆芥子（一两）
赤芍药（半两） 槐鹅（半两）

右件药，捣罗为末，一半以陈醋一升熬成膏，一半拌和圆如绿豆大。
每于食前，以粥饮下二十圆。

又方。

黄芪（一两，锉） 附子（一两，炮裂，去皮脐） 桂心（一两）
枳壳（一两，麸炒微黄，去瓤） 皂荚（三挺，去黑皮，涂酥，炙微黄，
去子用）

右件药，捣罗为末，炼蜜和圆，如梧桐子大。 每于食前，以荆芥汤下
二十圆。

治气痔诸方

夫气痔者，由脏腑夙有虚冷，或忧恚劳伤，使阴阳不和，三焦气滞，风邪之气，壅积肠间，致结涩不通，腹胁胀满，血随便下，或即脱肛，故曰气痔也。

治气痔脱肛，肠胃久冷，腹胁虚胀，不思饮食，桃仁散方。

桃仁（一两，汤浸去皮尖双仁，麸炒微黄）　陈橘皮（一两，汤浸去白瓤，焙）　桂心（一两）　厚朴（一两，去粗皮，涂生姜汁，炙令香熟）　肉豆蔻（半两，去壳）　木香（半两）　皂荚仁（二两，炒令黄熟）　白芍（半两）

右件药，捣细罗为散。　每于食前，以粥饮下二钱。

治气痔，肛肠疼痛，当归散方。

当归（三分，锉，微炒）　木香（半两）　桂心（三分）　枳壳（三分，麸炒微黄，去瓤）　附子（半两，炮裂，去皮脐）　干姜（半两，炮裂，锉）

右件药，捣细罗为散。　每于食前，以粥饮调下一钱。

治气痔，神效散方。

槐鹅（一两，锉，微炒）　皂荚子仁（半两，微炒）　丁香（半两）

右件药，捣细罗为散。　每于食前，以粥饮调下一钱。

治大肠积冷，气痔不差，大肠结涩疼痛，腹胁胀满，硫黄圆方。

硫黄（一两，细研）　猪牙皂荚（半两，炙令黑色）　川大黄（一两，锉碎㉕，炒）　木香（一两）　桃仁（一两，汤浸去皮㉖双仁，麸炒微黄）

右件药，捣罗为末，入硫黄研匀，炼蜜和捣三五百杵，圆如梧桐子大。　每于食前，以温粥饮下二十圆。

治气痔，下血疼痛不止，诃黎勒圆方。

诃黎勒（一两，煨，用皮）　槐子仁（二两，微炒）　当归（一两，锉，微炒）　干姜（一两，炮裂，锉）　陈橘皮（一两，汤浸去白瓤，

焙）

右件药，捣罗为末，以汤浸蒸饼和圆，如梧桐子大。 每于食前，以枳壳汤下二十圆。

治气痔，下血，肛边疼痛[20]，续断圆方。

续断（一两） 皂角子仁（一两，炒黄） 黄芪（一两，锉） 蝟皮（一两，炙令黄） 熟干地黄（二两） 干姜（半两，炮裂，锉） 附子（一两，炮裂，去皮脐） 白矾（一两，烧令汁尽） 鮀甲（一两，炙令黄） 枳实（一两，麸炒微黄） 槐子仁（一两，微炒） 当归（一两，锉，微炒）

右件药，捣罗为末，炼蜜和捣三五百杵，圆如梧桐子大。 每于食前，煎丹参汤下三十圆。

又方。

夜合叶（二两，干者） 枳壳（一两，麸炒微黄，去瓤） 诃黎勒（二两，煨，用皮）

右件药，捣细罗为散。 每于食前，以粥饮调下二钱。

又方。

硫黄（一两，细研） 木香（一两，末）

右件药，同研令匀。 每于食前，以粥饮调下一钱。

又方。

地榆（一两，锉） 槟榔（一两）

右件药，捣细罗为散。 每于食前，以粥饮调下一钱。

又方。

槐木耳（二两，微炒） 干姜（一两，炮裂，锉）

右件药，捣粗罗为散。 每服三钱，以浆水一中盏，煎至六分，去滓，每于食前温服。

又方。

枳壳树根白皮（一两，锉，微炒） 槐花（一两，微炒）

右件药，捣细罗为散。 每于食前，以粥饮调下一钱。

又方。

鸡冠花（二两） 枳壳（一两，麸炒微黄，去瓤） 臭椿树皮（二

两，微炒）

右捣罗为末，炼蜜和圆，如梧桐子大。每于食前，以黄芪汤下二十圆。

治酒痔诸方

夫酒痔者，由人饮酒过度，伤于肠胃之所成也。夫酒性酷热，而有大毒，酒毒渍于脏腑，使血脉充溢，积热不散，攻壅大肠，故令下血，肛边肿痛。复遇饮酒，便即发动，故名曰酒痔也。

治酒痔，下血如鸡肝，肛边生[23]疮疼痛，因醉饱，气壅即发，大黄散方。

川大黄（一两，锉碎，微炒）　枳壳（一两，麸炒微黄，去瓤）　甘草（半两，炙微赤，锉）　生干地黄（一两）　桑根白皮（一两，锉）黄芪（一两，锉）　羚羊角屑（一两）　赤小豆花（一两）　当归（一两）

右件药，捣筛为散。每服四钱，以水一中盏，煎至六分，去滓，不计时候温服。

治酒痔，肛肠肿痛，下血不止，黄芪散方。

黄芪（一两，锉）　赤芍药（一两）　枳壳（一两，麸炒微黄，去瓤）　当归（一两，锉，微炒）　槐子仁（一两，微炒）　桑鸡（一两，微炒）　乌蛇（一两，酒浸去皮骨，涂酥炙令黄）

右件药，捣细罗为散。每于食前，煎黄芪汤调下二钱。

治酒痔，大肠中久积热毒，下血疼痛，赤小豆散方。

赤小豆（一两，炒熟）　黄芪（一两，锉）　白蔹（半两）　赤芍药（半两）　桂心（半两）　黄芩（三分）　生干地黄（一两）　当归（三分，锉，微炒）

右件药，捣细罗为散。每于食前，以槐子仁汤调下二钱。

治酒痔，肛边肿痛及下血不止方。

鹅不食草（半两，去泥，焙干）　鸡冠花（半两，微炙[24]）　郁金（半两）　麝香（二钱，细研入）　当归（三分，锉，微炒）

右件药，捣细罗为散。 每于食前，以粥饮调下二钱。

治酒痔，下血不止，下部疼痛至甚，宜服此方。

赤小豆（一合，炒熟） 当归（一两，锉，微炒） 白矾（一两，烧令汁尽）

右件药，捣细罗为散。 每于食前，以蜜水调下一钱。

又方。

白蔹（三分） 黄芪（二㉚分，锉） 赤小豆（三分，炒熟）

右件药，捣细罗为散。 每于食前，以粥饮调下一钱。

治酒痔，风热壅滞大肠，下血疼痛，宜服黄芪圆方。

黄芪（一两，锉） 蒺藜子（三分，微炒，去刺） 猬皮（一两，炙令黄） 枳壳（二两，麸炒微黄，去瓤） 槟榔（一两） 乌蛇（一两，酒浸去皮骨，涂酥炙令黄） 川大黄（三分，锉碎，微炒） 大麻仁（一两） 皂荚子仁（半两，炒黄）

右件药，捣罗为末，炼蜜和捣三五百杵，圆如梧桐子大。 每于食前，煎桑根白皮汤下三十圆。

又方。

黄芪（一两，锉） 枳壳（一两，麸炒微黄，去瓤） 乌蛇（一㉛两，酒浸去皮骨，涂酥炙微黄） 当归（一两，锉，微炒） 皂荚刺（一两，炙黄）

右件药，捣罗为末，炼蜜和圆，如梧桐子大。 每于食前，以粥饮下二十圆。

又方。

杏仁（四两，汤浸去皮尖双仁，生研） 皂荚（五两，去皮子，生捣为末）

右件药，都以浆水内浸一宿，入锅内，以真酥二两熬令稠可圆，即圆如梧桐子大。 每于食前，煎柏叶汤下二十圆。

治久痔诸方

夫久痔者，由脏腑久积风虚热毒，流注于大肠，乃成斯疾也。 复遇下元^㉜冷惫，肾脏劳伤，气血不调，三焦壅塞，热毒留滞而博于血，入于大肠，故令下血，肛边肿痒，或生疮瘘，连滞经久，差而复发，故名久痔也。

治燥湿痔，痔有雌雄者，有肿痛，有^㉝鼠乳附核者，有肠中痛痒^㉞者，如久不差，皆能损人，宜服此槐子仁圆。

槐子仁（二两，微炒）　干漆（一两，捣碎，炒令烟出）　秦艽（半两，去苗）　黄芩（半两）　白蔹（半两）　木香（半两）　牡蛎（半两，烧为粉）　龙骨（一两）　附子（一两，炮裂，去皮脐）　雷圆（半两）　白芷（半两）　桂心（半两）　白蒺藜（半两，微炒，去刺）　鸡舌香（半两）　楝树根白皮（一两，锉）

右件药，捣罗为末，炼蜜和捣五七百杵，圆如梧桐子大。每于食前，以粥饮下三十圆。

治久痔有头，疼痛，化为疮口，疮^㉟水不绝，朱砂圆方。

朱砂（三分，细研）　砒霜（半分）　巴豆（一两，去皮心研，纸裹压去油）　麝香（一分，细研）　乳香（一分，细研）　阿魏（一分，面裹煨，面熟为度）　安息香（一分）

右件药，捣罗为末，以汤浸蒸饼和圆，如绿豆大。每日空心，以枳壳汤下一圆。不过十日差。

治大肠积冷，久痔不差，小槐子圆方。

槐子仁（三两，微炒）　龙骨（一两）　白矾（二两，烧令汁尽）　硫黄（一两，细研）　枳实（二两，麸炒微黄）　干漆（一两，捣碎，炒令烟出）　桑木耳（一两，微炒）

右件药，捣罗为末，炼蜜和捣三二百杵，圆如梧桐子大。每于食前，以粥饮下二十圆。

治久痔，肠胃风冷及瘘，脓血不止等，白矾散方。

白矾灰（一两）　硫黄（一两，研）　乳香（一两，研）　黄连（一两，去须，为末）　黄蜡（一分）

右用大鲫鱼一头，不去鳞，除腹内物，入诸药末在内，以湿纸裹，又以麻缠了，盐泥固际，于糠灰火^㊱内煨令熟取出，却以慢火炙焦，捣细罗为散。每于食前，以粥饮调下二钱。

治痔疾有头，数年不差，宜用此方。

鳗鲡鱼头（一两，炙黄）　木香（一两）　麝香（一两，细研）　砒霜（一分，细研）　粉脚（一两，细研）　白矾（一两，烧令汁尽）　猪牙皂荚（三分，炙黄焦）

右件药，捣罗为末，炼黄㊲蜡和圆，如莲子大。用绵裹一圆，内下部中，觉腹内欲转，但且忍之，待忍不及，即上盆子，当下恶物，每日用之，以痔头消为度。

治痔瘘，年月深远，兼杀虫，黄芪膏方。

黄芪（一两半，锉）　漏芦（一两半）　黄柏（一两半，锉）　槐子仁（一两半）　木通（一两半，锉）　苦参（一两半，锉）　狸骨（三㊳两，捣为末）　雄黄（半分，细研）　虎骨（三两，捣为末）　硫黄（一两，细研）　麝香（一钱，细研）　蜣螂末（半两）

右件药，以腊月猪脂三斤，炼诸药二十余沸，以布绞去滓，更入铛炼一两沸，又以绵绞过，以瓷盒盛之，下雄黄等，搅令匀，于故帛上贴之，日三两度换，虫出即愈㊴矣。

治痔疾，年月深远，傍生孔窍，有头，脓血出，疮痒痛难忍，乌蛇膏方。

乌蛇（一两，烧灰）　马齿（一两，烧灰）　蝟皮（一两半，烧灰）　乱发（三分，烧灰）　黄矾（三分，细研）　斑蝥（二分，去翅足，糯米拌，炒黄色）　杏仁（四十九枚，去皮，研如膏）　麝香（一分，细研）　猪脂（一升，腊月者）　猪牙皂荚（一分，炙捣末）　水银（三分，入少胡粉点水研，令星尽）

右件药，都研令极细，先煎猪脂候溶，滤去滓，入诸药煎三二十沸，欲成入麝香搅令匀，更煎三两沸，入黄蜡三两，候冷，置于瓷盒内，每以少许，贴于痔上，日三两度用之。

治痔疾，数年不差，宜服此槐枝酒方。

槐枝叶（二斗，细研）　槐子仁（二升，捣碎）　苍耳茎叶（细锉，一斗）

右件药，入于釜中，以水一硕，煮取五斗，去滓澄清，看冷暖，入曲末五斤，糯米五斗，蒸令熟，都拌和入瓮，如法盖覆，候酒熟，任性温温饮之，常令似醉，久服神效。

治痔疾多年不差，下部肿硬疼痛，宜服白矾圆方。

白矾（二㊵两，烧令汁尽）　附子（一两，炮裂，去皮脐）　桑黄（一两，锉，微炒）

右件药，捣罗为散，以温水浸蒸饼，和圆如梧桐子大。每于食前，以粥饮下十五圆，加至二十圆。

又方。

细墨（二两）　干姜（二㊶两，炮裂，锉）

右件药，捣罗为末，以软饭和圆，如梧桐子大。每于食前，煎黄芪枳壳汤下二十圆，以差为度。

又方。

白矾（二两，烧令汁尽）　黄矾（三两，烧赤）　附子（二两，炮裂，去皮脐）

右件药，捣罗为末，以软饭和圆，如梧桐子大。每于食前，以粥饮下十圆。

治痔疾有头，多年不差，频发疼痛，坐立不得，宜用熨方。

臭黄（一分）　醋石榴皮（一分）　皂荚（一分）　莽草（一分）杏仁（一分，汤浸去皮尖）　藜芦（一分，去芦头）　柳蚛屑（三分）

右件药，捣罗为散，以油拌炒令热，绵裹熨痔上，日五七度，差。

治痔瘘，积年不可者，神验熏药方。

鳗鲡鱼（半斤，五月五日采，曝干，捣为末）　蜣螂（三枚，为末）

右件药，取成熟艾和药末，以青布卷之，安瓷瓶中，著火烧，坐向瓶上熏之，其虫及恶汁并出，不复再发。

治痔瘘诸方

夫痔瘘者，由诸痔毒气，结聚肛边，有疮或作鼠乳，或生结核，穿穴之后，疮口不合，时有脓血，肠头肿疼，经久不差，故名痔瘘也。

治痔瘘，下脓血不止，香墨散方。

香墨（三分）　枳实（一两，麸炒微黄）　黄芪（一两，锉）　代赭

（一两）　当归（一两，锉，微炒）　麝香（一分，细研）　白芍药（三分）

右件药，捣细罗为散，入麝香，更研令匀。　每于食前，以粥饮调下一钱。

治痔瘘，下脓血不止，臭梧皮散方。

臭梧皮（一两，微炙，锉）　醋石榴皮（一两）　地榆（一两，锉）　黄连（一两，去须）　艾叶（三分，微炒）　阿胶（一两，捣碎，炒令黄燥）

右件药，捣细罗为散。　每于食前，以粥饮调下二钱。

又方。

何首乌（一两）　枳壳（二两，麸炒微黄，去瓤）　威灵仙（一两）

右件药，捣细罗为散。　每于食前，以温粥饮调下二钱。

又方。

木贼（一两）　猬皮（一两，炙令焦黄）

右件药，捣细罗为散。　每于食前，以粥饮调下一钱。

又方。

远志（一两，去心）　棕榈皮（二两，烧灰）

右件药，捣细罗为散。　每于食前，以粥饮调下一钱。

治痔瘘积年不差，内补圆方。

黄芪（三分，锉）　槐耳（一两，微炙）　苦参（半两，锉）　白桐叶（三分）　龙骨（三分）　狸睛（一对，微炙）　漏芦（半两）　猬皮（一两，炙黄焦）　萹蓄（半两）　败酱（半两）　续断（半两）　木香（半两）　厚朴（一两，去粗皮，涂生姜汁，炙令香熟）　硫黄（一两，细研）　猪后悬蹄甲（一两，炙黄焦）

右件药，捣罗为末，炼蜜和捣三五百杵，圆如梧桐子大。　每于食前，以粥饮下二十圆。

治痔瘘肿痛，肿脓水不绝，硫黄圆方。

硫黄（一两，细研，水飞过）　白矾（一两，烧灰）　附子（一两，炮裂，去皮脐）　皂荚针（一两，烧为灰）　麝香（一分，细研）　猬皮（一两，烧为灰）　皂荚（二两，去黑皮，涂酥炙黄焦，去子）

右件药，捣罗为末，入麝香研令匀，以醋煮面糊和圆，如梧桐子大。每于食前，以温粥饮下十五圆。

治痔瘘疮肿疼痛，脓血不止，麝香圆方。

麝香（半两，细研）　蜗牛子（二两，炙令微黄）　灶突墨（二两）道人头（二两）　汉椒（二两，去目及闭口者，微炒去汗）

右件药，捣罗为末，炼蜜和捣三二百杵，圆如梧桐子大。每服食前，以粥饮下三十圆。

治痔瘘，下血不止，肌体黄瘦，四肢无力，硇砂圆方。

硇砂（一两）　朱砂（一两）　黄丹（一两）　砒霜（半两）

右件药，都细研，入瓷盏子内，歇口，小火烧令烟出为度，停冷，又细研，再入火烧，如此七遍了，入麝香一分同研令细，以面糊和圆，如梧桐子大。每服食前，以枳壳汤下五圆。忌食热物。

治痔瘘，消涓^⑫出脓血，疼痛，日夜不止，渐加羸瘦，宜服此方。

磁石（二两）　白矾（二两）　绿矾（四两）

右件药，都捣细，入瓷瓶子内盛，以大火烧令通赤，候冷，将出。纸楬^⑬摊于地上，经宿细研如粉，煮枣瓢和圆，如绿豆大。每于食前，以粥饮下二十圆。

治痔瘘，脓血不绝，发歇疼痛，蝟皮圆方。

蝟皮（一两，烧灰）　白矾（半两，烧令汁尽^⑭）　皂荚刺（一两，烧灰）　硫黄（半两，细研）　附子（半两，炮裂，去皮脐）　槌藤子（一个^⑮，去壳^⑯）

右件药，捣罗为末，以醋煮面糊和圆，如梧桐子大。每于食前，以温粥饮下二十圆。

治痔瘘肿痛，脓血不止，黄矾圆方。

黄矾（三两）　乌蛇（六两，酒浸去骨皮，炙令黄）　黄芪（三两，锉）　枳壳（二两，麸炒微黄，去瓤）　骆驼胸前毛（三两半，烧灰）

右件药，捣罗为末，炼蜜和捣三二百杵，圆如梧桐子大。每于食前，煎黄芪汤下二十圆。

治一切痔瘘，不论浅深，必验方。

黄芪（一两，锉）　枳实（一两半，麸炒微黄）　萆薢（二两，锉）

白蒺藜（三两，微炒，去刺）　菟丝子（二两，酒浸三日，曝干，别捣末）　乌蛇（三两，酒浸去皮骨，微炙）

右件药，捣罗为末，炼蜜和捣三五百杵，圆如梧桐子大。每日空心及晚食前，以温粥饮下十五圆。

治痔瘘，痛不可忍，木贼圆方。

木贼（一两）　檞藤子仁（二枚，涂酥，炙黄）　乌贼鱼骨（三⁴⁷两）

右件药，捣罗为末，炼蜜和圆，如梧桐子大。每服，不计时候，以温粥饮下二十圆。

治痔瘘久不差，宜服此方。

硇砂（半两）　绿青（半两）　白龙骨（一两）

右件药，捣罗为末，煮面糊和圆，如绿豆大。每于空心及晚食前，煎黄芩汤下十圆，以差为度。

治痔瘘疼痛，肿硬不消，宜用此熏方。

莨菪子　韭子　雄黄　吴茱萸　猪牙皂荚（以上并生用）　油头发（炒焦）　驴蹄（炙黄，以上各半两）

右件药，捣罗为末，黄蜡和圆，如弹子大。用小口瓶子，内烧一圆熏痔瘘上，日可两度用之。

又方。

蛇床子（半两，末）　荆芥（半两，末）　蜗牛（三七枚）

右件药，一处烂研，涂在纸上，每发时，先用白矾热水洗痔头了，后用被褥上安药纸，坐三两上差。

治痔瘘下脓血，有疮窍，疼痛，宜用此方。

砒霜（半分⁴⁸，研如粉）　黄蜡（半分）

右件药，以铫子先熔蜡作汁，后入砒霜，搅和令匀，看疮口大小，撚⁴⁹为条子，每⁵⁰发时，用绵裹内疮窍子中，良久却取，或未有窍子，即内下部中，良久却取出，日三两度用，即效。

治痔瘘有头，肿痛，下脓血，宜用此方。

麝香（一钱，细研）　雄鸽粪（一两，细研）

右件药，消黑饧二两，和捏⁵¹作饼子，当于疮上贴之，神效。

治痔瘘,脓血出不止,露蜂房散方。

露蜂房（半两,炙黄） 蝟皮（半两,炙令焦黄） 麝香（一钱）

右件药,都细研令匀。 每日三五度,半钱敷之。

治痔瘘有头,疼痛下脓血,宜用此方。

莨菪子（一合,炒熟）

右捣罗为末,以牛皮胶煎汁,调和如膏,摊于帛上,贴痔瘘处,其痛立止。 如有头,即渐渐消落。

又方。

右用吐出蛔虫二枚,炙干,捣罗为末,贴瘘头上,当断脓血,贴五七度差。

又方。

右以硫黄末少许,内疮孔中,以艾烟熏之差。

又方。

右用桃根煮汁,日二上洗之。

又方。

啄木鸟（一枚）

右烧为灰,细研。 每服,以温酒调下二钱,又胆治疮虫立死。

治肠风下血诸方

夫肠风下血者,由脏腑劳损,气血不调,大肠中久积风冷,中焦有虚热,冷热相攻,毒气留滞,传于下部,致生斯疾也。 皆由坐卧当于风湿,醉后房劳,恣食猪鸡果实羊面,酒食之毒,滞于脏腑,脏腑停留毒气,日久不能宣通,风冷热毒搏于大肠,大肠既虚,时时下血,故名肠风也。

治肠风腹痛,下血不止,卷柏散方。

卷柏（一两） 当归（三分,锉,微炒） 黄芪（一两,锉） 白术（三分） 枳壳（二两,麸炒微黄,去瓤） 白芍药（三分） 干姜（半两,炮裂,锉） 甘草（三分,炙微赤,锉） 芎䓖（三分） 熟干地黄（一两）

右件药，捣筛为散。每服三钱，以水一中盏，煎至六分，去滓温服，日三四服。

治肠风下血不止，黄瘦虚羸，内补散方。

蒲黄（二两）　当归（一两，锉，微炒）　白芷（一两）　甘草（一两，炙微赤，锉）　黄连（一两，去须）　芎䓖（一两）　白石脂（二两）　熟干地黄（二两）

右件药，捣筛为散。每服三钱，以水一中盏，煎至六分，去滓温服，日三四服。

治肠风下血不止，面色萎黄，气力全少，内补黄芪散方。

黄芪（二两，锉）　当归（一两，锉，微炒）　芎䓖（一两）　甘草（一两，炙微赤，锉）　龙骨（二两）　槐子（二两，微炒）　附子（一两，炮裂，去皮脐）　白芍药（二两）

右件药，捣筛为散。每服四钱，以水一中盏，入饧一分，煎至六分，去滓，每于食前温服。

治肠风气滞，流注下部，致生肿结，牵引脏腑不和，时发疼痛，经久下血太多[52]，虚乏羸瘦，五香散方。

沉香（一两）　麝香（半两，细研）　木香（三分）　藿香（三分）　乳香（一分）　黄芪（一两，锉）　槟榔（三分）　当归（三分，锉，微炒）　枳壳（一两，麸炒微黄，去瓤）　白茯苓（三分）　白蒺藜（三分，微炒，去刺）　川大黄（三分，锉碎，微炒）　白芍药（三分）　卷柏（三分，微炒）　芎䓖（三分）　熟干地黄（一两）

右件药，捣细罗为散。每于食前，以粥饮调下二钱。

治肠风下血久不差，面色萎黄，蛚皮散方。

蛚皮（烧灰）　蒜茎[53]（烧灰）　干姜（炮裂，锉，各三两）　牡蛎（烧为粉）　黄牛角䚡（烧灰）　枳壳（麸炒微黄，去瓤）　醋石榴皮（炙令微黄，以上各一两）

右件药，捣细罗为散。每于食前，以粥饮调下二钱。

治肠风下血不止，风毒气流注，发歇疼痛，牛膝散方。

牛膝（一两，去苗）　侧柏（一两，炙微黄）　荆芥穗（一两）　棕榈皮（二两，烧灰）　黄牛角䚡　（一双，烧灰）

右件药，捣细罗为散。每于食前，以粥饮调下二钱。

治大肠风虚积冷，下血不止，侧柏叶散方。

侧柏叶（一两，炙微黄） 棕榈皮（一两，烧灰） 防风（半两，去芦头） 附子（一两，炮裂，去皮脐） 槐花（半两，微炒） 羌活（半两） 当归（半两，锉，微炒） 白术（三分）

右件药，捣细罗为散。每于食前，以粥饮调下二钱。

又方。

何首乌（一两） 附子（一两，炮裂，去皮脐） 白矾（一两，烧为灰） 槐子（二两，微炒） 皂荚子仁（一两，炒令黄）

右件药，捣细罗为散。每于食前，以粥饮调下二钱。

治肠风下血，风毒气攻注，大肠疼痛，桑耳散方。

桑耳（微炙） 枳壳（麸炒微黄，去瓤） 木贼 当归（锉碎，微炒） 槐鹅（微炙，以上各一两）

右件药，捣细罗为散。每于食前，以粥饮调下二钱。

又方。

鲜鲫鱼（一枚，重半斤） 硫黄末（一两）

右件，鱼不去鳞，开腹去肠，入硫黄在内，用湿墨纸裹五七重，又以泥厚封之，候干，以大火烧令通赤，取出，于土坑内出火毒半日，细研为散，每服食前，以酒研芸薹子汁调下一钱。

治肠风下血，疼痛不止，宜服此方。

道人头（一两） 荆芥穗（一[54]两） 皂荚（三寸，去黑皮，涂酥，炙焦黄，去子）

右件药，捣细罗为散。每于食前，以粥饮调下一钱。

治肠风下血立效方。

鸡冠花（一两，焙[55]令香） 棕榈皮（二两，烧灰） 羌活（一两）

右件药，捣细罗为散。空心，以粥饮调下二钱。

治肠风下血久不止，大肠虚冷，宜此方。

附子（一两，炮裂，去皮脐） 白矾（一两，烧灰）

右件药，捣细罗为散。每于食前，以粥饮调下二钱。

治肠风下血,日夜不绝,疼痛至甚,白花蛇圆方。

白花蛇（二两,酒浸炙微黄,去皮骨） 杏仁（半两,汤浸去皮尖双仁,麸炒微黄） 黄芪（一两,锉） 葫荽子（一两,微炒） 蝟皮（一两,炒微黄） 人参（一两,去芦头） 鲤鱼皮（一两,烧灰） 附子（一两,炮裂,去皮脐） 枳壳（二两,麸炒微黄,去瓤） 男儿发（二两,烧灰） 肉桂（二两,去皱皮） 当归（一两,锉,微炒） 皂荚树耳（一两,微炒）

右件药,捣罗为末,炼蜜和捣三二百杵,圆如梧桐子大。 每于食前,煎人参汤下三十圆。

治大肠风毒,下血疼痛,蝟皮圆方。

蝟皮（一两,炙微黄） 营实（一两） 枳实（一两,麸炒微黄） 黄芪（一两,锉） 槐子（二两,微炒） 桑木耳（一两,微炙） 地榆（一两,锉） 当归（一两,锉,微炒） 乌贼鱼骨（一两）

右件药,捣罗为末,炼蜜和捣三五百杵,圆如梧桐子大。 每于食前,以粥饮下三十圆。

治大肠风毒,泻血不止,腹内疼痛,不欲饮食,萎黄羸瘦,阿胶圆方。

阿胶（一两,捣碎,炒令黄燥） 蝟皮（一两,炙令微黄） 营实（三分） 槐子（一两,微炒） 地榆（一两,锉） 龙骨（一两） 赤石脂（一两） 诃黎勒（一两,煨用皮） 枳壳（二两,麸炒微黄,去瓤） 黄芪（一两,锉） 黄牛角䚡（二两,烧灰） 当归（一两,锉,微炒）

右件药,捣罗为末,以软饭和捣三二百杵,圆如梧桐子大。 每于食前,以粥饮下三十圆。

治大肠风毒,下血不止,心神虚烦,野狸骨散方。

野狸骨（一两,涂酥,炙微黄） 防风（半两,去芦头） 益母草（半两） 腻粉（一钱）

右件药,捣细罗为散。 每于食前,以温酒调下半钱。

治肠风下血不止,腹痛,日渐尫羸,宜服此方。

棕榈皮（二两,烧灰） 艾叶（二两,烧灰） 鸡子（三枚,炒令焦）

右件药，都研如粉，每于食前，以粥饮调下一钱。

又方。

栝楼（一枚，生者）　槐花（一两）　白面（一两）　皂荚（一挺，不蛀者）

右件药，都捣作一团⑯，捏作片⑰子，烧令黑色，捣罗为末。每于食前，以温粥饮调下一钱

治大肠风毒，下血不止，内补散方。

黄芪（一两，锉）　枳壳（一两，麸炒微黄，去瓤）　侧柏叶（一两，炙微黄）

右件药，捣细罗为散。每于食前，以粥饮调下二钱。

又方。

枸杞子（二两）　槐子（二两，微炒）　桑木耳（二两，微炙）

右件药，捣细罗为散。每于食前，以黄芪粥饮调下二钱。

又方。

枳壳（一两，麸炒微黄，去瓤）　何首乌（一两）　干姜（一两，炮裂，锉）

右件药，捣细罗为散。每于食前，以粥饮调下一钱。

又方。

釜下墨　棕榈皮（烧灰）　诃黎勒（煨，用皮，以上各一两）

右件药，捣细罗为散。每于食前，以粥饮调下一钱。

又方。

薄荷（一握）　麦蘖（二两，炒微黄）

右件药，捣罗为末。不卧⑱时候，如茶点服。

又方。

芸薹子（半两，生用）　甘草（半两，炙微赤，锉）

右件药，捣细罗为散。每服二钱，以水一中盏，煎至五分，食前温服。

又方。

牛角䚡　棕榈皮　干姜　（以上各一两，都烧为灰）

右件药，捣细研令匀。每于食前，以冷粥饮调下二钱。

又方。

槐耳（二两，烧灰）　干漆（一两，捣碎，炒令烟出）

右件药，捣细罗为散。　每于食前，以温酒调下一钱。

又方。

附子（一枚，炮裂，去皮脐）　生姜（半分）

右件药，捣碎，以水一大盏，煎至五分，去滓，食前温服。

又方。

棕榈皮（半斤[59]，烧灰）　栝楼（一枚，烧灰）

右件药，同研令细。　每于食前，以粥饮调下二钱。

又方。

牛角䚡（一对）　雄黄（二块子，如棋子大）　麝香（一分，细研）

右件牛角䚡，每只各安雄黄一块子在内，以稠泥封闭下面，用桑柴火烧令熟，细研为散，入麝香和匀，又用栝楼一对，亦用桑柴火烧令熟，细研为散。　每服取栝楼末二钱、牛角䚡末一钱，相和令匀。　每于食前，以粥饮调服之。

治肠风下血，发歇不定，宜服此方。

荆芥穗（一两）　薄荷（一两）　枳壳（一两，麸炒微黄，去瓤）

右件药，捣细罗为散。　每于食前，以粥饮调下一钱。

又方。

皂荚（三两，不蚛者）　栝楼（一枚）　白矾（二两）

右件药，都入瓶子内，以盐泥固济，候干，以炭火烧令通赤，候冷，细研令匀。　每于食前，以粥饮调下二钱。

又方。

胆子矾（二两，细研）　栝楼（一枚，上开一口）

右件，矾入于栝楼内，坐慢火中，更入米醋一小盏，煨泣尽，醋令干，都入罐子内，以大火烧令通赤，取出放冷，细研，用糯米饭和圆，如梧桐子大。　每于食前，以粥饮下二十圆。

治肠风下血不止，下部冷疼[60]，宜服此方。

釜底煤（四两）　汉椒（二两，去目及闭口者，微炒去汗）

右件药，捣罗为末，以软饭和圆，如梧桐子大。　每于食前，以粥饮下三十圆。

治大肠风毒下血方。

蝟皮（一枚，炙令焦黄）　皂荚（三挺，去黑皮，涂酥，炙黄焦，去子）

右件药，捣罗为末，以软粟米饭和圆，如梧桐子大。　每于食前，以粥饮下十五圆。

又方。

白矾（二㊱两，烧令汁尽）　干蝎（二两，微炒）

右件药，捣细罗为散。　每于食前，以粥饮调下半钱。

又方。

益母草（端午日采）　藕节（六月六日采，并阴干，各二两）

右件药，捣罗为末，炼蜜和圆，如梧桐子大。　每于食前，以温粥饮下二十圆。

治肠风，下部肿闷疼痛，宜服此方。

皂荚（水浸，去黑皮，曝干，涂酥，炙令黄焦）

右捣罗为末，以枣肉和圆，如梧桐子大。　每于食前，以粥饮下十五圆。

治大肠风毒，泻血不止，宜服此方。

侧柏叶（一斤，净洗，曝干，炙微黄）

右件药，捣细罗为散。　每于食前，以枳壳汤调下二钱。

又方。

榼藤子（三枚，厚重者）

右以七八重湿纸裹煨，良久胀起，取去壳用肉，细切，碾罗为散。　每于食前，以黄芪汤调下一钱。

又方。

五倍子（擘破，一半烧令熟，一半生用，分两不限多少）

右件药，捣罗为末，用陈米软饭和圆，如梧桐子大。　每于食前，以粥饮下二十圆。

又方。

皂荚（五挺，不蛀、可长一尺㊲者，去黑皮，涂酥，炙用酥三两，炙尽

为度） 白羊精肉（十两，细研）

右件药，先捣皂荚为末，后与肉同捣令熟，圆如梧桐子大。每于食前，以温水下二十圆。

又方。

何首乌（二两）

右捣细罗为散。每于食前，以温粥饮调下一钱。

治肠风泻血不定，甚者面黄瘦弱方。

川乌头（一两，去脐皮，生用）

右件药，捣筛为散。每服三钱，以水一中盏，入生姜半分、黑豆一百粒，煎至五分，去滓，每于食前温服。

治积年肠风下血不止诸方

夫积年肠风下血不止者，由人气血衰弱，脏腑虚惫，或饮食劳损，或毒气风邪蕴蓄在脏腑，流注于大肠，大肠既虚，下血，致面色萎黄，四肢消瘦，或系月连年，诸医不差，故曰积年肠风下血也。

治积年肠风泻血，谷食不消，肌体黄瘦，臭椿皮散方。

臭椿树白皮（二两，微炙，锉） 干姜（三分，炮裂，锉） 甘草（三分，炙微赤，锉） 鸡冠花（一两，炙微黄） 附子（一两，炮裂，去皮脐） 槐鹅（一两，炙令黄）

右件药，捣细罗为散。每于食前，以枳壳汤调下二钱。

治积年肠风，或发或歇，不止，牛角䚡散方。

牛角䚡（二两，烧灰） 槐耳（二[63]两，微炙） 臭椿根（二两，微炙） 屋松（二两，微炙）

右件药，捣细罗为散。每于食前，以温粥饮调下一钱。

治积年肠风泻血，百药无效，宜服此方。

败皮巾子（一两，烧灰） 人指甲（一[64]分，炒焦） 干姜（三两[65]，炮裂，为末） 麝香（一分） 白矾（一两，烧灰）

右件药，相和，细研如面。每于食前，以温粥饮调下一钱。

治肠风,积年泻血不止,神效方。

黄丹(一两)　白矾(一两)　栝楼(一枚,去皮,入二挺在内⑥)

右以物盖栝楼头,以盐泥固济,安砖上,以大火烧令通赤,放冷取出,捣细罗为散。　每于食前,暖刺蓟汁调下一钱。

治肠风,积年下血不止方。

野狸头(一枚)　桑树西枝(一握,锉)　附子(一枚)

右件药,都入瓶子内,用盐泥固济,候干,以炭火烧令通赤,候冷取出,捣细罗为散。　每于食前,以温粥饮调下二钱。

又方。

鹿角胶(二⑥两,炙令黄燥)　没药(半两)

右件药,捣细罗为散。　每于食前,以温粥饮调下一钱。

治积年肠风下血不止,神效方。

醋石榴皮(二两,慢火焙令黄)　侧柏叶(二两,慢火焙⑧令黄)

右件药,捣细罗为散。　每于食前,以木贼汤调下二钱。

又方。

密陀僧(一两)　白矾(一两,捣碎)　槐子仁(一两,微炒,捣为末)　皂荚(一两,烧灰作末)

右件药,将密陀僧、白矾入瓷罐子内,烧令通赤,候冷取出,捣罗为末,入槐子末、皂荚灰相和,研令匀,以粳米饭和圆,如梧桐子大。　每于食前,以粥饮下十五圆。

治积年肠风下血不止,面色萎黄,肌体枯悴,栝楼圆方。

栝楼(二枚,割去盖子)　硫黄(一两,研⑥)　附子(一两,炮裂,去皮脐)　干姜(一两,炮裂,锉)　猪牙皂荚(一两,去皮,生捣碎)

右件药,都捣为散,入栝楼内,却以盖子盖之,用竹签子扎定,以面厚裹,慢火烧面黄焦为度,候冷取出,重研令细,以软饭和圆,如梧桐子大。　每于食前,以黄芪汤下十五圆。

又方。

皂荚(七挺,不蚛肥者,去黑皮,涂酥,炙黄熟,去子)　寒食蒸饼(二两)　乌龙尾(二两)

右件药,捣罗为末,炼蜜和捣一二百杵,圆如梧桐子大。　每于食前,以温粥饮下二十圆。

又方。

槐耳（半斤，切作片子）　皂荚（十挺，剥去皮子）　硇砂（一两，细研）

右件药，用米醋三升，煎取一升，去滓后，再入铛中，以文火养成膏，入硇砂和圆，如梧桐子大。　每于空心及晚食前，以温粥饮下十圆。

治积年肠风下血疼痛，宜服此方。

灶突墨（二两）　荆芥（一两）　木香（一两）

右件药，捣罗为末，以水浸蒸饼和圆，如梧桐子大。　每于食前，以槐子汤下三十圆。

治积年肠风下血，肛门肿疼，肌体羸劣，宜服此方。

蛇黄（一枚，大⑦者）　酽醋（五合）

右以炭火烧蛇黄通赤，即入醋中焠，重叠烧焠，醋尽为度，捣细研为散。　每于食前，以粥饮调下半钱。

治积年肠风下血，面色萎黄，下部肿疼，或如鼠奶，或如鸡冠，常似虫咬，痛痒不息，宜服此绿矾圆方。

绿矾四两捣碎安瓶子内，以瓦子盖口，用大火烧一食间，候冷取出，细研如粉，更用白盐一两，硫黄一两合研，再入瓶内，准前烧一食间，候冷取出，研令极细，入附子末一两，都研令匀，用粟米饭和圆如梧桐子大。　每日空心及晚食前，暖生地黄汁下二十圆。　当日泻血便定，一月全除根本。

又方。

绿矾（二两，烧令赤）　釜底墨（一两）　乌贼鱼骨（一两，炙令微焦）

右件药，捣罗为末，用粟米饭和圆如梧桐子大。　每于食前，煎赤糙米汤下三十圆。

又方。

皂荚（一两，去黑皮，涂酥，炙焦黄，去子）　芸薹子（一两，微炒）　枳壳（二两，麸炒微黄，去瓤）

右件药，捣罗为末，炼蜜和圆如梧桐子大。　每于食前，煎枳壳汤下三十圆。

治肠风积年不差,转加羸困,黄芪圆方。

黄芪(二两,锉) 附子(二两,炮裂,去皮脐) 白矾(二两,烧灰) 硫黄(一两,细研,水飞) 楤滕子(二枚,去壳,以酥蜜涂,炙黄) 蝟皮(一两,炙黄焦) 虎眼皮(一两,炙令黄熟) 栝楼(一两) 皂荚(二挺,去黑皮,涂酥,蒸一遍)

右件药捣罗为末,炼蜜和捣三二百杵,圆如梧桐子大。每于食前,以粥饮下二十圆。

治积年肠风泻血,面色萎黄,附子圆方。

附子(二两,炮裂,去皮脐) 食盐(一两) 当归(一两,锉碎,微炒) 干姜(一两,炮裂,锉) 杏仁(一两,汤浸去皮尖双仁,麸炒微黄) 皂荚(一两,去黑皮,涂酥,炙令黄,去子)

右件药,捣罗为末,炼蜜和捣三二百杵,圆如梧桐子大。每于食前,以陈米粥饮下二十圆。

又方。

鲫鱼(一枚,长五寸者,去肠肚,净洗) 白矾末(二两)

右件药,将白矾入鱼腹内,以线缝合,入于瓦瓶内盖定,以炭火烧为灰,取出细研,以软饭和圆,如梧桐子大。每于食前,以粥饮下二十圆。

治肠风积年不差,羸弱至甚,宜服此方。

葽莃子(一升,净淘去浮秕后即量之) 生姜(半斤,捣取汁) 熟干地黄(半斤,捣罗为末)

右段葽莃子令干,捣细罗为散,与姜汁相和银锅中,以无灰好酒二升,以文火煎,如稍减即旋添酒,都约五升已来,熬之如饧即止,入干地黄末和圆,如梧桐子大。每于食前,以温粥饮下十圆。

治肠风痔疾失血后虚损诸方

夫人气血不足,脏腑劳伤,风邪毒气,留滞肠胃,遂成斯疾。因其下血时多,肌体羸瘦,饮食无味,面色萎黄,四肢乏力,故谓之虚损也。

治肠风痔疾,失血过多,虚乏羸困,不欲饮食,内补散方。

续断(二两) 人参(一两,去芦头) 附子(一两,炮裂,去皮脐) 当归(一两,锉,微炒) 熟干地黄(二两) 芎䓖(一两) 黄芪(一两,锉) 白芍药(一两) 白芷(三分) 桂心(一两) 麦门冬(一两,去心) 白茯苓(一两) 干姜(一两,炮裂,锉) 五味子(一两) 甘草(三分,微赤,锉)

右件药,捣筛为散。每服四钱,以水一中盏,入枣三枚,煎至六分,去滓温服,日三四服。

治肠风痔疾,失血后虚损,皮肤干燥,四肢黄瘦,心神虚烦,少得眠卧,不能饮食,黄芪散方。

黄芪(一两,锉) 酸枣仁(三分,微炒) 麦门冬(二⑪分,去心) 枸杞子(三分) 熟干地黄(一两) 人参(一两,去芦头) 柴胡(一两,去苗) 白茯苓(一两) 防风(半两,去芦头) 白术(半两) 甘草(半两,炙微赤,锉)

右件药,捣筛为散。每服四钱,以水一中盏,入生姜半分、枣二⑫枚,煎至六分,去滓,不计时候温服。

治肠风痔疾失血后,虚损羸瘦,饮食无味,面色萎黄,四肢乏力,白术散方。

白术(三分) 石斛(三分,去根,锉) 黄芪(一两,锉) 桂心(半两) 熟干地黄(一两) 续断(三分) 人参(一两,去芦头) 肉苁蓉(一两,酒浸一宿,刮去皱皮,炙干) 牛膝(一两,去苗) 天门冬(三分,去心) 白茯苓(一两) 甘草(半两,炙微赤,锉)

右件药,捣筛为散。每服四钱,以水一中盏,入生姜半分、枣三粒,煎至六分,去滓,不计时候温服。

治肠风痔疾,下血太多,虚羸无力,内补黄芪圆方。

黄芪(二两,锉) 白蒺藜(一两,微炒,去刺) 乌蛇肉(一两,酒浸,炙微黄) 槐子仁(二两,微炒) 鹿茸(一两,去毛,涂酥炙微黄) 附子(一两,炮裂,去皮脐) 蝟皮(一两,炙微黄) 枳壳(二两,麸炒微黄,去瓤) 当归(一两,微炒) 沉香(一两) 槟榔(一两) 厚朴(一两,去粗皮,涂生姜汁,炙令香熟)

右件药，捣罗为末，炼蜜和捣五七百杵，圆如梧桐子大。每于食前，煎桑枝汤下三十圆。

治久积虚冷，肠风痔瘘，下血太多，面色萎黄，日渐羸瘦，白术圆方。

白术（二⑦两） 陈橘皮（一两，汤浸去白瓤，焙） 人参（一两，去芦头） 甘草（半两，炙微赤，锉） 熟干地黄（一⑦两） 当归（一两，锉，微炒） 黄芪（一两，锉） 干姜（半两，炮裂，锉） 厚朴（一两，去粗皮，涂生姜汁，炙令香熟）

右件药，捣罗为末，炼蜜和捣五七百杵，圆如梧桐子大。每于食前，以粥饮下三十圆。

治脏腑久虚，肠风痔瘘，下血太多，面色萎黄，日渐羸瘦，鹿茸圆方。

鹿茸（一两，去毛，涂酥，炙令黄） 附子（一两，炮裂，去皮脐） 续断（一两） 侧柏叶（一两） 厚朴（一两，去粗皮，涂生姜汁，炙令香熟） 黄芪（一两，锉） 阿胶（一两，捣碎，炒令黄燥） 当归（一两，锉，微炒）

右件药，捣罗为末，炼蜜和捣五七百杵，圆如梧桐子大。每于食前，以粥饮下三十圆。

治疳䘌诸方

夫疳䘌者，由人有嗜甘味多，而动肠胃间诸虫，致令侵㉕蚀腑脏，此是䘌也。凡食五味之物，皆入于胃，其气随其脏腑之味而归之，脾与胃为表里，俱象土，其味甘，而甘味柔润于脾胃，脾胃润则气缓，则虫动，虫动则侵蚀成疳也，但虫因甘而动，故名之为疳也。其初患之状手足烦疼，腰脊无力，夜卧烦躁，昏昏喜妄，默默眼涩，夜梦颠倒，饮食无味而失颜色，睡起即头眩体重，腨胫酸疼。其上蚀五脏，则心内恍惚，出蚀咽喉及齿龈皆生疮，出黑血，齿色紫黑，下蚀肠胃，下利黑血，出蚀肛门，生疮烂开，胃气逆则变呕哕，急者数日便死，亦有缓者，止沉默，肢节疼重，食饮减少，面无颜色，在内侵蚀，乃至数年，方上蚀口齿生疮，下至肛门伤烂，乃死。 又云：五痔，一是白痔，令人皮肤枯燥，面失颜色；二是赤痔，内蚀五脏，令人头发焦枯；三是蛲痔，蚀人脊膂，游行五脏，体重；四是痔䘌，令人下部痒，腰脊挛急也；五是黑痔，蚀人五脏，多下黑血，数日即死。 凡五痔，白者轻，赤者次，蛲痔又次之，痔䘌又次之，黑者最重，皆从肠里上蚀咽喉，齿龈血⑦生疮，下至谷道，伤烂下利脓血，呕逆，手足心热，腰痛嗜睡，秋冬可，春夏剧。 又云，面青，颊赤，眼无精光，唇口焦燥，腹胀有块，日渐瘦损者，是痔蚀人五脏，至死不觉。 又云，痔缓者，则变成五蒸也。

治痔䘌，上唇内生疮如粟，口中懊涩，腹痛，面色枯白，好睡体重，虫蚀五脏，苦参汤方。

苦参（一两） 桃白皮（三分） 槐白皮（三分）

右件药，细锉。 以水三大盏，煎至二盏，去滓，食前分温三服。

治痔䘌虫蚀，下唇里生疮，多睡面黑⑦时肿，下部痒痛不止方。

鸡子（一枚，破取黄） 好漆（一分）

右件药，相和令匀，空腹仰头顿服令尽，当吐虫出即愈。

治痔䘌时久，下部生疮，麝香圆方。

麝香（半两，细研） 干姜（一两，炮裂，锉） 蠹虫粪（一两） 葵华⑦（半两） 白矾（二两，烧令汁尽） 虾蟆（一枚，涂酥，炙令黄焦）

右件药，捣罗为末，以醋煮面糊和圆，如梧桐子大。 每于食前，以艾汤下二十圆。

治痔䘌，肠头挺出，宜服此方。

黄连（一两，去须） 蚺蛇胆（一枚） 芜荑（二⑦两）

右件药，捣罗为末，炼蜜和圆，如绿豆大。 每服，随时以温水下。

又方。

桃叶（二两，干者） 腐犬骨（二两，烧灰）

右件药，捣细罗为散。 每于食前，以粥饮调下二钱。

又方。

丁香（半两） 麝香（半两，细研） 黄连（一两，去须）

右件药，捣细罗为散。 每于食前，以粥饮调下二钱。

又方。

黄矾（一两，烧赤）　干姜（一两，炮裂，锉）　葛勒蔓（一两）

右件药，捣细罗为散，镕黄蜡和圆，如枣核大。 以薄绵裹内下部中，日三易效。

又方。

干虾蟆（一枚，烧灰）　兔粪（半两，微炒）

右件药，细研为散，用绵裹莲子大，内下部中，三易效。

治湿䘌诸方

夫湿䘌病者，由脾胃虚弱，为水湿所乘，腹内虫动，侵蚀成䘌也。 多因下痢不止，或时病之后，容⑧热结于腹内所为。 其状，不能饮食，忽忽喜睡，绵绵微热，骨节沉重，齿无光色，舌上尽白，细疮如粟。 若上唇生疮，是虫蚀五脏，则心烦懊，若下唇生疮，是疳蚀下部，则肛门烂开，甚者脏腑被蚀，齿上下龈悉生疮者，齿色紫黑，利血而湿水气也，脾与胃合，俱象土，胃为水谷之海，脾气磨而消之，水谷之精，化为血气，以养脏腑，若脾胃虚弱，则土气衰微，或受于冷，乍阳于热，使水谷不消，化糟粕不实，则成下痢，翻为水湿所伤。 若时病之后，肠胃虚热，皆令三尸九虫，因虚动作，侵蚀五脏，上出唇口，下至肛门，胃虚气逆，则变呕哕，虫蚀脏腑伤败，痢出瘀血，如此者死，其因脾胃虚微，土气衰弱，为水湿所蚀，虫动成䘌，故名湿䘌也。 又云，天行之湿，初得不觉，行坐不废，恒少气力，或微痢，或不痢，病成则变呕吐，即是虫内蚀于脏。 又云，有急结湿，先因腹痛，下痢脓血相兼，出成病也，翻大小便不通，头项皆痛，小腹急满，起坐安然，亦有内蚀五脏。 凡如此者，虽初证未发于外，而心腹亦常烦懊，至于临困，唇口及肛门方复生疮，即死也。

治虫蚀肛门赤烂，下血疼痛，名曰湿䘌，宜用此兔头散方。

兔头（一分，烧灰）　狐骨（一分，烧灰）　甜葶苈（一分，炒令香）　蛇头（一枚，微炙）　虾蟆（一分，烧灰）　百草霜（一分）　蜣蜋（一枚，微炙）　青黛（一分，细研）　晚蚕蛾（一分，微炒）　青矾

（一分） 黄矾（一[81]分，烧赤[82]） 丁香（半分） 麝香（一分，细研） 菥蓂[83]（半分） 故绯（五寸，烧灰） 苦参（半分，锉） 黄柏（半分，锉） 干姜（半分，炮裂，锉） 角蒿（半分，烧灰） 丹参（半分） 川芒硝（一分） 铁衣（一分） 朱砂（一分，细研） 印成盐（一分） 救月杖（半分，烧灰） 桂心（半分） 蝎[84]虫粪（半分） 床中桃木（半分，烧灰）

右件药，捣细罗为散，入研了药令匀。每用一钱，以绵裹内下部中，日再用良。

治痔湿䘌，下赤黑血，肛门虫蚀赤烂，日夜疼痛，熏黄散方。

熏黄（一分） 朱砂（一分，细研） 食盐（一分） 青黛（一分，细研） 丁香（一分） 白矾（一分，烧灰） 铁衣（一分） 栀子仁（一分） 麝香（一分，细研） 茛菪子 细辛 土瓜根 干姜（炮裂，锉） 甜葶苈 菖蒲 虾蟆（烧灰） 川椒（去目及闭口者，微炒去汗） 故靴底（烧灰，以上各一钱） 髑髅骨（一分，炙黄枯腐者）

右件药，捣细罗为散。每用一钱，以绵裹内下部中，日再易，有疮敷上。

治痔湿䘌，洗熨下部，丁香散方。

丁香末（一分） 麝香（一钱，研） 犀角屑（三分） 甘草（三分，末）

右件药同研，以盐三合，椒三合，豉二合，水三升，都煎至一升，去滓，令稍热，用绵蘸洗熨下部，冷即再暖用之。

治痔湿䘌，蚀口齿及下部方。

飞廉（三[85]两）

右烧为灰，细研。每用一钱。敷病处，痛甚忍之，若不痛则非痔也。

又方。

苦参[86] 青葙子 甘草（各二两，生用锉）

右件药，捣细罗为散。每于食前，暖生地黄汁调下一钱。

治痔湿䘌，杀虫，青葙子散方。

青葙子 雄黄（细研） 硫黄（细研） 芜荑 雷圆（以上各半两）

苦参（三分，锉）　狼牙（三分）　藜芦（一分，去芦头）

右件药，捣罗为末。 以绵裹一钱，内下部中，日再易之。

又方。

青黛（一两，细研）　丁香（半两）　黄连（一两，去须）

右件药，捣罗为末，以沘淀和圆，如枣核大，以绵裹内下部中，日再易之。

治下部痔蜃疮，经年不差，宜用此方。

丁香（半两）　青黛（半两，细研）　木香（半两）　黄连（半两，去须）　石灰（半两）　麝香（一两，细研）　蚺蛇胆（半两）

右件药，捣细罗为散。 每用半钱敷疮上，日三两易之。

又方。

白矾（半两）　桂心（半两）　徐长卿（半两）

右件药，捣细罗为散。 每用半钱，日二三上敷疮。

又方。

文蛤⑩烧灰，以腊月猪脂和涂之，大效。

又方。

兰香曝干捣末，敷疮上神效。

治脱肛诸方

夫脱肛者，为肛门出也，多因久痢，大肠虚冷所为。 肛门为大肠之候，大肠虚而伤于寒，痢而用气喔，其气下冲，则脱出，因谓之脱肛也。

治大肠虚寒，肛则洞出，猪肝散方。

猪肝（一片，薄切，爆干）　黄连（二两，去须）　阿胶（一两，捣碎，炒令黄燥）　芎䓖（一两）　乌梅肉（二两半，微炒）　艾叶（一两，微炒）

右件药，捣细罗为散。 每于食前，以粥饮调下二钱。

治大肠虚冷，每大便后，脱肛洞®出，宜服此方。

鳖头（一枚，涂醋，炙令微焦）　铁精（一两，细研）　莨菪子（一®两，水淘去浮者，水浸芽出，候干，炒令黄黑色）

右件药，捣细罗为散。每于食前，以粥饮调下二钱，肛上更炙故麻鞋底熨之。

治大肠风冷，肛®兼腰痛不可忍者，宜服此方。

石灰（一两）　白矾（一两）　黄丹（一两）

右件药同研，以油和为饼子，于新瓦上烧令通赤，放冷细研，又和又烧，如此三度，即捣罗为末，入麝香末一分，更研令匀。每于食前，以艾叶粥饮调下一钱。

治大肠虚冷，脱肛，宜服此方。

干蜗牛子（一百枚，微炒，捣罗为末）　磁石（二两，捣碎，淘去赤汁）

右件药，以水一大盏，煎磁石五钱，至五分，去滓，调蜗牛末一钱服之，日三服。

又方。

右用铁粉敷肛上，以物按入，每出敷之，以差为度。

治大肠久积虚冷，每因大便脱肛，收不能入，宜用此方。

右熬石灰令热，以故帛裹坐其上，冷即换。

又方。

蜗牛子（一两，烧灰）

右以猪脂和涂之，立缩。

又方。

屋东壁土（一合，细研）

右以土敷肛头出处，取皂荚三挺，炙热，更替熨之，以入为度。

又方。

鳖头（一枚，烧灰）

右细研如粉，敷肛门头出处。

治大肠虚®冷，下血不止，脱肛疼痛，宜服此方。

野狸（一头）

右以大瓷瓶一所，可容得者，内于瓶中，以厚泥固济，候瓶干，以大火烧之，才及烟尽，住火候冷，取出，入麝香末半两，研令匀，于瓷器中收之。　每于食前，以温粥饮调下二钱。

治脱肛出在外者，宜服此鳖头散方。

鳖头（一枚，炙令焦黄）　磁石（二两，烧醋淬七遍，细研，水飞过）　蝟皮（一枚，炙令黄焦㉒）　桂心（一两）

右件药，捣细罗为散。　每于食前，以粥饮调下二钱。

治脱肛不差，宜服此方。

鳖头（一枚，烧灰）　蒲黄（半两）　白蔹（一两）

右件药，捣细罗为散。　敷于肛上，按抑令入。　日三四度差。

又方。

生铁（五斤）

右以水一斗，煮取五升，日三度洗之。

治脱肛泻血不止，宜服此方。

石㉓耳（五两，微炒）　白矾（一两，烧灰）　密陀僧（一两，细研）

右件药，捣罗为末，以水浸蒸饼和圆，如梧桐子大。　每于食前，以粥饮下二十圆。

又方。

附子（一两，烧㉔令熟，地上用盏盖出于火毒）　桑黄（一两，微炙）

右件药，捣罗为末，炼蜜和圆，如梧桐子大。　每于食前，以粥饮下二十圆。

治脱肛不缩方。

石榴皮　茜根（各一握）

右件药，细锉，用好酒一大盏，煎至七分，去滓，分温二服。

又方。

右取生韭一斤，细切，以酥拌炒令熟，分为两处，以饮帛裹，更互熨之，冷即再易，以入为度。

又方。

五花构㉕叶（不限多少，阴干）

右捣细罗为散。　每于食前，以粥饮调下二钱，兼涂肠头亦差。

又方。

蛇床子（一两，微炒）

捣罗为末，贴之效。

治肛门有虫恒痒诸方

夫肛门有虫者，由胃弱肠虚，而蛲虫下乘之也。 肛门为大肠之候，蛲虫者，九虫内之一虫也，在于肠间，若脏腑气实，则虫不妄动，胃弱肠虚，则蛲虫乘之，重者成疮，或虫从肛门溢出，轻者侵蚀肛门，但痒也。

治肛门痒，或出脓血，有虫傍生孔窍内，蜣蜋圆方。

蜣蜋（七枚，五月五日收，去足翅，微炙捣末） 新牛粪（半两）

好肥羊肉（一两，炒令香）

右件药，都捣如膏，圆如莲子大。 炙令热，以新绵薄裹，内下部中，半日少吃饭，即大便中虫俱出，三五度即永差。

又方。

白蒺藜（半两，微炒） 硫黄（一两，细研） 猪牙皂荚（一两，烧灰）

右件药，捣罗为末，入硫黄同研令匀，用葱薤汁和圆，如莲子大，以绵裹一圆，内下部中，日二三易。

又方。

雄黄（半两） 胡粉（半两）

右件药，细研，以枣肉和圆，如莲子大。 以绵裹一圆，内下部中，日再易之。

治下部痒如虫行方。

朱砂（一分，细研） 白矾（一两，烧灰） 芎䓖（半两）

右件药，捣罗为末，每用绵裹一钱，内下部中，日再易之。

又方。

死蛇（一条，如指粗者）

右掘地作坑，置蛇于中烧之，取有孔板覆坑上，坐熏之，其虫尽出。

治肛门赤痛诸方

夫肛门为大肠之候，其气虚为风热所乘，热气击搏，故令肛门赤痛也。

治大肠风热所攻，肛门赤痛，川大黄散方。

川大黄（锉碎，微炒）　黄芩　黄芪（锉）　玄参　（以上各一两）丹参（三分）　赤芍药（半两）　枳壳（一两，麸炒微黄，去瓤）^⑯

右件药，捣细罗为散。　每于食前，以温粥饮调下二钱。

治大肠风毒^⑰攻，肛门赤痛，令人烦热，坐卧^⑱不安，牛蒡子散方。

牛蒡子（一两，微炒）　黄芪（三分）　白蒺藜^⑲（三分）　川大黄（一两，锉碎，微炒）　当归（半两，锉，微炒）　枳壳（三分，麸炒微黄，去瓤）　芎䓖（半两）　甘草（半两，炙微赤，锉）

右件药，捣筛为散。　每服四钱，以水一中盏，煎至六分，去滓，每于食前温服。

治大肠风壅，气毒攻肛门，赤肿疼痛，槟榔散方。

槟榔（一两）　沉香（半两）　枳壳（三分，麸炒微黄，去瓤）　赤芍药（半两）　川大黄（一两，锉碎，微炒）　防风（半两，去芦头）芎䓖（半两）　犀角屑（半两）　甘草（半两，炙微赤，锉）

右件药，捣筛为散。　每服四钱，以水一中盏，煎至六分，去滓，每于食前温服。

又方。

皂荚树白皮（一两，涂酥，炙令黄）　甘草（半两，炙微赤，锉）枳壳（三分，麸炒微黄^⑳，去瓤）

右件药，捣细罗为散。　每于食前，以粥饮调下二钱。

又方。

枳壳（半两，麸炒微黄，去瓤）　川朴硝（一两）　芎䓖（半两）　沉香（半两）　川大黄（一两，锉碎，微炒）　甘草（一分，炙微赤，锉）

右件药，捣细罗为散。　每于食前，以清粥饮调下二钱。

【校注】

① 夫：据文义其后当有"五"字。

② 二：日本抄本作"一"。

③ 两：日本抄本作"分"字。

④ 炙：日本抄本作"炒"字。

⑤ 五：日本抄本作"二"。

⑥ 痒：日本抄本作"痔"字，义长可从。

⑦ 枝：日本抄本作"根"字。

⑧ 一二：日本抄本作"三"。

⑨ 研：日本抄本作"碎"字。

⑩ 常：日本抄本作"当"字。

⑪ 有：日本抄本作"自"字，义长可从。

⑫ 一分：此二字底本无，据日本抄本补。

⑬ 耳：日本抄本作"子"字。

⑭ 焦：日本抄本作"燥"字。

⑮ 二：日本抄本作"三"。

⑯ 焦：日本抄本作"燥"字。

⑰ 研：日本抄本作"锉"字。

⑱ 二：日本抄本作"三"。

⑲ 三：日本抄本作"二"。

⑳ 炙：日本抄本作"炒"字。

㉑ 鹅：日本抄本作"鸡"字。

㉒ 赤：日本抄本作"灰"字，义长可从。

㉓ 酥：其下日本抄本有"醋"字。

㉔ 斤：日本抄本作"片"字。

㉕ 锉碎：其下日本抄本有"微"字。

㉖ 皮：其下日本抄本有"尖"字。

㉗ 痛：日本抄本作"肿"字。

㉘ 生：日本抄本作"出"字。

㉙ 炙：日本抄本作"炒"字。

㉚ 二：日本抄本作"三"。

㉛ 一：日本抄本作"二"。

㉜ 下元：其下日本抄本有"虚"字。

㉝ 有：其下日本抄本有"风"字。

㉞ 痛痒：日本抄本作"痒痛"字。

㉟ 疮：日本抄本作"脓"字。

㊱ 糠灰火：日本抄本作"糖火"二字。

㊲ 黄：日本抄本作"蜜"字。

㊳ 三：日本抄本作"二"。

㊴ 愈：日本抄本作"差"字。

㊵ 二：日本抄本作"半"字。

㊶ 二：日本抄本作"一"。

㊷ 消涓：日本抄本作"涓涓"二字。义胜。

㊸ 槻：日本抄本作"橃"字。人卫本作"衬"。

㊹ 令汁尽：日本抄本作"缺"字。

㊺ 个：日本抄本作"分"字。

㊻ 壳：日本抄本作"瓢"字。

㊼ 三：日本抄本作"二"。

㊽ 分：日本抄本作"两"字。

㊾ 撚（niǎn 撵）：揉搓。

㊿ 每：其下日本抄本有"于"字。

51 捏：日本抄本作"抆"字。

(52) 太多：其下日本抄本有"大肠"二字。

(53) 蒜茎：日本抄本作"蒴菜"二字。

(54) 一：日本抄本作"二"。

(55) 焙：日本抄本作"煨"字。

(56) 团：日本抄本作"圆"字。

(57) 片：日本抄本作"饼"字。

(58) 卧：日本抄本作"计"字，义长可从。

(59) 斤：日本抄本作"分"字。

(60) 疼：其下日本抄本有"痛"字。

(61) 二：日本抄本作"三"。

(62) 尺：其下日本抄本有"二寸"二字。

(63) 二：日本抄本作"一"。

(64) 一：日本抄本作"二"。

(65) 两：日本抄本作"分"字。

(66) 一枚，去皮，入二挺在内：此九字底本无，据日本抄本补。梃：据文义疑作"药"字。

(67) 二：日本抄本作"半"字。

(68) 焙：日本抄本作"煨"字。

(69) 研：日本抄本作"锉"字。

(70) 大：其下日本抄本有"生"字。

(71) 二：日本抄本作"三"。

(72) 二：日本抄本作"三"。

(73) 二：日本抄本作"三"。

(74) 一：日本抄本作"二"。

(75) 侵：日本抄本作"浸"字。

(76) 血：日本抄本作"并"字。

(77) 黕：日本抄本作"黚"字。

(78) 华：古同"花"，日本抄本作"茎"字。

(79) 二：日本抄本作"一"。

(80) 容：日本抄本作"客"字。

(81) 一：日本抄本作"三"。

(82) 赤：日本抄本作"灰"字。

(83) 菥蓂：日本抄本作"菥冥"二字。

(84) 蝎：日本抄本作"蜗"字。

(85) 三：日本抄本作"二"。

(86) 苦参：其下日本抄本有"锉"字。

(87) 文蛤：日本抄本作"文蚣"字。

(88) 洞：日本抄本作"间"字。

(89) 一：日本抄本作"二"。

(90) 肛：据文义疑作"脱肛"。

(91) 虚：日本抄本作"风"字。

(92) 焦：日本抄本作"燥"字。

(93) 石：日本抄本作"太"字。

(94) 烧：日本抄本作"焙"字。

(95) 构：日本抄本作"精"字。

(96) 川大黄（锉碎，微炒） 黄芩 黄芪（锉） 玄参 （以上各一两） 丹参（三分） 赤芍药（半两） 枳壳（一两，麸炒微黄，去瓤）：日本抄本作"川大黄（三分） 赤芍药（半两） 黄芪（锉） 黄芩 玄参 （以上各一两） 丹参（三分） 枳壳（一两，麸炒微黄，去瓤）"。

(97) 毒：其下日本抄本有"所"字。

(98) 坐卧：日本抄本作"为风热"三字。

(99) 白蒺藜：日本抄本作"白矾"二字。

(100) 黄：日本抄本作"赤"字。